U0267423

腰椎椎体间融合术
Lumbar Interbody Fusions

原　　著　Sunil V. Manjila
　　　　　Thomas E. Mroz
　　　　　Michael P. Steinmetz

主　　译　李危石

副 主 译　孙垂国

译审校者（按姓名汉语拼音排序）

郭新虎　姜　宇　孙垂国
孙卓然　王　辉　王龙杰
曾　岩　钟沃权　邹　达

北京大学医学出版社

YAOZHUI ZHUITIJIAN RONGHESHU

图书在版编目（CIP）数据

腰椎椎体间融合术 / （美）苏尼尔·V.曼吉拉
(Sunil V. Manjila) 等原著；李危石主译. — 北京：
北京大学医学出版社，2022.9
　书名原文：Lumbar Interbody Fusions
　ISBN 978-7-5659-2584-9

Ⅰ.①腰… Ⅱ.①苏… ②李… Ⅲ.①脊柱病—外科
手术　Ⅳ.① R681.5

中国版本图书馆CIP 数据核字(2022) 第 001088 号

北京市版权局著作权合同登记号：图字：01-2022-3302

ELSEVIER

Elsevier (Singapore) Pte Ltd.
3 Killiney Road, #08-01 Winsland House I, Singapore 239519
Tel: (65) 6349-0200; Fax: (65) 6733-1817

腰椎椎体间融合术

主　　译：李危石
出版发行：北京大学医学出版社
地　　址：（100191）北京市海淀区学院路 38 号　北京大学医学部院内
电　　话：发行部 010-82802230 ；图书邮购 010-82802495
网　　址：http ://www.pumpress.com.cn
E－mail：booksale@bjmu.edu.cn
印　　刷：北京金康利印刷有限公司
经　　销：新华书店
责任编辑：冯智勇　　责任校对：靳新强　　责任印制：李　啸
开　　本：889 mm×1194 mm　1/ 16　印张：14.5　字数：450 千字
版　　次：2022 年 9 月第 1 版　2022 年 9 月第 1 次印刷
书　　号：ISBN 978-7-5659-2584-9
定　　价：160.00 元

版权所有，违者必究
（凡属质量问题请与本社发行部联系退换）

译者前言

  脊柱外科的迅速发展是从神经减压开始的。从腰椎的椎间盘切除和椎板减压到颈、胸脊髓的减压手术，临床医生在减压技术以及手术入路方面进行了深入的探索。但随着神经减压手术的普及，椎板减压术后出现的医源性不稳定带来许多临床问题。脊柱外科医生逐步认识到脊柱稳定性的重要意义。脊柱固定融合手术逐步成为临床重要的治疗手段。从后外侧植骨融合、后路腰椎椎体间融合（PLIF）和经椎间孔腰椎椎体间融合（TLIF），到前路腰椎椎体间融合、侧前方入路腰椎椎体间融合等，腰椎融合术式不断丰富。近年来随着微创技术的发展，导航技术辅助和微创镜下融合技术也得到了越来越多的关注和应用。与此同时，不同植骨材料的涌现也为脊柱融合手术提供了更多的选择。

  为了能够更好地理解脊柱融合手术，本书的作者们针对脊柱融合手术的入路解剖、手术技巧以及并发症的防治均进行了详细的阐述和认真的分析，相信本书将为广大脊柱外科医生提供更有价值的帮助。北京大学第三医院骨科的医生们也期待和全体骨科同道共同学习，共同提高。

李危石

致　谢

我要向所有做出了杰出贡献的作者们致谢，他们奉献了他们的时间、努力和能力，使这项工作取得了出奇的成功。我要感谢爱思唯尔的编辑出版团队以及内容开发人员的所有的想法、建议和指导。我要将本书献给读者，他们将充分利用本书的内容，为患者带去幸福和健康。

Sunil V. Manjila, MD

我要感谢我所有的导师们，正是他们对我的培训和指导使得这项工作成为可能。我也要感谢现在和以往的合作伙伴、访问学者以及住院医师和医学生们。

Michael P. Steinmetz, MD

原著前言

"无论手术技巧多么高超，每一位外科医生的职业生涯中都会有失意蹉跎的时刻。我们不应该放弃对完美的追求，但亦不必苛求完美。"

——Atul Gawande

《并发症：一位外科医生对科学的不完美性的注解》

非常荣幸能够为由我和 Mroz、Steinmetz 共同主编的《腰椎椎体间融合术》一书撰写前言。本书向读者介绍了可以提高腰椎椎体间融合术安全性和有效性的各种技术。无论您是一位刚入行的住院医师还是手术专家，通过阅读本书都可以掌握腰椎椎体间融合术的所有要点和前沿技术。本书是对既往脊柱外科教科书的重要补充，或将成为许多脊柱外科医生的实用指南。

本书主要分为五篇。第一篇以相关临床研究为基础，介绍了腰椎椎体间融合术的背景知识。第二篇介绍了腰椎椎体间融合术的临床解剖学和术中影像学要点。第三篇从适应证、技术方法、优缺点、并发症防治与管理方面讨论了不同腰椎椎体间融合技术的选择。第四篇介绍了各种可以与腰椎椎体间融合术结合的内固定技术、具有生物活性的内植入材料、各类植骨材料和促融合材料等。其中一章还介绍了棘突板、关节突螺钉、椎弓根螺钉在稳定脊柱方面的作用。第五篇介绍了胸腰椎和腰骶交界性疾病的椎体间融合策略，以及与腰椎椎体间融合术相关的循证医学研究结果。综上，本书全面地介绍了腰椎椎体间融合术，作者们在如何处理疑难病例和完成复杂的手术操作方面给出了自己深刻的见解，将他们丰富的临床手术经验融合到文字中，必将为年轻的住院医师们带来极大的帮助。

我们郑重感谢出版者 Elsevier 公司一直以来的大力支持，以及在本书出版过程中提供的帮助。我个人郑重感谢 Sharon Nash（高级内容开发专家）、Belinda Kuhn（高级内容策略师）和 Beula Christopher King（高级项目经理）为这部专著的及时出版做出的重大贡献。我们欢迎广大读者朋友对本书提出宝贵的意见，我们将认真考虑以便在未来的版本中为读者提供更优质的内容。我们真心相信手术技术的训练和学习是一门充满艺术性的科学，必须与时俱进并从患者切实的需求出发。

Sunil V. Manjila, MD

谨将此书献给我的老师、朋友和家人们，尤其是我亲爱的儿子——Nihal Manjila 和 Rehan Manjila。

Sunil V. Manjila, MD

谨将此书献给我的妻子 Bettina 和我的两个孩子 Cameron 和 Marcus。编写一本书是一项颇具挑战的工作，需要花费相当多的时间，其中大部分是挤占了我本应该陪伴家人的时间。本书的出版就是一个支持我并充满爱的家庭的证明。

Michael P. Steinmetz, MD

原著者名单

Vincent J. Alentado, MD
Neurosurgery Resident
Department of Neurosurgery
Indiana University School of Medicine
Indianapolis, Indiana, USA

Neel Anand, MD
Professor of Orthopaedics
Department of Orthopaedics
Cedars-Sinai Spine Center
Los Angeles, California, USA

Mauricio J. Avila, MD
Neurosurgery Resident
Department of Neurological Surgery
University of Arizona
Tucson, Arizona, USA

Ali A. Baaj, MD
Associate Professor
Department of Neurological Surgery
Weill Cornell Medicine
New York, New York, USA

Charles L. Branch Jr., MD
Professor and Chairman
Department of Neurological Surgery
Wake Forest Baptist Medical Center
Winston-Salem, North Carolina, USA

Julie L. Chan, MD PhD
Resident
Department of Neurosurgery
Cedars-Sinai Medical Center
Los Angeles, California, USA

Hsuan-Kan Chang, MD
Clinical Research Fellow
Department of Neurosurgery
University of Miami Miller School of Medicine
Miami, Florida, USA

Peng-Yuan Chang, MD
Clinical Research Fellow
Department of Neurosurgery
University of Miami Miller School of Medicine
Miami, Florida, USA

Jason Cohen, BS
Albert Einstein College of Medicine
Bronx, New York, USA

Ryan Cohen, BS
Boston University School of Medicine
Boston, Massachusetts, USA

Kelly A. Frank, MS
Clinical Research
Spine Institute of Louisiana
Shreveport, Louisiana, USA

Mark B. Frenkel, MD
Neurosurgical Resident
Department of Neurological Surgery
Wake Forest Baptist Medical Center
Winston Salem, North Carolina, USA

Zoher Ghogawala, MD
Professor
Tufts University School of Medicine
Chairman
Department of Neurosurgery
Lahey Hospital and Medical Center
Burlington, Massachusetts, USA

Colin Haines, MD
Clinical Spine Fellow
Cleveland Clinic Center for Spine Health
Cleveland, Ohio, USA

David J. Hart, MD
Associate Professor
Department of Neurological Surgery
Wake Forest Baptist Medical Center
Winston Salem, North Carolina, USA

Roger Härtl, MD
Professor of Neurological Surgery
Director of Spinal Surgery
Department of Neurological Surgery
Weill Cornell Medicine
New York, New York, USA

Hamid Hassanzadeh, MD
Assistant Professor
Department of Orthopaedic Surgery
University of Virginia
Charlottesville, Virginia, USA

Wellington K. Hsu, MD
Clifford C. Raisbeck, MD, Professor of Orthopaedic Surgery
Associate Professor of Orthopaedic Surgery and Neurological
    Surgery
Northwestern University
Chicago, Illinois, USA

Andre M. Jakoi, MD
Spine Fellow
Department of Orthopaedic Surgery
University of Southern California
Los Angeles, California, USA

Jacob R. Joseph, MD
Resident
Department of Neurosurgery
University of Michigan
Ann Arbor, Michigan, USA

Adam S. Kanter, MD
Chief of Presbyterian Spine Service
Director, Minimally Invasive Spine Program
Department of Neurological Surgery
University of Pittsburgh
Pittsburgh, Pennsylvania, USA

Adam Khalil, MD
Resident
Department of Neurosurgery
Cleveland Clinic
Cleveland, Ohio, USA

John Paul G. Kolcun, BS
Clinical Research Associate
Department of Neurosurgery
University of Miami Miller School of Medicine
Miami, Florida, USA

Ajit A. Krishnaney, MD
Staff Surgeon
Department of Neurosurgery
Cleveland Clinic
Cleveland, Ohio, USA

Abhishek Kumar, MD FRCSC
Assistant Professor
Department of Orthopedic Surgery
Louisiana State University
New Orleans, Louisiana, USA

Shankar A. Kutty, MCh
Consultant Neurosurgeon
NMC Specialty Hospital
Abu Dhabi, United Arab Emirates

Allan D. Levi, MD PhD
Professor and Chair
Department of Neurological Surgery
University of Miami Miller School of Medicine
Jackson Memorial Hospital
Miami, Florida, USA

Sunil V. Manjila, MD
Staff Neurosurgeon
McLaren Bay Region Medical Center
Bay City, Michigan, USA

Glen Manzano, MD
Assistant Professor
Department of Neurological Surgery
University of Miami Miller School of Medicine
Jackson Memorial Hospital
Miami, Florida, USA

Marco C. Mendoza, MD
Resident
Orthopaedic Surgery
Northwestern University
Chicago, Illinois, USA

Thomas E. Mroz, MD
Director, Center for Spine Health
Director, Clinical Research
Center for Spine Health
Departments of Orthopaedic and Neurological Surgery
Cleveland Clinic
Cleveland, Ohio, USA

Rodrigo Navarro-Ramirez, MD
Neurological Surgery Fellow
Department of Neurological Surgery, Weill Cornell Medicine
New York, New York, USA

Pierce D. Nunley, MD
Director, Spine Institute of Louisiana
Spine Institute of Louisiana;
Associate Professor
Louisiana State University Health Science Center Orthopaedics
Shreveport, Louisiana, USA

R. Douglas Orr, MD
Staff
Center for Spine Health
Neurologic Institute
Cleveland Clinic
Cleveland, Ohio, USA

Samuel C. Overley, MD
Orthopedic Surgery Resident
Department of Orthopedic Surgery
Mount Sinai Medical Center
New York, New York, USA

Paul Park, MD
Associate Professor
Department of Neurosurgery
University of Michigan
Ann Arbor, Michigan, USA

Neil N. Patel, MD
Spine Fellow
Department of Orthopaedic Surgery
University of Southern California
Los Angeles, California, USA

Martin H. Pham, MD
Spine Fellow
Department of Neurological Surgery
University of Southern California
Los Angeles, California, USA

Varun Puvanesarajah, MD
Resident
Department of Orthopedic Surgery
John's Hopkins Medical Institute
Baltimore, Maryland, USA

Rabia Qureshi, BS
Clinical Research Fellow
Department of Orthopedic Surgery, Spine Division
University of Virginia School of Medicine
Charlottesville, Virginia, USA

Sheeraz Qureshi, MD
Associate Professor
Department of Orthopedic Surgery
Mount Sinai Medical Center
New York, New York, USA

Jaclyn J. Renfrow, MD
Resident
Department of Neurological Surgery
Wake Forest Baptist Medical Center
Winston-Salem, North Carolina, USA

Angela M. Richardon, MD PhD
Resident
Department of Neurological Surgery
University of Miami Miller School of Medicine
Jackson Memorial Hospital
Miami, Florida, USA

Timothy T. Roberts, MD
Spine Surgeon
Coastal Spine Center
Coastal Orthopedics Sports and Pain Management
Bradenton, Florida, USA

Brett D. Rosenthal, MD
Resident Physician
Orthopaedic Surgery
Northwestern University
Chicago, Illinois, USA

David J. Salvetti, MD
Spine Fellow
Department of Neurological Surgery
University of Pittsburgh
Pittsburgh, Pennsylvania, USA

Jason W. Savage, MD
Staff Spine Surgeon
Cleveland Clinic Center for Spine Health
Cleveland, Ohio, USA

Michael P. Steinmetz, MD
Professor and Chairman
Department of Neurosurgery
Cleveland Clinic Lerner College of Medicine
Cleveland Clinic
Cleveland, Ohio, USA

Zachary J. Tempel, MD
Neurosurgeon
Mayfield Brain and Spine
Mayfield Clinic
Cincinnati, Ohio, USA

Jeffrey C. Wang, MD
Chief, Orthopaedic Spine Service
Co-Director, USC Spine Center
Professor of Orthopaedic and Neurosurgery
University of Southern California
Los Angeles, California, USA

Michael Y. Wang, MD FACS
Professor
Departments of Neurosurgery and Rehabilitation Medicine
University of Miami Miller School of Medicine
Miami, Florida, USA

Robert G. Whitmore, MD, FAANS
Assistant Professor
Tufts University School of Medicine
Department of Neurosurgery
Lahey Hospital and Medical System
Burlington, Massachusetts, USA

Alex M. Witek, MD
Resident
Department of Neurosurgery
Cleveland Clinic
Cleveland, Ohio, USA

目　录

第五篇　腰椎椎体间融合术——特殊问题

第1章　整体适应证和禁忌证

引言

本章基于两项注册研究［脊柱疾病患者预后研究（Spine Patient Outcome Research Trial）、瑞典脊柱椎管狭窄研究（Swedish Spinal Stenosis Study）］和一篇近期发表在《新英格兰医学杂志》（New England Journal of Medicine）的预后相关文章，对近年来腰椎椎体间融合术（lumbar interbody fusion, LIF）的相关文献进行了总结。本章将讨论影响手术预后的五项术前因素，分别与腰椎椎体间融合术的五项基本要点相对应，包括：①融合节段术前是否存在滑脱以及滑脱的程度；②是否需要单侧或双侧椎间孔减压；③是否存在中央管狭窄；④是否存在冠状面和矢状面失衡；⑤融合节段或邻近节段是否有手术史。本章还通过一些图片展示了初次椎体间融合术后出现并发症而通过二次融合术翻修的病例。另外，本章介绍了一些用来使椎体间融合术更加安全、便捷、有效的技术。这些技术对专业性要求很高，尤其是在翻修手术中。脊柱外科医师需要对各种常见椎体间融合术的操作步骤、各自的优势和可能的并发症风险都非常熟悉。同时，脊柱外科医师还需要掌握不同入路的椎体间融合术。这样，他们就能从容应对由其他术者经某一特定入路手术后出现并发症需要取出内植物的患者。

背景

1891年，Hadra医生利用颈椎棘突间捆扎术治疗了一位颈椎半脱位的Potts脊柱畸形（Potts spine）患者，完成了第一例有记载的脊柱融合术[1]。然而20年后的1911年，才由Russell Hibbs和Fred Albee首次报道了在腰骶椎实施的融合术，主要是用来治疗脊柱结核的患者[2, 3]。Hibbs医生将颗粒化处理后的椎板和棘突骨置于去皮质化的小关节间隙，完成了世界上第一例动态稳定术。Albee医生则利用自体胫骨作为植骨材料，完成了棘突间的植骨融合术。后路融合术的理念在于预防畸形、促进稳定和减少疼痛。脊柱外科手术发展历程中的另一次飞跃发生在1953年，Watkins医生报道了在横突间植骨的后外侧融合术[4]。

1962年Harrington医生报道了利用椎板钩和棒治疗脊柱侧凸的一系列病例，开启了脊柱固定术的新纪元[5]。冶金工业和手术技术的飞速发展促生了经椎弓根、经椎板、经椎弓根皮质骨和经关节突螺钉内固定系统，以及不同类型的钛合金和聚醚醚酮材质椎体间融合器。脊柱外科技术的发展与关节矫形技术息息相关。例如，在1986年应用的关节置换钛合金植入物的表面多孔等离子涂层技术可以给植入物提供更强的抗拔出和抗移位性能。到2012年，腰椎融合市场中也首次出现了等离子涂层技术处理的聚醚醚酮椎体间融合器。各种采用新技术和新设计的手术植入物，以及导航手术技术、机器人辅助手术的出现，使得腰椎椎体间融合术不断地发展演进。

腰椎椎体间融合术中另一飞速发展的领域是各种各样具有骨诱导和骨传导作用的促融合材料。其中，具有里程碑意义的进步是重组人骨形态发生蛋白（recombinant human bone morphogenetic protein, rhBMP）的成功研发。不同类型的BMP都包含一组属于转化生长因子-β（transforming growth factor beta, TGF-β）超家族的具有骨诱导作用的细胞因子。其中，BMP-2在2002年被美国食品药品监督管理局（FDA）批准应用于前路腰椎椎体间融合术，依据的是一项由Burkus医生等完成的关键研究[6]。自BMP应用于临床后，各种促成骨的生物制剂被脊柱外科医师广泛使用以降低髂骨取骨区的相关并发症。这种趋势相应地带来了很多超适应证应用的情况，在各种前、后入路椎体间融合术中均导致了一些严重并发症的出现。Carragee 等报道了应用 rhBMP-2 的患者二次手术率更高。二次手术原因主要是植骨融合材料的下沉[7]。其他一些研究中也报道了约 20% ~ 70% 的患者术后出现了一些可能与 BMP 相关的并发症，包括终板重吸收、逆行射精、血肿形成、骨组织过度生长、骨质溶解，以及癌症风险升高等[8;9]。然而，耶鲁大学一项公开的与 BMP-2 安全性和有效性相关的研究则表明，使用 BMP 并未显著增加逆行射精和神经损伤并发症发生率[10]。这项研究同时证明 rhBMP-2 的使用在后外侧腰椎手术中仅微量提升了恶性肿瘤的相对风险度，提升的绝对风险值很低且没有临床意义。与自体髂骨植骨融合术相比，rhBMP-2 的应用并未出现并发症发生率的显著差异，不过更容易导致异位骨化的出现。基于上述研究，目前临床中建议在腰椎后路手术中谨慎使用 BMP。在经椎间孔腰椎椎体间融合术中，BMP 的应用会增加术后出现脊神经根炎的风险，因此在此类手术中不推荐使用 BMP[11a]。近年来也有少量研究报道了通过在术中暴露椎体后进行骨髓穿刺，将穿刺获取的自体骨组织用于融合[11b]，从而避免传统植骨取骨区并发症以及 BMP-2 相关并发症。目前有些研究是关于增殖分化因子 -5（也被称作 BMP-14）的，希望将其作为一种促成骨材料。

椎体间融合术：文献回顾

近年来出现了各种不同手术入路的腰椎椎体间融合术，包括后路、前路、轴向入路、经椎间孔入路、侧入路、极外侧入路、侧斜位入路。随着手术微创化成为外科发展的一大趋势，从 20 年前开始，腰椎微创手术也逐渐进入人们的视野[12, 13]。尽管微创化的后路腰椎融合术目前已经很常见，但内镜下微创经椎间孔腰椎椎体间融合术仍然需要经过专业的训练才能掌握。尽管每一位患者的具体手术方案由很多因素所决定（包括致病病理特点、局部腰椎解剖特点、术者的个人习惯等），但需要行脊柱融合术的病理改变总体上是不变的，包括退变性疾病、脊柱创伤、脊柱畸形、脊柱感染、脊柱肿瘤等。

椎体间融合术主要适用于两种情况：第一种是腰椎手术操作导致医源性不稳定；第二种是患者术前就存在病理性不稳定。其中，术前即存在的椎体滑脱是最常见的椎间融合适应证之一。椎体滑脱主要是指椎体相对其相邻椎体在水平方向的滑移，Newman 和 Stone 根据滑脱原因将椎体滑脱分为 5 类，包括先天性、退行性、创伤性、峡部裂性和病理性滑脱[15]。具体的滑脱严重程度可以分为 5 度。Ⅰ度滑脱：滑移距离≤椎体前后径的 25%；Ⅱ度滑脱：滑移距离＞椎体前后径的 25%，≤50%；Ⅲ度滑脱：滑移距离＞椎体前后径的 50%，≤75%；Ⅳ度滑脱：滑移距离≥椎体前后径的 75%，≤100%；Ⅴ度滑脱：滑移距离超过椎体边界，即相邻椎体完全脱离。Ⅰ度和Ⅱ度滑脱都被称为低度滑脱，Ⅲ度及以上的滑脱被称为高度滑脱。退行性腰椎滑脱常见于 50 岁以后的女性。低度滑脱一般可以接受保守治疗，而那些保守治疗无效或者存在神经损害的患者则需要手术治疗。

手术治疗的有效性被很多临床试验所证实。其中，脊柱疾病患者预后研究是支持手术治疗的最重要研究之一[16-18]。然而，不同退变性滑脱患者具体适合哪种手术方式，以及是否需要行腰椎融合术则仍存在争议。合并有腰椎滑脱的腰椎管狭窄症被认为是融合术的适应证之一，即使是那些滑脱 <3 mm 的稳定病例也可以考虑行融合术。近年来一些研究表明在美国大约一半的腰椎管狭窄症患者和 96% 的退行性腰椎滑脱患者接受了融合术[19-21]。这一现状受到了瑞典和美国的两项研究的挑战，它们的结果表明腰椎管狭窄症合并稳定腰椎滑脱的患者接受融合术的益处微乎其微。瑞典脊柱椎管狭窄研究将 247 例腰椎管狭窄症患者随机分为融合手术组和非融合手术组，其中每一组又包括至少 40 例无滑脱患者和至少 40 例的退变性滑脱患者（滑移距离至少 3 mm）。在 2 年和 5 年随访时，无论是否合并滑脱，融合术与非融合术的再手术率无显著差异，从而对退行性腰椎滑脱症的融合指征提出挑战。这项研究在术前没有对患者进行屈伸位动态 X 线评估，如果在术前利用该项检查识别出术前就存在腰椎不稳的患者，并将他们都纳入融合组，则非融合手术组患者的二次手术率则可能更低[22]。

然而，另一项和上述脊柱疾病患者预后研究发表在同一期《新英格兰医学杂志》的美国研究则报道了略有不同的结果。尽管这项研究样本量较小，但其结果表明术后 2 年、3 年、4 年融合手术组患者能获得活动功能的小幅改善。不过，考虑到融合手术更高的费用、更大的出血量、更长的手术时间、更长的住院日，这一预后改善的程度远远不够。该研究还得出了一个比较出人意料的结果，就是在排除了术前存在不稳定的患者后，非融合手术组患者的二次手术率依然高于融合手术组[23]。

这两项研究结果的差异可能与美国和瑞典两国不同的临床诊疗习惯相关。例如，美国的医生倾向于利用融合术来给单纯减压术后再次出现疼痛的患者进行二次手术。然而，对于融合术后再次出现疼痛的患者则可能较少有医生会积极地选择二次手术翻修。因此，目前循证医学证据仅支持将融合术应用于术前动力位腰椎 X 线明确的不稳定性退变性腰椎滑脱患者、严重的创伤性椎体骨折、感染、肿瘤或存在脊柱畸形的患者等。关于初次术后间盘脱出导致的神经根管狭窄是否需要融合术则是另一延伸领域。目前缺乏相关循证医学证据表明融合术能让此类患者获益[24]。

峡部裂性滑脱患者的椎弓根峡部不连，也即椎板和下关节突向椎弓根和上关节突的移行部分离。峡部裂性滑脱常见于 30 ~ 60 岁的患者，发病年龄平均早于退变性滑脱患者。尽管有些研究表明手术治疗峡部裂性滑脱效果满意，但一般原则上我们仍主张至少进行 3 个月的保守治疗，若保守治疗无效再考虑手术治疗，这一原则在退行性腰椎滑脱症的治疗中也适用[25, 26]。治疗峡部裂性滑脱的手术技术很多，具体应用哪一种技术取决于很多因素，包括椎间孔的狭窄、小关节的融合、滑脱的程度以及术者的经验。

影响脊柱融合术预后的术前因素

尽管合适的适应证选择和精湛的手术技术可以保障脊柱融合术的成功，但仍然有一些术前合并存在的因素会影响预后，例如糖尿病、骨质疏松、吸烟。糖尿病患者接受任何脊柱手术的术后并发症发生率都更高，其中最常见的并发症是切口感染[27]。Glassman 等在 2003 年的一项研究表明糖尿病患者整体的术后并发症发生率超过 50%，而对照组患者只有 21%[28]。糖尿病患者的植骨不融合率高达 22% ~ 26%，而对照组仅为 5%[28]。近期 Guzman 等的一项研究表明糖尿病患者的平均住院日延长（平均延长 2.5 天）、医疗费用增加（约 1.3 倍）、住院患者的死亡风险增加（比值比 =2.6，$P < 0.0009$）[29]。吸烟对融合的抑制作用已经在动物实验中被证实，一些临

床研究也表明吸烟患者的融合率更低。术前戒烟至少 6 个月可以降低植骨不融合的风险[30, 31]。合并有类风湿关节炎的患者术后并发症发生率也更高，包括切口感染和内固定松动，但融合率和没有类风湿关节炎的患者相当[32]。骨质疏松是公认的内固定松动和骨折的危险因素之一，在围术期有必要针对骨质疏松进行相关的治疗。在术前对骨质疏松高危患者进行骨密度检测有助于评估植骨融合失败和椎体骨折风险。骨质疏松相关并发症风险高的患者可以在择期手术前再经内分泌科医师进行专业的诊疗。因为这些患者的骨质疏松治疗非常复杂，不仅仅是应用钙片和维生素 D，还包括阿仑膦酸钠、甲状旁腺素、降钙素、雷洛昔芬等药物[33, 34]。另外，术后可能还要进一步应用一些骨生长刺激物。

椎体间融合的基本要素

决定椎体间融合术类型的 5 项基本要素包括：①存在椎体滑脱；②需要单侧或双侧的神经根管减压；③存在需要减压的中央管狭窄；④存在冠状面或矢状面的失衡；⑤责任节段或责任节段邻近节段的手术史，无论是否使用了内固定和（或）椎体间融合。

有症状的轻度腰椎滑脱是目前腰椎椎体间融合术最常见的适应证。手术入路的选择需要考虑手术治疗的目的、症状的侧别、腰椎曲度丢失的程度、既往腰椎手术史等，同时要结合患者的年龄、性别和合并症情况进行判断。严重的滑脱合并低位腰椎节段的双侧神经根管狭窄患者适合接受前路椎体间融合术，尤其是当患者没有椎管狭窄时。当导致中央管、侧隐窝、神经根管狭窄的致病因素是滑脱而不是黄韧带肥厚和小关节增生时，前路椎体间融合术将是一个不错的选择。当患者存在由硬膜囊环周的软组织增生肥厚导致的椎管狭窄，以及继发了神经源性间歇性跛行而不是神经根性症状，则选择经椎间孔椎体间融合术更为合适。

轴向入路的椎体间融合术适合中央管狭窄不是非常严重，椎间孔狭窄也没有导致相应神经根性病变的患者。对于以单侧神经根症状为主的患者，可以用经椎间孔入路椎体间融合术联合症状侧的小关节切除减压来治疗。如果术者认为间接的椎间孔减压就足以松解受压的神经，那么可以应用外侧入路椎体间融合术（包括直接外侧椎体间融合术和极外侧椎体间融合术）。单独使用

前入路、轴向入路、外侧入路的椎体间融合术可能不够稳定，需要额外应用后路椎弓根螺钉、关节突螺钉或皮质骨椎弓根螺钉来稳定手术节段。

在翻修手术中，术者制订手术策略时需要考虑以下因素。尽可能避免从原手术瘢痕切开。例如，如果一位患者在接受后入路腰椎融合术后症状复发需要二次手术，那么前入路或直接外侧入路就是二次手术不错的选择，除非需要拆除后路内固定。L4/5 直接外侧或前入路椎体间融合术后出现融合器碎裂或移位时，由于这些入路植入的融合器较大，可以经原入路直接取出融合器。然而，当融合器碎块移位超过椎间隙水平或造成神经根腋部受压，则需要经联合椎间孔入路和后入路椎体间融合术取出融合器[2]。初次融合术后硬膜外瘢痕化容易导致硬膜撕裂和脑脊液漏，因此二次手术时更推荐采用开放手术而不是微创手术。因为微创手术的管状牵开器易造成硬膜撕裂。传统开放手术或切口较小开放手术入路的视野比微创牵开器内视野更利于术者探查正常的硬膜结构，避免上述并发症的出现[3]。对于腰背部术后综合征患者，建议术前进行肌电图检查评估神经功能来预测术后神经功能恢复程度[4]。翻修术前评估内植物的情况一定要用 CT 而不是 MRI，以便更好地判断是否存在内植物断裂、松动、移位等[5]。另外，还需要利用全脊柱 X 线片来评估矢状面和冠状面的平衡，以及利用动力位 X 线片评估初次手术邻近节段的病变情况。

术中连续肌电图和体感诱发电位监测有助于减少手术操作不当导致的脊髓神经损伤并发症[35-37a]。然而，最新出版的关于术中监测的指南中缺乏支持术中监测可以预防脊髓损伤的 I 类证据[37b]。不过我们依然建议在患者摆体位前后进行电生理监测。尤其是摆完侧卧体位并折叠手术床后需要进行监测，因为这一操作可能会造成腰大肌的牵拉伤。在有些情况下，监测上腰丛的功能也很有必要。

我们需要为每一位患者个性化地评估每一种入路的安全性和可行性。比如年轻男性患者接受前入路椎体间融合术后存在逆行射精的风险。极外侧入路椎体间融合术后融合器如果移位到椎管，由于融合器的齿更大，仅能通过极外侧入路取出融合器。对于骨量减少且椎弓根骨折的患者，就需要额外的后路内固定支持，包括关节突螺钉、椎板夹、棘突间夹。具体选择取决于椎管狭窄程度和局部解剖特点。脊柱外科医师必须对不同

椎体间融合技术，以及处理融合失败的不同融合器取出技术非常熟悉。因为任何一位医师在职业生涯中都可能会遇到因为接受上述任何一种融合术而出现并发症的患者（比如融合器移位、不融合、终板塌陷等，详见图1.1 ~ 图 1.3 ）。

腰椎椎体间融合术后并发症

脊柱术后的早期和晚期并发症都可能和椎体间融合术相关。其中最严重的并发症就是死亡，文献报道的脊柱术后死亡率为 0.15% ~ 0.29%[38, 39]。切口感染可能是浅表的也可能是深部的，以及可能需要延长抗生素用药时间或者甚至需要取出内植物[40]。术后椎间盘炎对患者活动功能的危害很大，但幸运的是它非常少见[41]。术中偶发的硬膜损伤可能会导致脑脊液漏、脑膜炎以及有症状的粘连性蛛网膜炎。由于患者术中是俯卧位，易导致眼眶受压而出现视觉减退甚至失明，这一并发症非常罕见但是不可逆[42]。

神经损伤较轻时可表现为神经根损伤，严重时可表现为马尾综合征（ 0.38% ）[43]。导致神经损伤的原因可能是置钉方向不当，螺钉切出椎弓根压迫神经；也可能是腰椎滑脱复位时动作过大；也可能是某些误操作对神经造成的直接损伤。当患者出现神经损害时，我们还需要注意鉴别患者有没有可能存在继发于硬膜外血肿的马尾或脊髓圆锥受压，尤其是当患者神经损害在术后早期快速恶化时。在大多数情况下，患者出现术后并发症时我们会让患者接受腰椎 CT 检查来判断有没有内固定松动、位置不良、断裂或移位等一些可以处理的问题[44]。腰椎 CT 或 MRI 可以被用来判断有没有术区血肿、脑脊液漏以及神经受压。每种椎体间融合术后可能出现的一些特殊并发症都在第 2 章进行了介绍。

深静脉血栓可在 15% ~ 17% 的脊柱术后患者中出现，但是有相应症状的患者很少。是否需要应用药物预防血栓形成一直有争议，因为降低血栓风险的同时也可能增加了硬膜外血肿形成及继发性神经损害的风险。物理预防措施如术后早期活动可以降低血栓风险。一些研究中也会在术后第 1 周应用低分子量肝素预防深静脉血栓形成[45, 46]。

Ekman 等[47] 随访了 111 位患者，被随机分到物理治疗组、非融合手术组、内固定手术组，平均随访

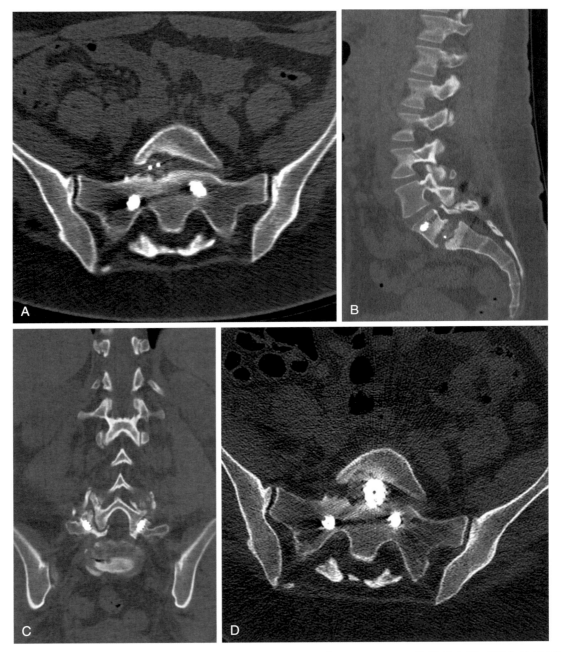

● **图 1.1**　A～C. 该患者术后出现严重的腰痛和右下肢放射痛；CT 图像显示了 L5-S1 节段融合器下沉和植骨不融合的表现。
D～F. 翻修术后CT 显示初次手术融合器已经被移除，新的轴向椎体间融合棒被植入，同时进行了经椎弓根螺钉内固定 (Courtesy Jonathan Pace, MD, Department of Neurosurgery, Case Western Reserve University, Cleveland, Ohio and David J. Hart, MD, Department of Neurosurgery, Wake Forest University Baptist Medical Center, Winston-Salem, North Carolina.)

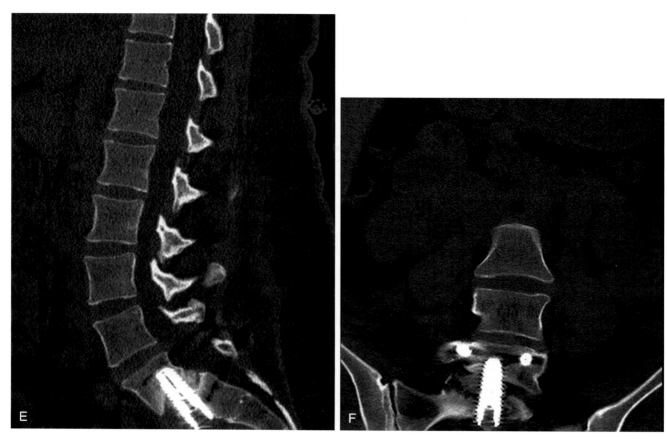

● **图 1.1** （续）

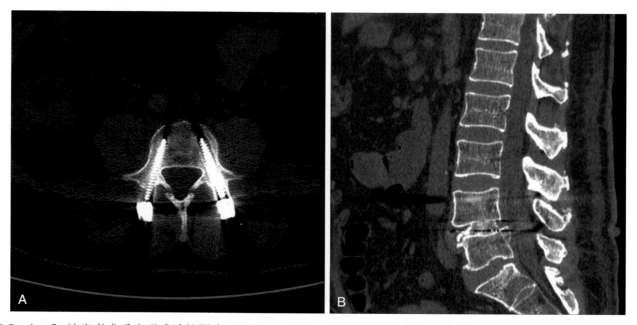

● **图 1.2** A ~ C. 该患者术后出现难治性腰痛，腰椎 CT 显示双侧椎弓根螺钉周围透亮带，左边螺钉更明显，同时出现了融合器移位。D ~ F. 翻修术后腰椎 CT 显示 L4-5 椎体间更换了一个更大尺寸的融合器，同时也更换了直径更大的螺钉 (Courtesy Jonathan Pace, MD, Department of Neurosurgery, Case Western Reserve University, Cleveland, Ohio and David J. Hart, MD, Department of Neurosurgery, Wake Forest University Baptist Medical Center, Winston-Salem, North Carolina.)

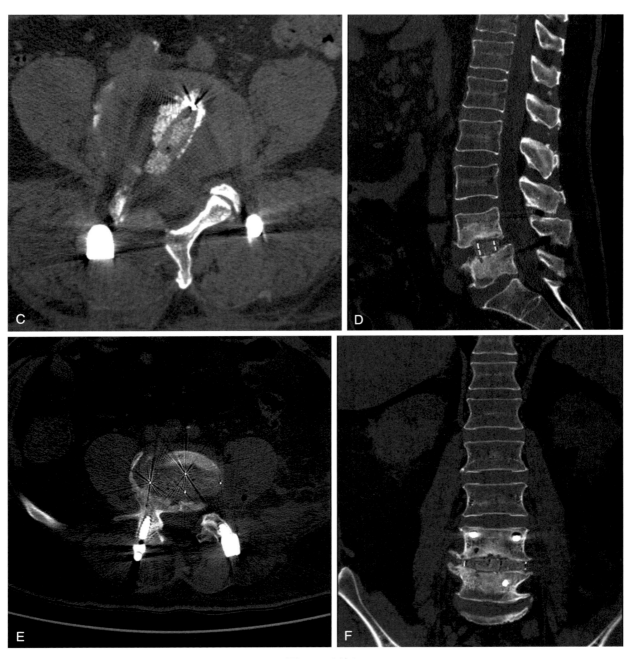

● **图 1.2** （续）

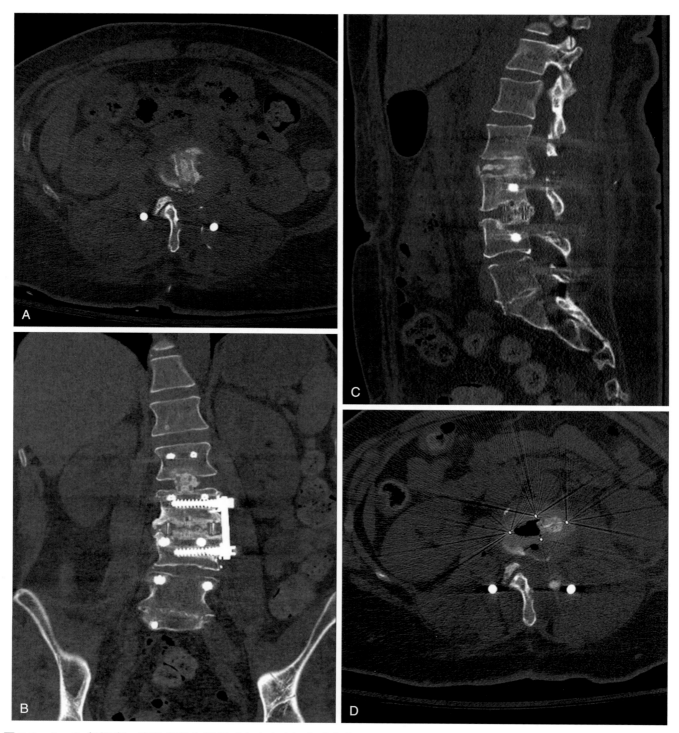

● **图 1.3** A ~ C. 邻椎病：该患者存在腰部正中疼痛（初次手术为 L3-4 侧方钉板融合固定，联合后方椎弓根螺钉内固定），翻修术前腰椎 CT 提示 L2-3 融合器移位。D ~ F. 翻修术后腰椎 CT 提示通过直接侧方入路为 L2-3 节段更换了更大尺寸的融合器，并进行了椎弓根螺钉内固定。术后患者症状明显缓解 (Courtesy Jonathan Pace, MD, Department of Neurosurgery, Case Western Reserve University, Cleveland, Ohio, and David J. Hart, MD, Department of Neurosurgery, Wake Forest University Baptist Medical Center, Winston-Salem, North Carolina.)

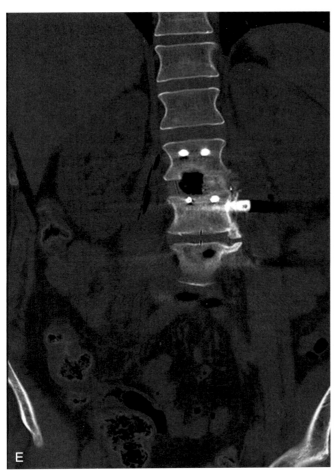
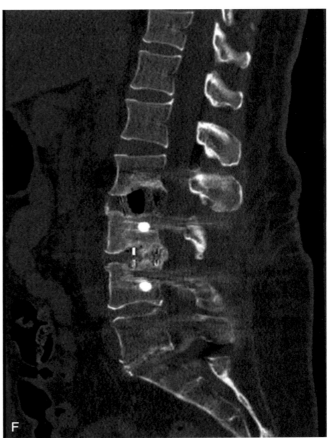

● **图 1.3** （续）

12.6 年 [47]。他们发现邻椎病较常见于内固定手术患者，最常见于椎板切除联合坚强内固定手术患者。半坚强固定或动态固定已经被尝试用于减少这些并发症的发生，但相关结果还有待进一步验证 [48]。

腰椎椎体间融合术的技术技巧

本书概述了现代椎体间融合手术中的一些新技术技巧。图 1.4 清楚地展示了在不同椎间隙水平进行前路腰椎椎间盘暴露时的血管牵开技术，以及与新型斜向牵开技术的细微差别。这个例子完美诠释了从解剖出发的技巧与技术的结合，这一创新技术也使得直接进行经椎弓根螺钉内固定更加简单。图 1.5 展示了一个用小切口改良的经椎间孔椎体间融合术，该技术用一个定位到椎弓根的侧方牵开系统，暴露出一个椎间盘结构的侧方视野。这样就减少了肌肉损伤和对血管的侵扰，同时预防了术中移动牵开系统时的肌肉痉挛。这一技术提供了一个视野更好的 Kambin 安全三角，更大的侧方手术工作区，从而使得融合器的植入更加安全便捷。

近年来手术设备最新出现的技术是导航和手术机器人。图 1.6 展示了通过术中 O 形臂影像注册融合器进行的导航手术。手术团队人员在距离患者 15 英尺（约 4.6 m）远的地方就可以获得二维和三维的图像，把辐射损害降到最低。另外，近年来也出现了很多通过美国 FDA 批准上市的脊柱手术机器人，用于辅助椎弓根钉的置入，比如 MedTech's ROSA 和 Mazor X。它们是继 2004 年的第一代产品 Spine Assist 和 2011 年的第二代产品 Renaissance system 之后的第三代脊柱手术机器人。然而，目前很少有文献报道这些技术在腰椎椎体间融合术中的有效性和优越性。

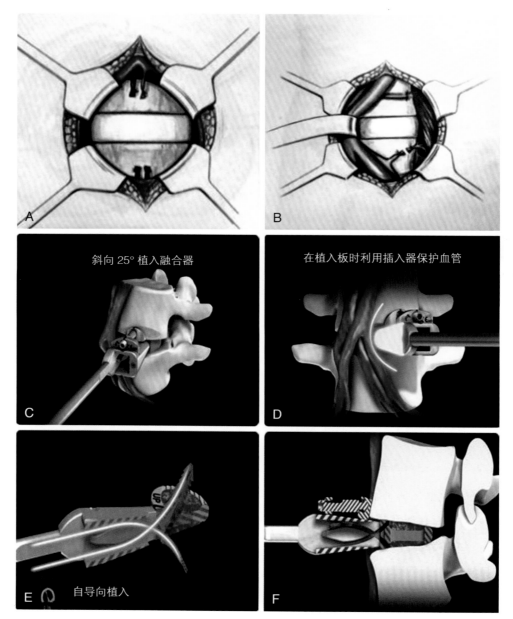

斜向 25° 植入融合器

在植入板时利用插入器保护血管

自导向植入

● **图 1.4**   A 和 B. 分别展示了在 L5-S1 和 L4-5 椎间隙水平利用前入路行腹膜后血管牵开的操作。C. 斜向 25° 植入椎体间融合器，避免了血管牵开和节段性分支血管结扎。D. 利用插入器保护大血管。E 和 F. 与传统直钉相比，利用带有定向齿的锚定片来预防植入物退出 (Figures C–F Courtesy Zimmer Biomet, Warsaw, Indiana, USA.)

结论

虽然腰椎融合术发展至今已经近一个世纪，但其相对和绝对适应证、禁忌证仍然有很多争议。不过，一个共识是存在不稳定性腰椎滑脱以及相应症状的患者需要接受脊柱内固定术。其他情况下是否需要应用脊柱内固定术就不是非常确定了，比如对于存在可能提示局部过度活动的小关节囊囊肿的患者。大多数脊柱外科医师可能都会赞同以下患者会从脊柱融合固定术中获益：保守治疗无效的腰椎滑脱，脊柱创伤或肿瘤，椎板切除术后出现医源性不稳，继发于椎间盘炎或骨髓炎的慢性疼痛患者。融合术对特发性慢性腰痛的治疗仍有争议，需要更多的研究来阐明适合此类患者的最好疗法。技术的进步将引领腰椎椎体间融合术继续向前发展，将出现更好的内植物、更安全的促骨生长材料以及创伤更小的手术方式，从而进一步降低并发症发生率和减少住院日。

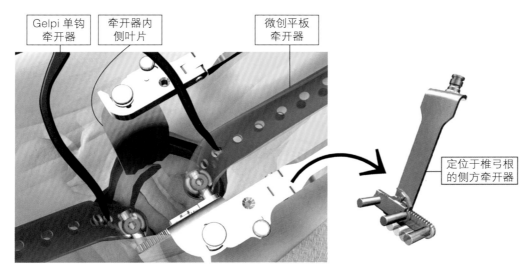

● **图 1.5**　利用定位到椎弓根的侧向牵开片来暴露 Kambin 安全三角。这种侧方牵开器和 Gelpi 自固定指环形牵开器联合使用，可以通过提供一个极外侧锚定点来使得极外侧暴露更加简单，同时预防血管损伤和肌肉移动

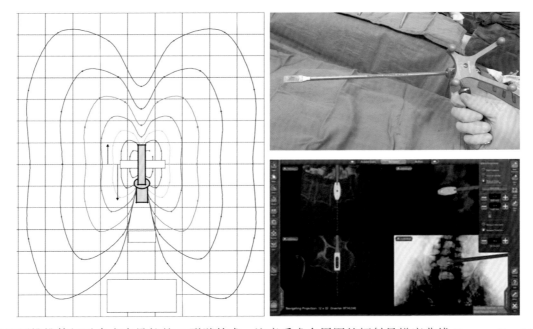

● **图 1.6**　应用于腰椎椎体间融合术中导航的 O 形臂技术。注意手术台周围的辐射量梯度曲线 (Images Provided by Medtronic Inc. Incor- porates technology developed by Gary K. Michelson, MD.)

（ Shankar A. Kutty, Sunil V. Manjila 著

邹　达　译　郭新虎　审校 ）

参考文献

1. Hadra BE. The classic: wiring of the vertebrae as a means of immobilization in fracture and Potts disease. Berthold E Hadra. *Clin Orthop.* 1975;112:4–8.

2. Hibbs RA. An operation for progressive spinal deformities. *N Y Med.* 1911;121:1013.

3. Albee FH. Transplantation of a portion of the tibia into the spine for Pott's disease. *JAMA.* 1911;57:855.

4. Watkins MB. Posterolateral fusion of the lumbar and lumbosacral spine. *J Bone Joint Surg Am.* 1953;35:1014–1018.

5. Harrington PR. Treatment of scoliosis. Correction and internal fixation by spine instrumentation. *J Bone Joint Surg Am.* 1962;44:591–610.

6. Burkus JK, Gornet MF, Dickman CA, Zdeblick TA. Anterior lum-

bar interbody fusion using rhBMP-2 with tapered interbody cages. *J Spinal Disord Tech.* 2002;15(5):337–349.

7. Carragee EJ, Hurwitz EL, Weiner BK. A critical review of recombinant human bone morphogenetic protein-2 trials in spinal surgery: emerging safety concerns and lessons learned. *Spine J.* 2011;11(6):471–491.

8. Hansen SM, Sasso RC. Resorptive response of rhBMP2 simulating infection in an anterior lumbar interbody fusion with a femoral ring. *J Spinal Disord Tech.* 2006;19(2):130–134.

9. Vaidya R, Weir R, Sethi A, et al. Interbody fusion with allograft and rhBMP-2 leads to consistent fusion but early subsidence. *J Bone Joint Surg Br.* 2007;89(3):342–345.

10. Hustedt JW, Blizzard DJ. The controversy surrounding bone morphogenetic proteins in the spine: a review of current research. *Yale J Biol Med.* 2014;87(4):549–561.

11a. Rihn JA, Patel R, Makda J, et al. Complications associated with single-level transforaminal lumbar interbody fusion. *Spine J.* 2009;9(8):623–629.

11b. Mclain RF, Fleming JE, Boehm CA, et al. Aspiration of osteoprogenitor cells for augmenting spinal fusion: comparison of progenitor cell concentrations from the vertebral body and iliac crest. *J Bone Joint Surg Am.* 2005;87(12):2655–2661. https://Doi:10.2106/jbjs.e.00230.

12. Leu HF, Hauser RK. Percutaneous endoscopic lumbar spine fusion. *Neurosurg Clin North Am.* 1996;7:107–117.

13. Kambin P. Diagnostic and therapeutic spinal arthroscopy. *Neurosurg Clin North Am.* 1996;7:65–76.

14. Jacquot F, Gastambide D. Percutaneous endoscopic transforaminal lumbar interbody fusion: is it worth it? *Int Orthop.* 2013;37(8):1507–1510.

15. Newman PH, Stone KH. The etiology of spondylolisthesis. *J Bone Joint Surg Br.* 1963;45:39–59.

16. Weinstein JN, Lurie JD, Tosteson TD, et al. Surgical compared with nonoperative treatment for lumbar degenerative spondylolisthesis. Four-year results in the Spine Patient Outcomes Research Trial (SPORT) randomized and observational cohorts. *J Bone Joint Surg Am.* 2009;91(6):1295–1304.

17. Watters WC, Bono CM, Gilbert TJ, et al. An evidence-based clinical guideline for the diagnosis and treatment of degenerative lumbar spondylolisthesis. *Spine J.* 2009;9:609–614.

18. Herkowitz HN. Degenerative lumbar spondylolisthesis: evolution of surgical management. *Spine J.* 2009;9:605–606.

19. Kepler CK, Vaccaro AR, Hilibrand AS, et al. National trends in the use of fusion techniques to treat degenerative spondylolisthesis. *Spine (Phila Pa 1976).* 2014;39:1584–1589.

20. Bridwell KH, Sedgewick TA, O'Brien MF, et al. The role of fusion and instrumentation in the treatment of degenerative spondylolisthesis with spinal stenosis. *J Spinal Disord.* 1993;6:461–472.

21. Bae HW, Rajaee SS, Kanim LE. Nationwide trends in the surgical management of lumbar spinal stenosis. *Spine.* 2013;38:916–926.

22. Försth P, Ólafsson G, Carlsson T, et al. A randomized, controlled trial of fusion surgery for lumbar spinal stenosis. *N Engl J Med.* 2016;374:1413–1423.

23. Ghogawala Z, Dziura J, Butler WE, et al. Laminectomy plus fusion versus laminectomy alone for lumbar spondylolisthesis. *N Engl J Med.* 2016;374:1424–1434.

24. Peul WC, Moojen WA. Fusion for lumbar spinal stenosis—safeguard or superfluous surgical implant? Editorial. *N Engl J Med.* 2016;374:1478–1479.

25. Jones TR, Rao RD. Adult isthmic spondylolisthesis. *J Am Acad Orthop Surg.* 2009;17:609–617.

26. Moller H, Hedlund R. Surgery versus conservative management in adult isthmic spondylolisthesis. *Spine.* 2000;25:1711–1715.

27. Bendo JA, Spivak J, Moskovich R, et al. Instrumented posterior arthrodesis of the lumbar spine in patients with diabetes mellitus. *Am J Orthop.* 2000;29:617–620.

28. Glassman SD, Alegre G, Carreon L, et al. Perioperative complications of lumbar instrumentation and fusion in patients with diabetes mellitus. *Spine J.* 2003;3(6):496–501.

29. Guzman JZ, Iatridis JC, Skovrlj B, et al. Outcomes and complications of diabetes mellitus on patients undergoing degenerative lumbar spine surgery. *Spine.* 2014;39(19):1596–1604. https://doi.org/10.1097/BRS.0000000000000482.

30. Lee TC, Ueng SW, Chen HH, et al. The effect of acute smoking on spinal fusion: an experimental study among rabbits. *J Trauma.* 2005;59:402–408.

31. Andersen T, Christensen FB, Laursen M, et al. Smoking as a predictor of negative outcome in lumbar spinal fusion. *Spine.* 2001;26:2623–2628.

32. Crawford CH, Carreon LY, Djurasovic M, et al. Lumbar fusion outcomes in patients with rheumatoid arthritis. *Eur Spine J.* 2008;17:822–825.

33. Kanis JA, Burlet N, Cooper C, et al. European guidance for the diagnosis and management of osteoporosis in postmenopausal women. *Osteoporos Int.* 2008;19:399–428.

34. Xue Q, Li H, Zou X, et al. The influence of alendronate treatment and bone graft volume on posterior-lateral spine fusion in a porcine model. *Spine.* 2005;30:1116–1121.

35. Eccher MA, Ghogawala Z, Steinmetz MP. The possibility of clinical trials in neurophysiologic intraoperative monitoring: a review. *J Clin Neurophysiol.* 2014;31:106–111.

36. Ney JP, van der Goes DN, Watanabe JH. Cost-benefit analysis: intraoperative neurophysiological monitoring in spinal surgeries. *J Clin Neurophysiol.* 2013;30:280–286.

37a. Fehlings MG, Brodke DS, Norvell DC, et al. The evidence for intraoperative neurophysiological monitoring in spine surgery: does it make a difference? *Spine (Phila Pa 1976).* 2010;35:S37–S46.

37b. Hadley MN, Shank CD, Rozzelle CJ, Walters BC. Guidelines for the use of electrophysiological monitoring for surgery of the human spinal column and spinal cord. *Neurosurgery.* 2017;81(5):713–732. https://doi.org/10.1093/neuros/nyx466.

38. Kalanithi PS, Patil CG, Boakye M. National complication rates and disposition after posterior lumbar fusion for acquired spondylolisthesis. *Spine.* 2009;34:1963–1969.

39. Juratli SM, Franklin GM, Mirza SK, et al. Lumbar fusion outcomes in Washington State workers' compensation. *Spine.* 2006;31:2715–2723.

40. Olsen MA, Mayfield J, Lauryssen C, et al. Risk factors for surgical site infection in spinal surgery. *J Neurosurg Spine.* 2003;2:149–155.

41. Chaudhary SB, Vives MJ, Basra SK, et al. Postoperative spinal wound infections and postprocedural diskitis. *J Spinal Cord Med.* 2007;30(5):441–451.

42. Nickels TJ, Manlapaz MR, Farag E. Perioperative visual loss after spine surgery. *World J Orthop.* 2014;5(2):100–106.

43. Cook C, Santos GC, Lima R, et al. Geographic variation in lumbar fusion for degenerative disorders: 1990 to 2000. *Spine J.* 2007;7:552–557.

44. Ogilvie JW. Complications in spondylolisthesis surgery. *Spine.* 2005;30:S97–S101.

45. Glotzbecker MP, Bono CM, Wood KB, et al. Thromboembolic disease in spinal surgery: a systematic review. *Spine (Phila Pa 1976).* 2009;34(3):291–303.

46. Yang SD, et al. Prevalence and risk factors of deep vein thrombosis in patients after spine surgery: a retrospective case-cohort study. *Sci Rep.* 2015;5:11834.

47. Ekman P, Moller H, Shalabi A, et al. A prospective randomized study on the long-term effect of lumbar fusion on adjacent disc degeneration. *Eur Spine J.* 2009;18:1175–1186.

48. Cakir B, Carazzo C, Schmidt R, et al. Adjacent segment mobility after rigid and Semirigid instrumentation of the lumbar spine. *Spine.* 2009;34:1287–1291.

第 2 章　腰椎椎体间融合术的并发症及其预防

引言

与其他外科手术类似，腰椎椎体间融合术也会导致一些并发症。面对种类繁多的椎体间融合术入路，我们有必要了解每一种入路下可能出现的一些特征性并发症。这样我们就能为患者选择更加安全的手术入路来减少围术期并发症的发生。同时，也有利于我们在术前做好向患者的手术风险告知，保障患者的知情权。

给患者摆体位时需要注意在所有主要的受压点填软垫，以避免腓骨近端外侧受压导致的腓总神经麻痹等并发症。如果患者是侧卧位则更需要注意，我们并不建议在侧方入路椎体间融合术前过度折叠腰桥。在折叠腰桥时腰部支点升高，导致髂嵴和胸部间距拉大，从而会牵张腰丛甚至出现相应的神经损伤（比如牵张侧大腿疼痛、无力）。

有时脊柱外科医师会采用术中神经电生理监测来尽可能地降低椎体间融合后并发症发生率。不过没有高等级的循证医学证据说明这些监测技术可以改善预后或者降低并发症发生率。触发肌电图常被应用于经腰大肌间隙入路的直接外侧椎体间融合术。识别出运动神经有助于减少术后肌无力的发生率，不过需要注意的是这一技术无法识别感觉神经。

后路腰椎椎体间融合术

后路腰椎椎体间融合术（posterior lumbar interbody fusion, PLIF）的技术要求很高，所以术后并发症发生率也比其他类型的腰椎椎体间融合术更高。最主要的并发症是神经根损伤和硬脊膜损伤。造成这些并发症的主要原因有两点。一是为了暴露椎间隙需要充分牵拉硬膜囊和神经根 [1]。二是为了获得足够的椎体间植骨界面，PLIF 须破坏双侧小关节。

神经根损伤

神经根损伤是 PLIF 术后最严重的并发症。文献报道的神经根损伤发生率差异较大，介于 0.6% 至 24% 之间 [2-5]。Davne 和 Myers 等关于 384 例 PLIF 手术患者的研究中报道的神经根损伤发生率最低，仅为 0.6%[5]。由于 PLIF 导致的神经根损伤发生率高且可能会致残，很多医生都针对降低神经根损伤的技术进行了研究。Barns 等回顾性分析了 49 例 PLIF 术患者资料，他们发现应用螺纹椎间融合器组的神经根损伤率为 14%[2]，而应用更小的楔形自体骨的患者无一例出现神经根损伤，并且临床疗效更好。Krishna 等发现小关节次全切后出现神经痛的发生率为 9.7%，而在 226 例接受小关节全切的患者中神经痛发生率仅为 4.9%[6]。尽管两组差异没有统计学意义，但是 Krishna 等依然推荐采用小关节全切来预防神经根损伤。在另一项独立研究中，Okuda 等报道了小关节全切的 PLIF 术后神经痛发生率为 6.8%[7]。

上述研究主要说明了可以从以下几点来预防 PLIF 导致的神经损伤：①充分切除小关节以获得充分暴露；②小心分离，避免不必要的神经根牵拉（尤其是存在椎管狭窄时）；③避免使用尺寸过大的融合器；④使用成角的神经拉钩和保证神经根在视野中；⑤有些研究者建议更加激进地进行小关节全切来获得更好的植骨视野，同时减少神经牵拉；⑥使用触发肌电图监测可能有助于判断术中神经牵拉是否过度，不过还没有相关研究数据支持。

硬膜损伤

PLIF 术中需要直接牵拉硬膜,其导致的硬膜损伤发生率也高于其他融合术。研究报道的硬膜损伤发生率为 9% ~ 19%,翻修手术中发生率更高,因为初次术后会形成硬膜粘连[3, 7, 8]。一旦发生硬膜损伤,一般都能进行修补。不过微创手术中进行硬膜修补的难度很大。

植骨块或融合器相关并发症

PLIF 术后也可能出现植骨块移位松动相关并发症,尤其是在 PLIF 技术刚开始应用的时期(图 2.1)。总体上此类并发症发生率低于 5%[9],后路椎弓根螺钉内固定技术的应用可以将发生率进一步降低。相反,小关节全切术则会增加局部不稳定性,从而增加植骨块脱出风险,不过同样可以通过椎弓根螺钉固定降低风险。如果植骨相关并发症使患者出现了相应的症状,则需要进行难度较大的翻修手术。

融合器的类型和位置与融合器移位相关,因此也出现了一些特殊设计的融合器来降低移位风险(图 2.2)[10]。另外,PLIF 术后也可能出现融合器下沉,并进一步导致术后神经痛(图 2.3)[6]。

植骨不融合

PLIF 术后融合率一般很高,文献报道的融合率可达 95% ~ 98%[7, 8, 11]。但也有一些例外,比如 Rivet 等报道的 42 例 PLIF 术后融合率仅为 74%[12]。

其他并发症

PLIF 术后其他并发症包括硬膜外血肿(1%)[3]、切口感染以及其他非植骨相关的并发症,总体发生率与其他融合术接近。一些研究表明 PLIF 比其他融合术后会更早出现相邻节段退变疾病以及需要翻修手术。一些新的手术技术也被用来预防相邻节段疾病的发生。最后,PLIF 术可能会减少腰椎前凸,尤其是在早期应用一些老款融合器时。不过,只要脊柱外科医师足够重视手术细节,就能降低这些并发症发生率。

前路腰椎椎体间融合术

与 PLIF 不同,前路腰椎椎体间融合术(anterior lumbar interbody fusion, ALIF)可以提供和 PLIF 一样的椎体间支撑,却不会侵扰硬膜囊和后方神经结构。然而,ALIF 的腹侧入路通常需要牵开髂血管、下腹神经

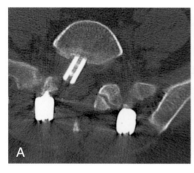
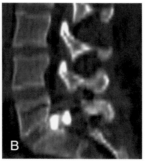

● **图 2.1**   融合器移位。轴位(A)和矢状位(B)腰椎 CT 图像展示了 PLIF 术后融合器向后移位的表现,导致神经受压(From Benzel E. Spine Surgery: Techniques, Complication Avoidance, & Management. 3rd ed. Philadelphia: Elsevier Saunders; 2012:539.)

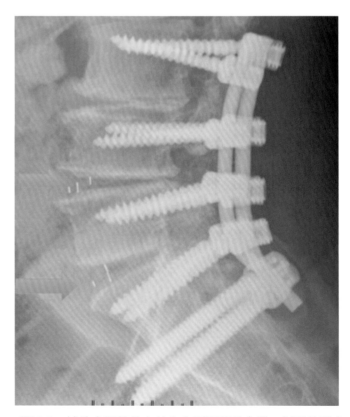

● **图 2.2**   被放在腰椎前方的方向可调的融合器。新型的融合器设计允许我们尽可能地把融合器放在腰椎前方。现在的融合器可以调整方向并沿脊柱前柱放置

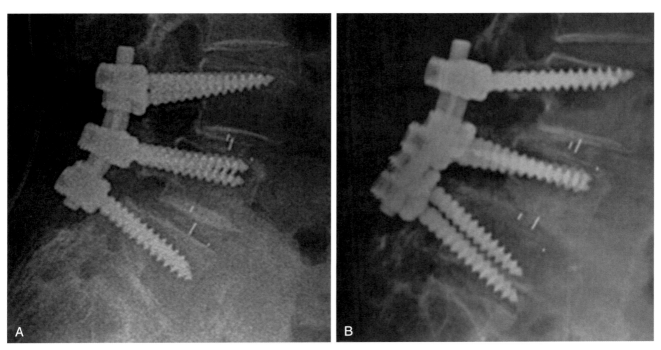

● **图 2.3**　融合器下沉。A. 该患者接受了 L3-4 和 L4-5 的双节段椎体间融合术。B. 术后 1 个月，患者出现严重的腰腿痛，侧位 X 线片证实患者存在 L4-5 融合器下沉和不稳定

和腹膜，从而可能造成对这些结构的直接损伤。其他 ALIF 相关并发症包括深静脉血栓形成风险、腹壁疝风险以及男性患者的逆行射精风险[13]。

血管损伤

　　ALIF 导致的大血管损伤很少见，但髂总血管损伤发生率在 1% ~ 7%，尤其是在暴露 L5-S1 椎间隙时发生率更高[14-16]。髂总静脉很容易被压缩，其位于动脉的后方，因此在暴露操作时很容易被术者误当成软组织。髂腰静脉在暴露 L4-5 椎间隙时更容易被损伤。有些脊柱外科医师建议对这一静脉采取可控的结扎来降低牵拉时可能导致的血管撕裂风险[15, 17]。为了避免这些血管的损伤，我们不能在暴露时应用自固定牵开器。

　　也有些报道 ALIF 术中过度牵拉或动脉直接损伤可能会导致动脉栓塞[15, 16, 18]，总体发生率大约为 1%[15]。相反，深静脉血栓在 ALIF 术后发生率高达 1% ~ 11%，明显高于其他融合术[14, 16, 19, 20]。由此导致的非致死性肺栓塞发生率大约是 3%[20]。为了避免血栓形成，不能牵拉血管太久，也不能对血管应用自固定牵开器。ALIF 术后一定要检查双下肢血管搏动情况，如果怀疑血栓形

成就应该进行血管造影术。

腹腔内并发症

　　ALIF 手术的腹侧暴露过程一般由血管外科或普外科医师进行，以减少血管和腹腔内并发症发生率。然而，总体上 ALIF 导致的胃肠道损伤率依然有 2%[14]。可以通过在自固定牵开器周围植入填塞物来降低胃肠道损伤风险。一些外科医师建议进行术前肠道准备（如灌肠）来减少胃肠道压力，理论上可以降低胃肠道损伤风险。术前经鼻留置胃管也有助于胃肠减压。

　　腹膜后入路对腹膜的侵扰以及髂骨取骨时对腹横筋膜可能的破坏会增加术后发生疝的风险。尽管总体上疝的发生率低于 1%，但一旦出现可能导致肠梗阻甚至肠坏死[16]。

　　ALIF 术后肠梗阻比较常见，发生率在 1% ~ 8%。不过，一般术后 1 周内肠梗阻症状可缓解[14, 16, 19, 21]。如果肠梗阻持续不缓解，就要怀疑肠梗阻可能是继发于疝。

逆行射精

　　0.1% ~ 8% 的男性患者在 ALIF 术后会出现继发于

腹下神经丛损伤导致的逆行射精[14, 16, 19, 21-23]。这一并发症一般发生在 L5-S1 椎间隙水平。逆行射精的发病机制可能是膀胱内括约肌松弛导致了精液逆流到膀胱内。要预防逆行射精必须要具备非常好的手术技术和解剖知识。Inoue 等[19] 开展的一项对 350 位 ALIF 术患者持续 27 年的研究发现，随着手术技术的进步，ALIF 术后肠梗阻和逆行射精的发生率逐渐降低，在过去 13 年中无一例出现这些并发症。

椎前的交感神经丛在跨越主动脉分叉和髂总血管形成腹下神经丛之前，一直是沿着椎体前方或侧方走行。在暴露出腹下神经丛以前，必须钝性分离头侧的椎体前神经丛[24]。另外，在向腰椎尾侧分离时要尽可能减少电刀的使用。

一旦患者出现逆行射精，我们需要告诉他们大约 25%～88% 逆行射精的患者在术后第二年症状会自行缓解[19]。

神经源性并发症

ALIF 术后神经源性并发症很少见，因为 ALIF 操作不需要进入椎管减压。然而，ALIF 手术却可能导致生殖股神经和髂腹股沟神经的损伤，部分文献报道的发生率高达 15%[21, 25]。患者可能会出现腹股沟区或者大腿内侧的麻木，常见于上腰椎 ALIF 术患者。通常这些神经麻痹症状可以自行缓解。

ALIF 术后拟交感神经功能障碍发生率在 7%～14%[14, 21]。患者会主诉术侧下肢较对侧发热和发胀，一般也能逐渐自愈。

植骨块和融合器相关并发症

ALIF 术后植骨块塌陷的发生率为 1%～2%[25]。这一并发症主要是由术中过度移除终板软骨下骨导致的，可能还会继发脊柱后凸畸形。植骨块吸收虽然很少见，但也可能出现，尤其是在吸烟的患者中[25]。

ALIF 术后出现植骨块移位的发生率为 1%[25]。可以通过应用腹侧固定板或后方椎弓根螺钉固定来提高局部稳定性，预防植骨块移位的发生。

前路或后路内固定的应用可以降低上述并发症风险。生物活性制剂的应用则可能既有好处也会带来副作用。骨形态发生蛋白 -2 的应用被证明会在术后早期导致骨质破坏。如果将其应用到只进行 ALIF 无内固定的

患者，则术后植骨块下沉塌陷的风险更高，后方内固定的使用可以降低这一风险。

植骨不融合

ALIF 术后假关节形成的发生率在不同文献报道中差异较大，介于 3%～58%[25]（图 2.4）。每天吸烟超过一包的患者的植骨不融合率更高[25]。骨形态发生蛋白 -2 等生物制剂的应用，以及脊柱内固定的应用可以降低植骨不融合率。

其他并发症

ALIF 术后尿潴留的发生率为 5%～28%，其通常是一过性的，可能和麻醉药相关[21]。

ALIF 术后髂嵴取骨区感染发生率为 1%～9%[20, 21]。最好的预防措施包括避免切口内异物、围术期应用抗生素、充分冲洗、严格止血。

Flynn 等报道 2% 的 ALIF 术患者会出现阳痿，但非器质性因素所致，患者接受心理治疗就能好转[23]。

经椎间孔腰椎椎体间融合术

为了避免 ALIF 和 PLIF 术后并发症，Harms 和 Rolinger 等开展了后路经椎间孔腰椎椎体间融合术

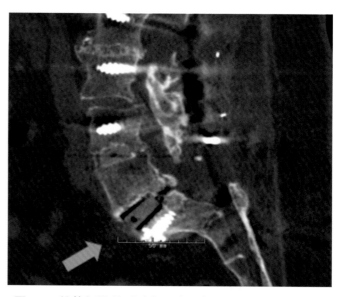

● 图 2.4　椎体间植骨不融合。该患者因腰椎侧凸接受多节段融合术后 2 年出现进行性加重的腰痛。影像学检查发现 L5-S1 椎间隙植骨不融合，植骨块周围透亮带明显（箭头所指）

（transforaminal lumbar interbody fusion, TLIF）[26]。因为 TLIF 不需要前方经腹的暴露，所以避免了 ALIF 导致的血管、腹壁以及自主神经系统相关并发症。另外，TLIF 与 PLIF 相比对硬膜囊的牵拉更小。在上腰椎进行 TLIF 比 PLIF 更加安全，因为 TLIF 对脊髓圆锥的侵扰更小。同样的道理，翻修手术中硬膜囊常出现粘连和瘢痕化，应用 TLIF 技术对硬膜牵拉小，所以也更加安全。另外，如果采用单侧入路 TLIF，则对侧的椎板、关节突和峡部可保持完整，提供了更大的融合表面积[26]。

神经源性损伤

神经源性损伤是 TLIF 最常见的并发症之一。在微创 TLIF 术后，出现持续超过 3 个月神经功能障碍的患者达到 4%[27]。也有一些关于一侧 TLIF 术后出现对侧神经根性症状的报道[28, 29]。其可能的致病机制是对侧术前就存在一定程度的神经根管狭窄，而 TLIF 操作增加了节段性前凸角导致对侧狭窄加重，最终导致对侧症状。

植骨块或融合器移位

TLIF 术后植骨块移位或融合器移位的发生率很低（图 2.1）。有文献报道 TLIF 术后融合器移位可能不会像 PLIF 术后一样容易导致神经受压，需要二次手术[30]。

植骨不融合

TLIF 术后 1 年的融合率为 80%～98%，在多节段融合术中融合率更低[31, 32]。

极外侧椎体间融合术（直接外侧入路）

Ozgur 等在 2006 年最早报道了极外侧椎体间融合术（extreme lateral interbody fusion, XLIF）[33]。XLIF 可以在不需要经腹操作的前提下处理前方椎间隙。由于 XLIF 技术较新，报道相关并发症的文献很少。最常见的 XLIF 术后并发症是继发于生殖股神经损伤的腹股沟区和大腿麻木。

神经源性损伤

文献报道的 XLIF 术后下肢麻木发生率差异很大，介于 0.7% 至 62.7% 之间[34-37]。这些麻木主要出现在腹股沟和大腿，与生殖股神经损伤相关。大多数患者的麻木症状术后 4～12 周可部分缓解，超过 90% 在术后 1 年时完全恢复[34-37]。除了感觉异常，1%～24% 的 XLIF 术后患者会出现一过性的腰大肌和股四头肌无力[35, 37, 38]。

Cummock 等回顾性分析了 59 例接受 L4-5 的 XLIF 手术患者资料，发现 XLIF 手术患者术后大腿疼痛、麻木无力的发生率更高，但差异没有统计学意义，这可能与样本量较小相关[35]。由于 L4-5 节段 XLIF 手术的神经源性并发症发生率高，Rodger 等[38] 选择在术中应用 10 mg 地塞米松，他们发现应用了地塞米松的患者术后感觉异常发生率更低。

这些神经源性并发症的预后较好。大多数无力、麻木等症状可以在术后 6 个月左右缓解。

为了预防 XLIF 相关神经源性并发症，我们必须小心分离，避免给肌肉过大的牵张力，小心扩张椎间隙。椎间隙扩张的程度以允许间盘切除操作的最小值为合适。神经电生理监测也可能会降低神经损伤风险。理论上看，避免手术床过度折叠也可以减少同侧腰丛损伤。以前我们认为术后同侧屈髋 / 伸膝无力、麻木、疼痛可能与分离腰大肌的操作有关。然而，现在我们认为这可能与患者体位摆放不当导致的腰丛牵拉有关。

植骨块或融合器移位

与 ALIF 类似，XLIF 也允许我们植入较大的植骨块或融合器。通过侧方板、钉棒系统的固定，或者植入整合有钉板结构设计的融合器，可以增加植骨结构的稳定性。另外，椎弓根螺钉、关节突螺钉、棘突间板的应用也可以增加稳定性。XLIF 术后植骨块或融合器向后移位更容易导致严重的症状，一旦发生必须采用二次手术取出。二次手术方式可以选择开放手术或者直接外侧入路。

其他并发症

XLIF 术后肠梗阻的发生率为 1%[38]。和 ALIF 类似，XLIF 术后肠梗阻一般 1 周内可缓解。Rodgers 等在一项样本量达到 600 例的研究中也报道了患者可能出现胃扭转[38]。

术后疝的发生率为 0.3%[38]，如果术中腹膜损伤就可能出现。XLIF 术后腹膜后血肿发生率为 0.3%～5%，大部分出现在腰大肌中[34-36, 38]。

对于所有椎体间融合术，我们必须格外注意骨质疏松患者的手术风险。实际上，在笔者看来，我们不应该给严重骨质疏松患者实施椎体间植骨术。术后出现植骨块下沉、内固定松动、植骨不融合的危害超过了手术本身的益处（笔者观点）。手术对于抗生素治疗无效的椎间盘炎患者可能是有好处的，术中必须彻底清除椎间盘。然而，我们不应该给这样的患者植入融合器，尤其不能植入聚醚醚酮（polyetheretherketone，PEEK）融合器，而应该使用自体骨植骨块。

结论

腰椎椎体间融合术可以用于很多种腰椎疾病的治疗，手术疗效满意。患者的融合率更高，局部序列获得改善。每一种腰椎椎体间融合术后都可能出现一些并发症。通过谨慎的患者筛选和精细的手术方案规划可以降低这些并发症风险。

（ Vincent J. Alentado, Michael P. Steinmetz 著

邹　达 译　郭新虎 审校）

参考文献

1. Cole CD, McCall TD, Schmidt MH, et al. Comparison of low back fusion techniques: transforaminal lumbar interbody fusion (TLIF) or posterior lumbar interbody fusion (PLIF) approaches. *Curr Rev Musculoskelet Med.* 2009;2(2):118–126. https://doi.org/10.1007/s12178-009-9053-8.

2. Barnes B, Rodts GE, Haid RW, et al. Allograft implants for posterior lumbar interbody fusion: results comparing cylindrical dowels and impacted wedges. *Neurosurgery.* 2002;51(5):1191–1198. discussion 1198.

3. Hosono N, Namekata M, Makino T, et al. Perioperative complications of primary posterior lumbar interbody fusion for nonisthmic spondylolisthesis: analysis of risk factors. *J Neurosurg Spine.* 2008;9(5):403–407. https://doi.org/10.3171/SPI.2008.9.11.403.

4. Elias WJ, Simmons NE, Kaptain GJ, et al. Complications of posterior lumbar interbody fusion when using a titanium threaded cage device. *J Neurosurg.* 2000;93(suppl 1):45–52.

5. Davne SH, Myers DL. Complications of lumbar spinal fusion with transpedicular instrumentation. *Spine.* 1992;17(suppl 6):S184–S189.

6. Krishna M, Pollock RD, Bhatia C. Incidence, etiology, classification, and management of neuralgia after posterior lumbar interbody fusion surgery in 226 patients. *Spine J Off J North Am Spine Soc.* 2008;8(2):374–379. https://doi.org/10.1016/j.spinee.2006.09.004.

7. Okuda S, Miyauchi A, Oda T, et al. Surgical complications of posterior lumbar interbody fusion with total facetectomy in 251 patients. *J Neurosurg Spine.* 2006;4(4):304–309. https://doi.org/10.3171/spi.2006.4.4.304.

8. Brantigan JW, Steffee AD, Lewis ML, et al. Lumbar interbody fusion using the Brantigan I/F cage for posterior lumbar interbody fusion and the variable pedicle screw placement system: two-year results from a Food and Drug Administration investigational device exemption clinical trial. *Spine.* 2000;25(11):1437–1446.

9. Zhang Q, Yuan Z, Zhou M, et al. A comparison of posterior lumbar interbody fusion and transforaminal lumbar interbody fusion: a literature review and meta-analysis. *BMC Musculoskelet Disord.* 2014;15(1):367. https://doi.org/10.1186/1471-2474-15-367.

10. Imagama S, Kawakami N, Matsubara Y, et al. Preventive effect of artificial ligamentous stabilization on the upper adjacent segment impairment following posterior lumbar interbody fusion. *Spine.* 2009;34(25):2775–2781. https://doi.org/10.1097/BRS.0b013e3181b4b1c2.

11. Kim K-T, Lee S-H, Lee Y-H, et al. Clinical outcomes of 3 fusion methods through the posterior approach in the lumbar spine. *Spine.* 2006;31(12):1351–1357. discussion 1358. https://doi.org/10.1097/01.brs.0000218635.14571.55.

12. Rivet DJ, Jeck D, Brennan J, et al. Clinical outcomes and complications associated with pedicle screw fixation-augmented lumbar interbody fusion. *J Neurosurg Spine.* 2004;1(3):261–266. https://doi.org/10.3171/spi.2004.1.3.0261.

13. Mummaneni PV, Haid RW, Rodts GE. Lumbar interbody fusion: state-of-the-art technical advances. Invited submission from the Joint Section Meeting on Disorders of the Spine and Peripheral Nerves, March 2004. *J Neurosurg Spine.* 2004;1(1):24–30. https://doi.org/10.3171/spi.2004.1.1.0024.

14. Rajaraman V, Vingan R, Roth P, Heary RF, Conklin L, Jacobs GB. Visceral and vascular complications resulting from anterior lumbar interbody fusion. *J Neurosurg.* 1999;91(suppl 1):60–64.

15. Brau S. Vascular injury during anterior lumbar surgery*1. *Spine J.* 2004;4(4):409–412. https://doi.org/10.1016/j.spinee.2003.12.003.

16. Brau SA. Mini-open approach to the spine for anterior lumbar interbody fusion: description of the procedure, results and complications. *Spine J Off J North Am Spine Soc.* 2002;2(3):216–223.

17. Kozak JA, Heilman AE, O'Brien JP. Anterior lumbar fusion options. Technique and graft materials. *Clin Orthop.* 1994;(300):45–51.

18. Hackenberg L, Liljenqvist U, Halm H, et al. Occlusion of the left common iliac artery and consecutive thromboembolism of the left popliteal artery following anterior lumbar interbody fusion. *J Spinal Disord.* 2001;14(4):365–368.

19. Inoue S, Watanabe T, Hirose A, et al. Anterior discectomy and interbody fusion for lumbar disc herniation. A review of 350 cases. *Clin Orthop.* 1984;(183):22–31.

20. Kozak JA, O'Brien JP. Simultaneous combined anterior and posterior fusion. An independent analysis of a treatment for the disabled low-back pain patient. *Spine.* 1990;15(4):322–328.

21. Chow SP, Leong JC, Ma A, et al. Anterior spinal fusion or deranged lumbar intervertebral disc. *Spine.* 1980;5(5):452–458.

22. Christensen FB, Bünger CE. Retrograde ejaculation after retroperitoneal lower lumbar interbody fusion. *Int Orthop.* 1997;21(3):176–180.

23. Flynn JC, Price CT. Sexual complications of anterior fusion of the lumbar spine. *Spine.* 1984;9(5):489–492.

24. Johnson RM, McGuire EJ. Urogenital complications of anterior approaches to the lumbar spine. *Clin Orthop.* 1981;(154):114–118.

25. Loguidice VA, Johnson RG, Guyer RD, et al. Anterior lumbar interbody fusion. *Spine.* 1988;13(3):366–369.

26. Harms J, Rolinger H. A one-stager procedure in operative treatment of spondylolistheses: dorsal traction-reposition and anterior fusion (author's transl). *Z Für Orthop Ihre Grenzgeb.* 1982;120(3):343–347. https://doi.org/10.1055/s-2008-1051624.

27. Villavicencio AT, Burneikiene S, Bulsara KR, et al. Perioperative complications in transforaminal lumbar interbody fusion versus anterior-posterior reconstruction for lumbar disc degeneration and instability. *J Spinal Disord Tech.* 2006;19(2):92–97. https://doi.org/10.1097/01.bsd.0000185277.14484.4e.

28. Hunt T, Shen FH, Shaffrey CI, et al. Contralateral radiculopathy after transforaminal lumbar interbody fusion. *Eur Spine J Off Publ Eur Spine Soc Eur Spinal Deform Soc Eur Sect Cerv Spine Res Soc.* 2007;16(suppl 3):311–314. https://doi.org/10.1007/s00586-007-0387-x.

29. Jang K-M, Park S-W, Kim Y-B, et al. Acute contralateral radiculopathy after unilateral transforaminal lumbar interbody fusion. *J Korean Neurosurg Soc.* 2015;58(4):350–356. https://doi.org/10.3340/jkns.2015.58.4.350.

30. Aoki Y, Yamagata M, Nakajima F, et al. Posterior migration of fusion cages in degenerative lumbar disease treated with transforaminal lumbar interbody fusion: a report of three patients. *Spine.* 2009;34(1):E54–E58. https://doi.org/10.1097/BRS.0b013e3181918aae.

31. Peng CWB, Yue WM, Poh SY, et al. Clinical and radiological outcomes of minimally invasive versus open transforaminal lumbar interbody fusion. *Spine.* 2009;34(13):1385–1389. https://doi.org/10.1097/BRS.0b013e3181a4e3be.

32. Dhall SS, Wang MY, Mummaneni PV. Clinical and radiographic comparison of mini-open transforaminal lumbar interbody fusion with open transforaminal lumbar interbody fusion in 42 patients with long-term follow-up. *J Neurosurg Spine.* 2008;9(6):560–565. https://doi.org/10.3171/SPI.2008.9.08142.

33. Ozgur BM, Aryan HE, Pimenta L, et al. Extreme Lateral Interbody Fusion (XLIF): a novel surgical technique for anterior lumbar interbody fusion. *Spine J Off J North Am Spine Soc.* 2006;6(4):435–443. https://doi.org/10.1016/j.spinee.2005.08.012.

34. Bergey DL, Villavicencio AT, Goldstein T, et al. Endoscopic lateral transpsoas approach to the lumbar spine. *Spine.* 2004;29(15):1681–1688.

35. Cummock MD, Vanni S, Levi AD, et al. An analysis of postoperative thigh symptoms after minimally invasive transpsoas lumbar interbody fusion. *J Neurosurg Spine.* 2011;15(1):11–18. https://doi.org/10.3171/2011.2.SPINE10374.

36. Moller DJ, Slimack NP, Acosta FL, et al. Minimally invasive lateral lumbar interbody fusion and transpsoas approach-related morbidity. *Neurosurg Focus.* 2011;31(4):E4. https://doi.org/10.3171/2011.7.FOCUS11137.

37. Khajavi K, Shen A, Hutchison A. Substantial clinical benefit of minimally invasive lateral interbody fusion for degenerative spondylolisthesis. *Eur Spine J Off Publ Eur Spine Soc Eur Spinal Deform Soc Eur Sect Cerv Spine Res Soc.* 2015;24(suppl 3):314–321. https://doi.org/10.1007/s00586-015-3841-1.

38. Rodgers WB, Gerber EJ, Patterson J. Intraoperative and early postoperative complications in extreme lateral interbody fusion: an analysis of 600 cases. *Spine.* 2011;36(1):26–32. https://doi.org/10.1097/BRS.0b013e3181e1040a.

第 3 章　腰椎后入路相关解剖

引言

典型的腰椎由 5 节脊椎串联而成，每个节段之间可以活动。每节腰椎都由多个解剖单元组成。相邻的脊椎主要靠前方的椎间盘以及后方成对的关节突关节相连。各种支持韧带进一步加强了节段间的稳定性。腰椎椎管内容纳有脊髓圆锥和马尾神经，腰椎神经根由硬膜发出后向尾端走行并绕过相应节段的椎弓根，从椎间孔穿出。了解这些神经结构与邻近椎体、椎间盘和韧带之间的解剖关系是实施有效且安全的后路椎体间融合的关键。

图 3.1 和图 3.2 为腰椎解剖示意图。每节脊椎的腹侧为圆柱状椎体，用来承担轴向负荷。从头侧到尾侧，椎体逐渐变大。在整个脊柱中，腰椎椎体最大且高度相似，平均高度为 27 mm。从轴位看，椎体前后径大于左右径，且椎体头尾端对应的轴位径线均大于椎体中部所对应的径线。椎体的左右径和前后径从 L1（椎体中部分别为 29 mm、40 mm）至 L5（32 mm、46 mm）逐渐增大[1]。终板由皮质骨组成，轻微凹陷，中央部分最薄且多孔，外周部分（骨骺环）较厚且强度大[2]。

椎弓根主要为前后朝向，将椎体与背侧结构相连。每个椎弓根在轴位上由后向前呈内聚状态，内聚角度由 L1（11°）至 L5（30°）逐渐增大。椎弓根的左右径也由 L1（8.7 mm）至 L5（18 mm）逐渐增大。椎弓根的矢状径规律与上述相反，从 L1（15.4 mm）到 L5（14 mm）略有下降[3]。除 L5 椎弓根较宽以外，其余腰椎的椎弓根高度均大于其宽度，因此往往椎弓根的宽度限制了其内固定器械的粗细。

椎弓根通过上关节突（superior articulating process, SAP）和峡部（pars）与后方结构相连。峡部连接 SAP、下关节突（inferior articulating process, IAP）及椎板。椎

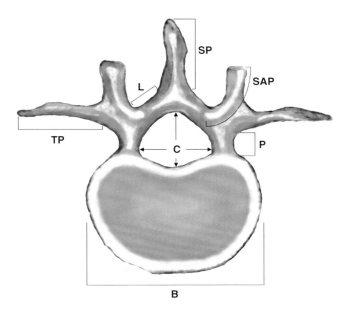

● **图 3.1**　腰椎上面观。B，椎体；C，椎管；L，椎板；P，椎弓根；SAP，上关节突；SP，棘突；TP，横突

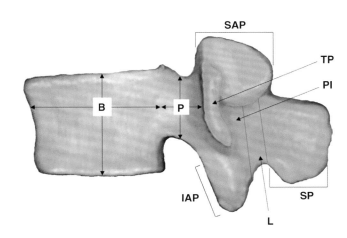

● **图 3.2**　腰椎侧面观。B，椎体；IAP，下关节突；L，椎板；P，椎弓根；PI，峡部；SAP，上关节突；SP，棘突；TP，横突

板为层状骨，构成椎管的后壁。在矢状面上，椎板由前上向后下倾斜，在轴位上，由两侧向中线聚集在一起。在冠状面上，上腰椎椎板上下较高且左右较窄，到下腰椎变得上下较矮且左右较宽。在上下关节突之间为峡部，为脊椎两侧最为薄弱之处。棘突位于正中矢状面，由前上向后下走行，整体略低于相对应椎体，覆盖椎板间隙。棘突为脊椎最靠背侧的部分，也是后路手术正中入路所遇到的第一块骨。成对的横突起源于椎弓根与上关节突交界处，并向两侧延伸。

关节突关节是成对的滑膜关节，为脊椎后方结构的连接关节。每个关节突关节由头侧脊椎（如L4）的下关节突以及尾侧脊椎（如L5）的上关节突组成。关节面的骨皮质覆盖一层关节软骨。关节间隙含有关节液，后方被纤维包膜包裹[4]。腰椎的小关节在矢状面上向前成角（由前上向后下），在轴位上向内成角（由后外向前内）。这样的关节突成角方式允许较明显的屈曲/后伸以及适度的侧屈，但较小的轴向旋转[5, 6]。在轴位上，关节突关节成角由头侧至尾侧逐渐减小，即上腰椎关节突关节更多朝向矢状面，而下腰椎关节突关节更多朝向冠状面[4, 6-9]。关节面呈曲面，其后部更偏向于矢状面，前部更偏向于冠状面，因此SAP关节面凹陷，而IAP关节面凸起。熟悉小关节的解剖对于置钉至关重要，尤其是在开放及微创经椎间孔腰椎椎体间融合术（transforaminal lumbar interbody fusion, TLIF）中。

腰椎连接和稳定椎骨的韧带包括：前纵韧带（anterior longitudinal ligaments, ALL）和后纵韧带（posterior longitudinal ligaments, PLL），棘上韧带和棘间韧带，以及黄韧带。前纵韧带纵行位于椎体前缘，为后伸时提供张力。后纵韧带纵行位于椎体后缘，屈曲时提供张力。PLL在椎体后方部分最窄，在椎间隙层面时变宽。黄韧带（即"黄色的韧带"，因其颜色而得名）是一种不连续的韧带，位于椎板间隙处，参与组成椎管的背侧部分。黄韧带起于下位椎板的头侧、背面，止于上位椎板的尾侧、腹面，提供抗屈曲力。黄韧带的外科手术意义较大，因其在脊柱退变时常增生肥厚，导致椎管和侧隐窝狭窄，引起神经压迫，术中切除黄韧带是神经减压的关键点。椎板切除过程中，黄韧带还可以保护硬膜不受损失。因黄韧带不是连续的，椎板上半部分的腹侧与硬膜之间无韧带，此处为通道手术的一个重要解剖标志。外科医生还必须意识到，对于有既往

手术史者，黄韧带可能会有缺损，在翻修手术时需要注意，以避免对硬膜造成损伤。腰椎棘间韧带也是不连续的，在矢状面上位于棘突间隙之间，而棘上韧带为连续的，沿棘突背缘走行，二者都有抗屈曲功能[10]。腰椎手术时，应尽可能保留棘间韧带，以避免不必要的医源性不稳定。

椎间盘负责传递轴向载荷且允许节段间运动。椎间盘由3部分组成：纤维环——由I型胶原、纤维软骨相互交错呈同心层状结构的外环，髓核——由水、II型胶原和蛋白多糖组成，软骨终板——由排列在骨性终板上的透明软骨组成[11, 12]。椎间盘高度由L1-2（8 mm）到L4-5（11 mm）逐渐增大，到L5-S1又有所减小，但椎间盘高度在个体间以及不同载荷状态下差异较大。[13]椎间盘的退变可导致其高度明显下降[14]。椎间盘退变和突出可导致中央管、侧隐窝和椎间孔狭窄，引起症状（如神经源性跛行、放射痛、马尾综合征等）。切除突出的间盘组织是众多外科手术的主要部分。一般情况下，脊柱包含23个椎间盘，分布于从C2-3到L5-S1，椎间隙是椎体间融合的关键部位。因此，椎体间融合时要彻底切除椎间盘，包括软骨终板，以便充分暴露骨性终板并植骨，创造最佳的融合条件。

值得注意的是，骶骨有其特殊之处。因其与腰椎相连，在腰椎融合术中常被固定。骶骨由5个椎节融合而成，呈后凸状态，在矢状面前倾。骶骨头端的椎板相融合，无椎板间隙，骶骨正中崤为棘突融合而成。骶后孔成对位于骶骨后方两侧，骶神经后支由此发出。S1有类似于其他腰椎的上终板及上关节突，通过椎间盘及关节突关节与L5相连。S1的椎体及椎弓根相对扁平，两侧有骶翼。S1椎弓根介于上关节突及S1椎间孔之间[15]，其与腰椎椎弓根不同，S1的更高（21 mm）[16]，无外侧皮质（因其外侧为骶翼），后皮质到前皮质的距离较短。因此，S1椎弓根螺钉较短，轴位骨皮质较少，导致更容易松动或拔出。为弥补上述缺陷，可行穿透S1前缘的双皮质螺钉或指向骶骨岬的三皮质螺钉固定[17]。S1螺钉的另一个不利之处是当长节段固定时，其位于杠杆远端，力臂长，承受应力较大，易松动。此时，应用髂骨钉或额外的骶骨固定可能会有所帮助。

腰椎椎管在轴位上呈三角形，其前缘较平坦，由椎体后壁及后纵韧带组成。椎管后壁由双侧的椎板、小关节以及黄韧带组成，在中线顶点处会合。椎管的横径

大于前后径。腰椎各层面的椎管横径较为一致，而左右径则随着 L1（22 mm）至 L5（26 mm）逐渐增大[1]。椎管内的硬膜外间隙包含脂肪及静脉丛，静脉丛主要分布在腹侧。在暴露椎间盘前，往往需要对静脉丛电凝止血并将神经根和硬膜囊拉向中线。

椎间孔是神经的出口通道，经常是退行性病变产生神经压迫的部位。从矢状面看，椎间孔呈钥匙孔形状，上部较宽，呈圆形，下部分较窄（图 3.3）。上部分前缘为椎体，上缘为同节段的椎弓根。椎间孔下部分的前缘为椎间盘，下缘为下位椎弓根。椎间孔的后缘为关节突关节的腹侧面（主要是上关节突）及其所附着的黄韧带。

腰椎重要的神经结构包括低位脊髓、脊髓圆锥和神经根。正常成年人的脊髓圆锥一般终止于 L1 水平，其范围可以分布于 T12-L2/3[18]，但在病理情况下，圆锥水平会低很多。圆锥以下，神经根向尾侧走行，形成马尾。当到达椎体水平时，相应的神经根从硬膜发出进入侧隐窝，通常神经根的发出部位稍低于椎间盘水平（例如 L3 神经根在 L2-3 椎间盘水平的硬膜发出）。随后神经根从椎弓根下方由内向外出椎管。

标准的开放后路腰椎椎体间融合术（PLIF）或经椎间孔腰椎椎体间融合术（TLIF）为正中皮肤切口，骨膜下剥离显露后方结构（图 3.3 和图 3.4）。与后外侧融合不同，进行椎体间融合时不必显露关节突关节外侧和横突。深层结构（如椎弓根、椎间孔和椎间盘）的位置可依据表层解剖判断出来（图 3.5）。椎弓根的背侧投影位于上关节突（或关节突关节的下半部分），在上关节突与峡部、横突的交界处。椎间盘位于下关节突（或关节突关节的上半部分）和椎板下半部分的深方。椎间孔位于峡部深方，出口根从椎弓根下方、椎间孔的上半部分出椎管。

腰椎椎体间融合术中最重要的解剖标志是硬膜囊外侧缘、出口根、椎间盘（intervertebral disk, IVD）后外侧以及走行根。解剖关系如图 3.6 所示。椎间盘紧邻下位椎弓根（平均距离 3 mm），而和上位椎弓根则距离较远（平均距离 10 mm）[19]。切除间盘和椎间隙融合的通道窗口为梯形，其上界为出口根，内界为硬膜囊外缘和走行根，下界为下位椎弓根的上壁。TLIF 与 PLIF 的主要区别就在于如何建立这一窗口。PLIF 包括椎板切除和关节突内侧部分的切除。残余的下关节突会限制工作通道的外侧，需要向内适当牵拉硬膜囊才能得到满意

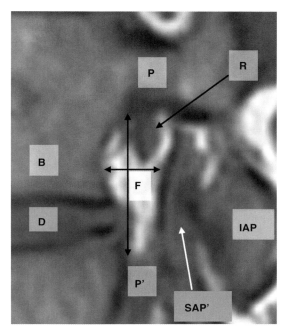

● **图 3.3** 腰椎 MR 矢状位 T2 像，显示神经根（R）在椎间孔（F）的上部。椎间孔上壁是椎弓根（P），前壁是椎体（B）和椎间盘（D），下壁是下位椎弓根（P'），后壁是下位椎体的上关节突（SAP'）。下关节突（IAP）位于上关节突（SAP）的背侧，SAP 与 IAP 共同构成关节突关节

的椎间盘显露，而且可能会限制术者处理椎间隙时的内聚角度。因此双侧椎管减压及双侧内植物放置时往往采取 PLIF。相比之下，TLIF 通过完全切除一侧小关节来建立更宽的窗口，其外侧缘为外下方走行的出口根（图 3.7）。因此，TLIF 在显露椎间盘时对硬膜无牵拉或牵拉较轻。较大的工作通道允许术者在处理椎间隙时内聚更大并能越过中线，进行更彻底的椎间盘切除，同时可在中线放置更符合生物力学的椎体间融合器，且上述操作均可以通过单侧椎间隙入路完成。

另一个与后路椎体间融合相关的重要解剖细节是椎间盘的结构及其与周围组织的关系。生物力学椎体间融合器应尽量放在椎间隙的前部分，因纤维环处的终板强度最大，且这样有利于恢复前凸。同时，应保留前纤维环作为屏障防止植入物突入腹侧，以及防止损伤腹侧重要结构如主动脉、下腔静脉及髂血管等。椎间隙深 36~47 mm，随位置越低，深度略增加[19]。上述数据可以为器械插入椎间隙内最大安全深度提供依据以避免损伤前纤维环；一般来说，3 cm 的深度是安全的。

在一些情况下腰背部的解剖结构会出现异常。例如

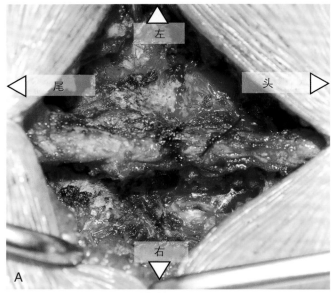

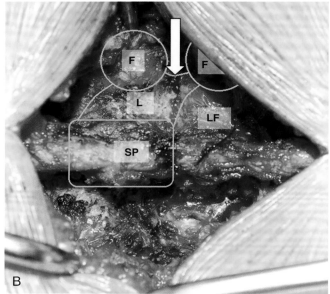

● **图 3.4**　A. 腰椎后正中入路骨膜下剥离椎旁肌后的术中解剖图。图中标注了术野方向（左、右、头、尾）。B. 腰椎后方结构。棘突（SP）位于中线，椎板（L）向下及两侧延伸至峡部（箭）和小关节囊（F）。黄韧带（LF）位于两节椎板之间

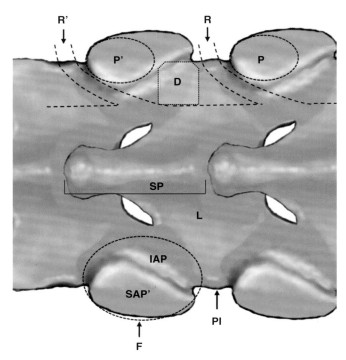

● **图 3.5**　腰椎后方解剖示意图（SP- 棘突，L- 椎板，SAP'- 下位椎体的上关节突，PI- 峡部，IAP- 下关节突），IAP 和 SAP 共同构成关节突关节（F）。指向脊柱左侧的虚线勾勒出了深方结构，包括椎弓根（P）、出口根（R）、椎间盘（D）、相邻节段的椎弓根（P'）以及走行根（R'）

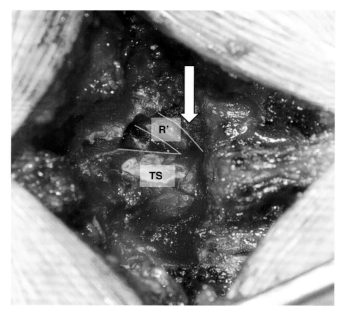

● **图 3.6**　切除下关节突和峡部比单独切除椎板能够更好地显露椎管内侧方结构。可以清楚看到走行根（R'）从硬膜囊（TS）发出，向外下方进入椎间孔。在硬膜囊和神经根的腹侧可见椎间盘（箭）的后外侧

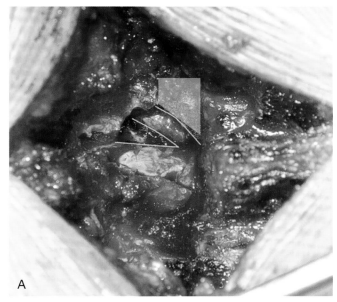

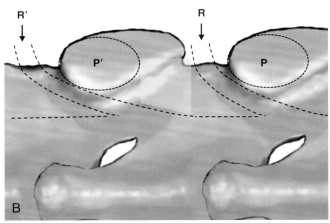

● **图 3.7**　A. TLIF 是通过创建一个梯形的窗口（黄色高亮区域）显露椎间盘。这一区域内界为硬膜囊和走行根，下界是下位椎体的椎弓根，外上界为出口根（图中未显示）。可以通过轻轻向内侧牵拉出口根肩部来扩大这一窗口。B. TLIF 工作窗口（黄色高亮区域）示意图，展示该区域与其他结构的关系。R- 出口根，R'- 走行根，P- 椎弓根，P'- 下位椎弓根。该工作窗口正好位于下关节突深方

小关节增生肥大可造成局部解剖模糊，使椎弓根置钉困难。峡部裂性腰椎滑脱的上关节突 - 峡部 - 下关节突的解剖关系发生了改变，滑脱节段的上关节突位置较正常移向前下方，从背侧看关节突距离变近（图 3.8）。滑脱水平的椎管前后径以及椎间孔变窄。椎间隙高度丢失使椎体间融合的难度增加。有侧弯的患者凹侧椎弓根比凸侧彼此更靠近，且因椎体旋转导致椎弓根在轴位的角度发生改变，这些解剖结构的变异增加了置钉的难度。神经根异常如共根畸形、神经根邻近及硬膜外交通支等[20]，若被术者忽视，会增加神经损伤风险。大约 8% 的患者在胸腰椎交界处出现肋骨异常[21]，如第 12 肋缺失或者腰肋等，因此用肋骨定位节段并不可靠。大约 16% 的人存在腰骶移行椎，也会使得手术节段的定位复杂化[22]。

结论

　　腰椎解剖结构复杂，熟练掌握腰椎背侧解剖以及相关的变异是进行后路椎体间融合术的必要条件。这些知识有助于制订详细的术前计划、充分减压、置入合适的生物力学椎体间融合器、放置内固定、创造良好的融合条件以及避免并发症。

（Alex M. Witek, Adam Khalil, Ajit A. Krishnaney 著
郭新虎 译　王龙杰 审校）

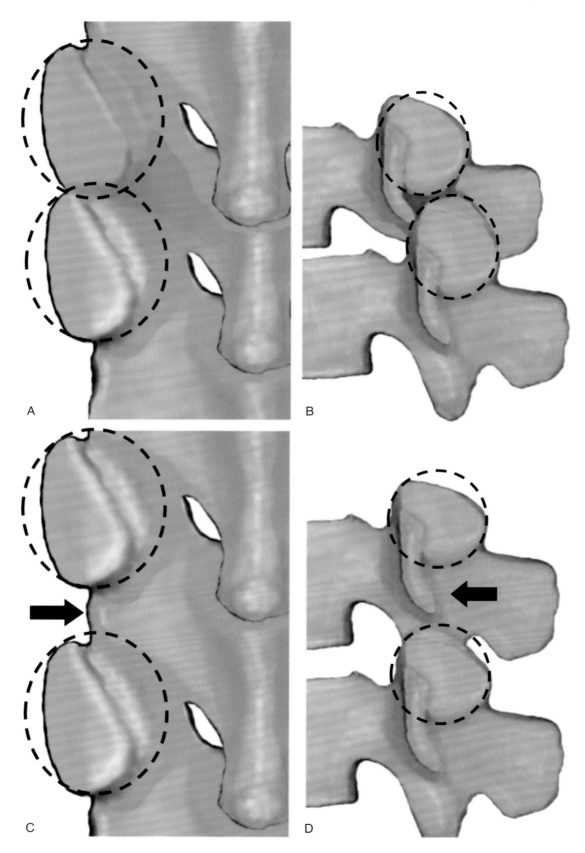

● **图 3.8**   峡部裂性滑脱示意图。后面观（A）和侧面观（B）显示上关节突相对于下关节突向前下移位，以及峡部延长。后面观（C）和侧面观（D）显示了正常的关节突关节和峡部（箭）的位置关系

参考文献

1. Berry JL, Moran JM, Berg WS, et al. A morphometric study of human lumbar and selected thoracic vertebrae. *Spine (Phila Pa 1976)*. 1987;12(4):362–367.
2. Grant JP, Oxland TR, Dvorak MF. Mapping the structural properties of the lumbosacral vertebral endplates. *Spine (Phila Pa 1976)*. 2001;26(8):889–896. https://doi.org/10.1097/00007632-200104150-00012.
3. Zindrick MR, Wiltse LL, Doornik A, et al. Analysis of the morphometric characteristics of the thoracic and lumbar pedicles. *Spine (Phila Pa 1976)*. 1987;12(2):160–166.
4. Taylor JR, Twomey LT. Age changes in lumbar zygapophyseal joints. Observations on structure and function. *Spine (Phila Pa 1976)*. 1986;11(7):739–745. https://doi.org/10.1097/00007632-198609000-00014.
5. White AA, Panjabi MM. The basic kinematics of the human spine. A review of past and current knowledge. *Spine (Phila Pa 1976)*. 1978;3(1):12–20. https://doi.org/10.1097/00007632-197803000-00003.
6. Ahmed AM, Duncan NA, Burke DL. The effect of facet geometry on the axial torque-rotation response of lumbar motion segments. *Spine (Phila Pa 1976)*. 1990;15(5):391–401. https://doi.org/10.1097/00007632-199005000-00010.
7. Panjabi MM, White AA. Basic biomechanics of the spine. *Neurosurgery*. 1980;7(1):76–93. https://doi.org/10.1016/0268-0890(89)90038-8.
8. Van Schaik JP, Verbiest H, Van Schaik FD. The orientation of laminae and facet joints in the lower lumbar spine. *Spine (Phila Pa 1976)*. 1985;10(1):59-63.
9. Benzel EC. Biomechanically relevant anatomy and material properties of the spine and associated elements. In: *Biomechanics of Spine Stabilization*. 2nd ed. New York: Thieme; 2001:1–18.
10. Lollis SS. Applied anatomy of the thoracic and lumbar spine. In: Steinmetz MP, Benzel EC, eds. *Benzel's Spine Surgery: Techniques, Complication Avoidance, and Management*. 4th ed. Philadelphia: Elsevier; 2017:95–113. https://doi.org/10.1016/B978-0-323-40030-5.00009-5.
11. Liu JKC. Intervertebral disc: anatomy, physiology, and aging. In: Steinmetz MP, Benzel EC, eds. *Benzel's Spine Surgery: Techniques, Complication Avoidance, and Management*. 4th ed. Philadelphia: Elsevier; 2017:119–123. https://doi.org/10.1016/B978-0-323-40030-5.00011-3.
12. Buckwalter JA. Aging and degeneration of the human intervertebral disc. *Spine (Phila Pa 1976)*. 1995;20(11):1307–1314.
13. Koeller W, Meier W, Hartmann F. Biomechanical properties of human intervertebral discs subjected to axial dynamic compression. A comparison of lumbar and thoracic discs. *Spine (Phila Pa 1976)*. 1984;9(7):725–733.
14. Yu S, Haughton VM, Sether LA, et al. Criteria for classifying normal and degenerated lumbar intervertebral disks. *Radiology*. 1989;170(2):523–526. https://doi.org/10.1148/radiology.170.2.2911680.
15. Finnan R, Archdeacon M. Applied anatomy of the sacral spine. In: Steinmetz MP, Benzel EC, eds. *Benzel's Spine Surgery: Techniques, Complication Avoidance, and Management*. 4th ed. Philadelphia: Elsevier; 2017:114–118. https://doi.org/10.1016/B978-0-323-40030-5.00010-1.
16. Başaloğlu H, Turgut M, Taşer FA, et al. Morphometry of the sacrum for clinical use. *Surg Radiol Anat*. 2005;27(6):467–471. https://doi.org/10.1007/s00276-005-0036-1.
17. Lehman RA, Kuklo TR, Belmont PJ, et al. Advantage of pedicle screw fixation directed into the apex of the sacral promontory over bicortical fixation: a biomechanical analysis. *Spine (Phila Pa 1976)*. 2002;27(8):806–811. https://doi.org/10.1097/00007632-200204150-00006.
18. Wilson DA, Prince JR. John Caffey award. MR imaging determination of the location of the normal conus medullaris throughout childhood. *AJR Am J Roentgenol*. 1989;152(5):1029–1032. https://doi.org/10.2214/ajr.152.5.1029.
19. Arslan M, Cömert A, Açar Hİ, et al. Neurovascular structures adjacent to the lumbar intervertebral discs: an anatomical study of their morphometry and relationships. *J Neurosurg Spine*. 2011;14(5):630–638. https://doi.org/10.3171/2010.11.SPINE09149.
20. Kadish LJ, Simmons EH. Anomalies of the lumbosacral nerve roots. An anatomical investigation and myelographic study. *J Bone Joint Surg Br*. 1984;66(3):411–416.
21. Merks JHM, Smets AM, Van Rijn RR, et al. Prevalence of rib anomalies in normal Caucasian children and childhood cancer patients. *Eur J Med Genet*. 2005;48(2):113–129. https://doi.org/10.1016/j.ejmg.2005.01.029.
22. Tang M, Yang X, Yang S, et al. Lumbosacral transitional vertebra in a population-based study of 5860 individuals: prevalence and relationship to low back pain. *Eur J Radiol*. 2014;83(9):1679–1682. https://doi.org/10.1016/j.ejrad.2014.05.036.

第 4 章　腰椎侧入路及前入路相关解剖

引言

腰椎前入路及侧入路手术越来越多，其适应证也变得越来越广泛。为了避免相关并发症及最大化手术疗效，术者必须充分了解这些入路的相关解剖。本章涉及与前入路和侧入路最相关的骨、血管及神经的解剖。

骨和韧带的解剖

腰椎包括 5 节肾形的椎体，上面是胸椎，下面是骶骨（图 4.1）。这 5 节椎体通常有 20°~45° 的前凸[1]。每个椎体都有中央凹陷，周围环绕骨性隆起。椎间盘位于相邻椎体之间的凹陷内。椎弓根、椎板和棘突作为边界构成椎管的后部。相邻椎体的上、下关节突构成关节突关节。在前入路和侧入路术中，这些后方结构是看不到的（图 4.2）。

前入路可以直视腰椎前方结构，通常可直接显露 L4-5 和 L5-S1 椎间隙。侧入路通常利用通道和牵开器，可通过透视确定具体节段。直视下操作和神经监测是成功的关键。侧入路并不能显露所有腰椎节段（例如 L5-S1）。术前通过侧位 X 线片仔细评估髂骨相对于椎体的位置，有助于确定最低可及的椎间隙。尽管经过适当调整后通过侧入路可显露高位腰椎椎间隙，但仍可能会受到肋骨或膈肌的限制。

腰椎前入路和侧入路最常见的韧带结构是前纵韧带和后纵韧带。前纵韧带纵贯整个脊柱，从上向下逐渐变宽。在前入路手术中，需要将这一多层结构的韧带切开才能显露椎间隙。在侧入路手术中，前纵韧带能够为其前方看不见的大血管结构提供保护。这一韧带还能作为前方张力带防止过度伸展。然而，在脊柱矫形手术中，松解前纵韧带能够更好地矫正矢状位畸形[2]。尽管后纵韧带在维持脊柱的稳定性方面不如前纵韧带重要，但它可以防止髓核脱出至椎管内。在侧入路和前入路手术中，后纵韧带均不会被切断，为椎间隙和椎管提供屏障。在侧入路手术中，常规松解对侧韧带，尤其是在左侧入路时要小心避免椎体间内植物损伤对侧血管。在畸形尤其是伴有明显椎体旋转的患者中，这一风险会增加，因血管位置可能会不正常[3]。

腰椎肌肉的解剖

前入路不会损伤椎旁肌。相反，其损伤的是腹壁肌肉。这些腹壁肌肉和筋膜的闭合是预防真性腹壁疝的关键，需要与神经损伤（如肋下神经）导致的腹壁无力继发的假性腹壁疝相鉴别。侧入路也不损伤椎旁肌，但会涉及腰大肌。腰大肌起自 L1-5 的椎体侧方和横突，与髂肌一起从腹股沟韧带后下方穿过，止于股骨（图 4.3）。

血管解剖

腹膜后大血管

在椎体前方、腹膜后间隙内，有主动脉及其分支和下腔静脉（inferior vena cava, IVC）。这些大血管与腰椎紧密的解剖关系，使得前入路和侧入路手术比后路手术风险增加。已有大量尸体和放射学研究充分阐述上述解剖关系，并尝试确定一个安全的工作通道，这些血管一旦损伤，可能会导致严重并发症甚至死亡[4]。

真正的腰椎前方腹膜后入路通常是通过旁正中或低位腹部切口实现的。

显露 L5-S1 椎间隙通常需要结扎骶正中静脉，在髂总静脉和动脉之间进行操作。显露 L4-5 椎间隙时左侧入路是首选，因可以向中线牵拉主动脉以暴露椎间盘正中部分。

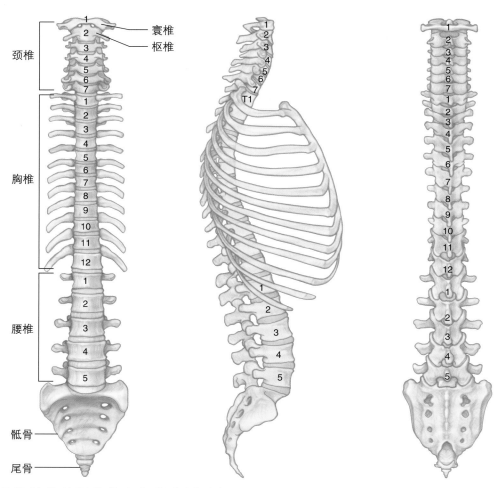

● **图 4.1**　脊柱骨性结构的冠状位和矢状位图示（From Benzel E. *Spine Surgery: Techniques, Complication Avoidance, & Management*, 3rd ed. Philadelphia: Elsevier Saunders; 2012: Figure 32-1.）

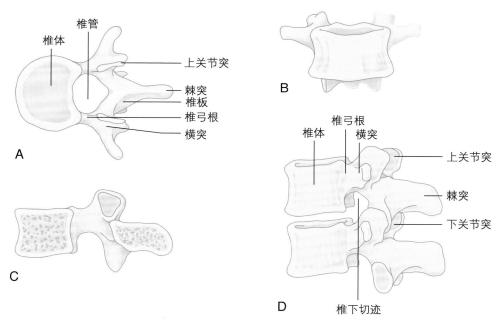

● **图 4.2**　腰椎的上面观（A）、正面观（B）、正中矢状面观（C）和侧面观（D）（From Benzel E. *Spine Surgery: Techniques, Complication Avoidance, & Management*, 3rd ed. Philadelphia: Elsevier Saunders; 2012: Figure 36-2.）

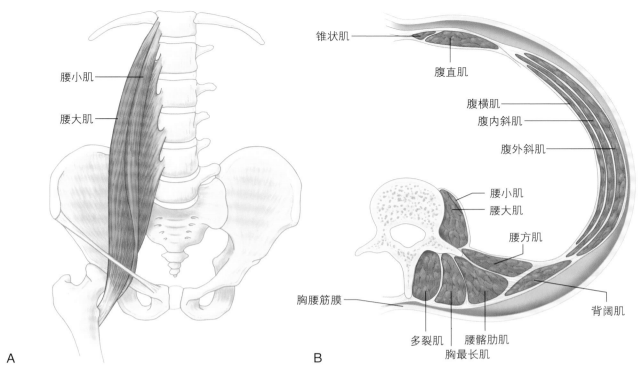

腰小肌
腰大肌

锥状肌
腹直肌
腹横肌
腹内斜肌
腹外斜肌
腹小肌
腰大肌
腰方肌
胸腰筋膜
背阔肌
多裂肌　腰髂肋肌
胸最长肌

A　　　　　　　　　　B

● **图 4.3**　侧入路和前入路的相关肌肉解剖。(A) 腰肌起自腰椎，经过腹股沟韧带深方，止于股骨。(B) 腰椎横截面图，示竖脊肌和腰肌关系 (From Benzel E. *Spine Surgery: Techniques, Complication Avoidance, & Management*, 3rd ed. Philadelphia: Elsevier Saunders; 2012: Figures 36-6 and 36-7b.)

主动脉沿脊柱腹侧走行，距离椎间盘中心仅 2.1 cm[5]，头侧从第 4 胸椎开始，向下延伸至第 4 腰椎，之后分为两条髂总动脉。髂总静脉在第 5 腰椎前方汇合成下腔静脉。下腔静脉位于腰椎右前方并与主动脉走行一致，其与椎间盘中心的平均距离为 1.4 cm[5]。从 L1 到 L5，下腔静脉逐渐移向后外。髂腰静脉走行于腰大肌表面，在 L5 椎体水平汇入髂静脉。在需要显露 L4-5 间隙时，这一血管通常需要结扎（图 4.4）。

对 48 例患者的磁共振图像中下腔静脉的位置分析表明，右侧入路显露 L4-5 间盘时，70% 的情况下会使风险增加[6]。此外，右髂总静脉可覆盖椎间隙的前外角，使得无法从此处安全处理椎间隙[5]。在腰椎前路椎体间融合术中，血管并发症风险最高的是 L4-5 椎间隙，报道其血管损伤率为 2%～15%。在 L4-5 水平，需要牵拉左髂动脉才能获得足够的操作空间，在此水平需要牵拉相对脆弱的髂静脉时，也面临风险[4]。左髂静脉和髂腔静脉结合部紧邻 L5-S1 椎间隙中心的近端，所以在此阶段的前路手术中存在发生损伤的风险[7]。图 4.5 展示了主动脉和下腔静脉相对位置的解剖变异。主动脉常位于下腔静脉的腹侧，稍向左。鉴于主动脉和下腔静脉相对位置和分叉位置的变异，许多学者建议术前行充分的影像学检查以了解每位患者的血管解剖。

脊柱的动脉血供

腰动脉是主动脉的直接分支，平均直径约 4 mm，在上终板的尾侧绕过椎体（图 4.6）[5]。这些血管在椎体中部水平发出，从交感神经链深方穿过，进入腹壁肌肉后，相互之间以及与肋间后动脉、肋下动脉、髂腰动脉、旋髂深动脉和腹壁下动脉相互吻合。脊支在背根神经节附近穿过硬膜，随后其分支依据其终止部位而命名：根动脉——沿神经根走行，根软膜动脉——与软脊膜的血管相吻合，根髓动脉——与脊髓前动脉吻合。Adamkiewicz 动脉（大根动脉）是最大的根髓动脉，可起源于从第 9 肋间动脉到第 2 腰动脉之间，最常见于左侧。尸体研究显示，腰动脉较为恒定，尽管其可能存在数量的变异（2～4）[8]。即使是这些小血管的损伤也可能导致并发症。Santillan 等[9] 曾报道 L2-3 极外侧椎体间融合术后 L2 节段动脉损伤，他们认为可能是由扩

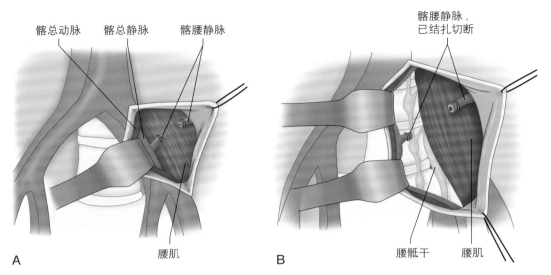

● **图 4.4**　A. 前入路手术可见到位于腰肌表面的髂腰静脉。B. 将髂腰静脉结扎后可更清楚地显露椎间盘（From Benzel E. *Spine Surgery: Techniques, Complication Avoidance, & Management*. 3rd ed. Philadelphia: Elsevier Saunders; 2012; Figure 55-3. ）

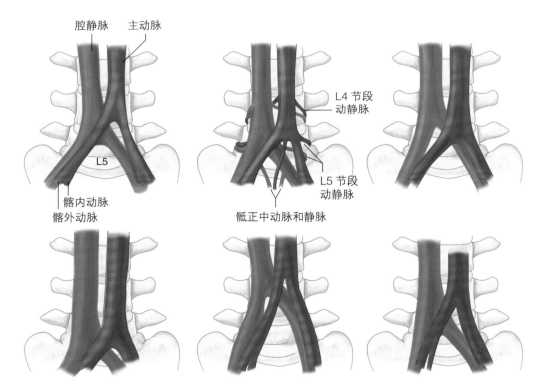

● **图 4.5**　腰椎前方主动脉、下腔静脉及其分支的解剖位置变异（From Benzel E. *Spine Surgery: Techniques, Complication Avoidance, &Management*, ed 3, Philadelphia: Elsevier Saunders; 2012; Figure 36-12. ）

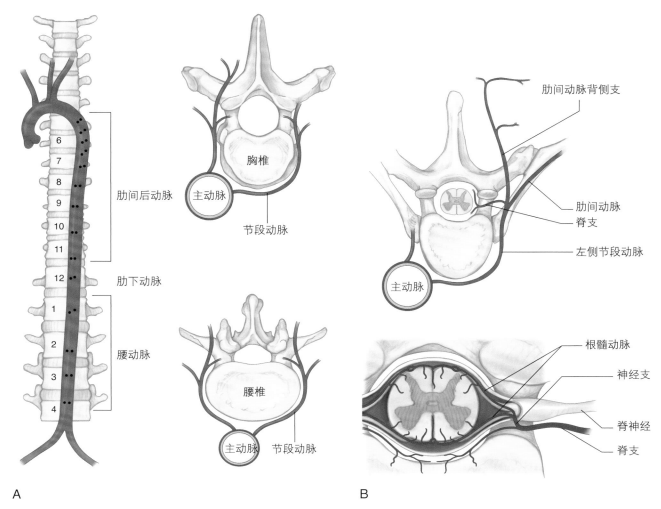

A

B

● **图 4.6**　A. 脊柱的动脉血供。主动脉上端位于脊柱左前外侧，向下走行过程中逐渐移向中线。B. 节段动脉绕过椎体，在神经根处进入硬膜（From Benzel E. *Spine Surgery: Techniques, Complication Avoidance, & Management*. 3rd ed. Philadelphia: Elsevier Saunders; 2012; Figure 32-24.）

张器的叶片损伤。上述损伤发生于术后 48 小时，患者出现血流动力学不稳定，CT 检查提示较大的左侧腹膜后血肿。随后对患者成功实施左侧 L2 节段动脉假性动脉瘤的血管内栓塞[9]。

脊柱的静脉

　　脊柱的静脉是一个无瓣膜的静脉丛系统（图 4.7），分布于椎体外部和硬膜外，以及腹侧和背侧。硬膜内静脉引流至根髓静脉，随后汇合至脊髓前、后静脉。静脉系统大致与动脉系统并行。腰静脉与腰动脉伴行，但其走行和数量变异较大。尸体研究发现腰静脉左侧较右侧多见[8]。

泌尿系统

　　肾和输尿管位于腹膜后间隙，靠近脊柱，在前入路和侧入路手术中有损伤风险。左肾较右肾位置较高，其上极在 T11-12 水平，下极在 L2-3 水平。右肾上极一般在 T12-L1 水平，下极在 L3-4 水平[10]。输尿管从肾盂发出后，向后外侧沿腰大肌表面走行。右输尿管沿下腔静脉右侧走行，跨过髂外动脉，进入盆腔。左输尿管跨过髂总动脉进入盆腔[11]。仔细辨别输尿管有助于防止分离或者牵拉过程中造成的损伤。

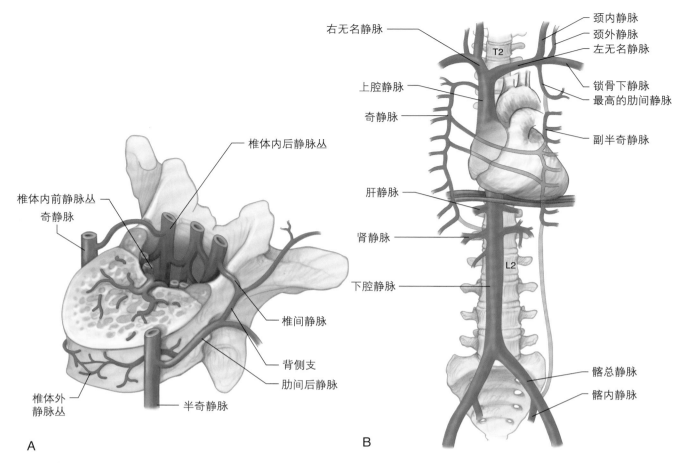

右无名静脉

颈内静脉
颈外静脉
左无名静脉
锁骨下静脉
最高的肋间静脉
副半奇静脉

上腔静脉

奇静脉

肝静脉

肾静脉

下腔静脉

髂总静脉
髂内静脉

椎体内后静脉丛

椎体内前静脉丛
奇静脉

椎间静脉

背侧支

肋间后静脉

椎体外
静脉丛

半奇静脉

A

B

● **图 4.7**   脊柱的静脉系统。A. 椎体内和椎体外静脉丛。B. 下腔静脉沿脊柱右前外侧走行（From *Spine Surgery: Techniques, Complication Avoidance, & Management*, 3rd ed. Philadelphia: Elsevier Saunders; 2012; Figure 32-27.）

神经解剖

一般成年人的脊髓终止于 L1 水平，变为圆锥及马尾神经。当背根和腹根从脊髓发出后，在根袖处汇合成脊神经，随后从同节段椎弓根下方出椎管（图 4.8）。腰神经在腰大肌内形成腰丛，支配腹部和腿部近端的感觉和运动功能（图 4.9）。髂腹股沟神经和髂腹下神经起源于 L1 神经，向前外侧进入腹部。生殖股神经（源自 L1 和 L2 神经）从腰大肌腹侧穿出，随后在髂动脉外侧分为股支和生殖支。股外侧皮神经起源于 L1 和 L2 根。腰丛最大的分支是起源于 L2、L3 和 L4 的闭孔神经和股神经，支配下肢近端的运动功能。L4 与 L5 形成腰骶干并与 S1 神经合并。闭孔神经位于腰肌内侧，在外侧经腰肌入路手术中不存在损伤风险，但股神经存在损伤风险，尤其是在 L4-5 水平。

确立安全通道

随着微创手术的普及，局部解剖的可视化受到限制，许多学者试图确立一个安全通道以尽量减少相关并发症。脊神经离开椎间孔后沿椎体侧方走行，在腰肌内形成腰丛。微创腰椎侧入路手术需要用扩张器和牵开器穿过同侧腰肌，由于神经和神经丛位置的特殊性，使得该入路具有一定风险。已有一些尸体研究和影像学研究尝试为此入路建立一个安全通道。当在尸体上模拟此入路时，有约 25% 的病例存在腰神经根或生殖股神经的穿刺损伤。所有病例中，腰神经根均会受到牵开器扩张导致的牵拉[12]。有学者将腰肌分为三部分，交感神经链位于前 1/3，生殖股神经位于中 1/3，腰神经根的穿支在三部分均有分布。

另有研究将椎体分为 6 个区域：A 区为椎体最前

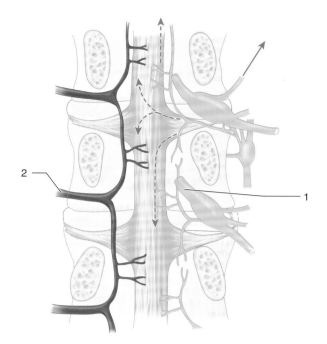

● **图 4.8**　血管及神经解剖图（后面观）。神经根（1）从同一节段的椎弓根下方发出。脊支血管（2）从椎弓根下方、紧邻神经根进入椎管（From *Benzel E. Spine Surgery: Techniques, Complication Avoidance, & Management*, 3rd ed. Philadelphia: Elsevier Saunders; 2012; Figure 32-20. ）

缘，中间 1~4 区，以及 P 区，为椎体后缘[13]。上腰椎比 L4-5 的安全区域更大，后者右侧入路时只有前 1/4 区域（1 区）是安全的，左侧入路时 2 区和 3 区是安全通道[6, 13]。

影像学和尸体研究加深了我们对腰椎及其周围结构的正常解剖和变异的认知。一项尸体研究测量腰丛到终板后缘距离与终板长度的比值。研究证明腰丛从 L1-2（比值 =0）至 L4-5（比值 =0.28）逐渐移向腹侧。L2-3 和 L3-4 水平的安全工作区域位于椎间盘的前 3/4，但随着腰丛移向腹侧，在 L4-5 水平，安全工作区域为椎间盘的前 2/3，神经根在这一层面的损伤风险也较高[14]。另一项关于神经解剖的研究提示在 L1-2、L2-3 和 L3-4 水平，3 区为安全区。然而在 L4-5 水平，安全区位于 2 区与 3 区交界处，也就是椎体的中点处[15]。在另一项尸体研究中，作者将使用扩张器和牵开器的安全半径定为 8 mm。在 L4-5 以上的间隙，神经根和神经干与椎间隙中点的距离大于 8 mm。然而，在 L4-5 间隙，25% 的病例中，这一距离小于 8 mm[16]。关于前方大血管和后外侧神经结构的影像学研究也证实了上述发现。有学

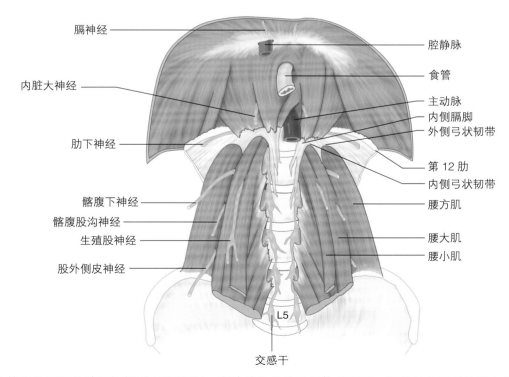

● **图 4.9**　去除血管后的腰椎的神经解剖图（正面观）。交感神经链位于椎体前表面。腰丛的各神经从腰大肌表面发出（From *Benzel E. Spine Surgery: Techniques, Complication Avoidance, & Management*, 3rd ed. Philadelphia: Elsevier Saunders; 2012; Figure 36-11 ）

者报道，椎体的安全区域占比从 L1-2 水平的 48% 逐渐下降至 L4-5 水平的 13%[17]。安全区域的减小是由血管结构的后移以及神经丛相对于椎体的前移共同导致的。

除了尸体和影像学研究，临床数据也证实了上述风险。在一项单中心研究中，侧入路 L4-5 手术的股神经损伤率为 4.8%，而侧入路总体的股神经损伤率却仅为 1.7%[18]。这一研究证实了临床实践中 L4-5 手术风险增加，与文献描述相符。该研究还报道了 5 例患者因腰肌中运动神经位置靠前，限制了椎间隙的显露，最终未能完成侧入路椎体间融合（L3-4 成功率 98%，L4-5 成功率 92%）[18]。术前充分的影像分析、了解腰椎及其周围解剖和常见变异是避免神经血管并发症的关键。

腹下神经丛

逆行射精是前路椎体间融合术常被提及的并发症之一，上腹下神经丛的损伤可导致。此神经丛位于主动脉及其分叉的腹侧，分布于 L4-S1 水平，但个体间存在一定差异（图 4.10）。其接收来自腰骶自主神经的交感和副交感神经纤维[19]。在男性，上腹下神经丛支配膀胱、输精管和精囊，受损伤后可导致膀胱颈闭合困难，导致逆行射精。避免电凝、钝性分离以及小心牵拉可减小该神经丛损伤的概率。

结论

现代技术使得医生能从各个角度的入路完成腰椎手术，且能够依据患者具体病理和需要做出调整。在做手术计划时，要考虑到每种入路的特殊风险，并将风险降到最低。在侧方经腰肌入路手术中，要意识到安全通道由头侧至尾侧逐渐变窄，以避免神经和血管并发症。其原因是神经结构随椎体逐渐前移而血管位于椎体腹侧。L4-5 节段风险最高，但是在有充分临床经验和解剖知识的情况下仍可成功完成手术。

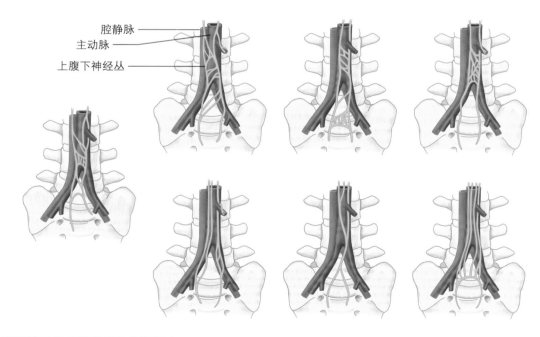

腔静脉
主动脉
上腹下神经丛

● **图 4.10**　上腹下神经丛及其变异的解剖图（From Benzel E. *Spine Surgery: Techniques, Complication Avoidance, & Management*, 3rd ed., Philadelphia: Elsevier Saunders; 2012; Figure 36-9.）

（Angela M. Richardon, Glen Manzano, Allan D. Levi 著
郭新虎 译　王龙杰 审校）

参考文献

1. Lin RM, Jou IM, Yu CY. Lumbar lordosis: normal adults. *J Formos Med Assoc.* 1992;91(3):329–333.
2. Deukmedjian AR, Dakwar E, Ahmadian A, et al. Early outcomes of minimally invasive anterior longitudinal ligament release for correction of sagittal imbalance in patients with adult spinal deformity. *ScientificWorldJournal.* 2012;2012:789698. https://doi.org/10.1100/2012/789698.
3. Regev GJ, Haloman S, Chen L, et al. Incidence and prevention of intervertebral cage overhang with minimally invasive lateral approach fusions. *Spine (Phila Pa 1976).* 2010;35(14):1406–1411. https://doi.org/10.1097/BRS.0b013e3181c20fb5.
4. Assina R, Majmundar NJ, Herschman Y, et al. First report of major vascular injury due to lateral transpsoas approach leading to fatality. *J Neurosurg Spine.* 2014;21(5):794–798. https://doi.org/10.3171/2014.7.SPINE131146.
5. Alkadhim M, Zoccali C, Abbasifard S, et al. The surgical vascular anatomy of the minimally invasive lateral lumbar interbody approach: a cadaveric and radiographic analysis. *Eur Spine J.* 2015;24(suppl 7):906–911. https://doi.org/10.1007/s00586-015-4267-5.
6. Hu WK, He SS, Zhang SC, et al. An MRI study of psoas major and abdominal large vessels with respect to the X/DLIF approach. *Eur Spine J.* 2011;20(4):557–562. https://doi.org/10.1007/s00586-010-1609-1.
7. Capellades J, Pellise F, Rovira A, et al. Magnetic resonance anatomic study of iliocava junction and left iliac vein positions related to L5-S1 disc. *Spine (Phila Pa 1976).* 2000;25(13):1695–1700.
8. Baniel J, Foster RS, Donohue JP. Surgical anatomy of the lumbar vessels: implications for retroperitoneal surgery. *J Urol.* 1995;153(5):1422–1425.
9. Santillan A, Patsalides A, Gobin YP. Endovascular embolization of iatrogenic lumbar artery pseudoaneurysm following extreme lateral interbody fusion (XLIF). *Vasc Endovascular Surg.* 2010;44(7):601–603. https://doi.org/10.1177/1538574410374655.
10. Currarino G, Winchester P. Position of the kidneys relative to the spine, with emphasis on children. *Am J Roentgenol Radium Ther Nucl Med.* 1965;95(2):409–412.
11. Chan JK, Morrow J, Manetta A. Prevention of ureteral injuries in gynecologic surgery. *Am J Obstet Gynecol.* 2003;188(5):1273–1277. PubMed PMID: 12748497.
12. Banagan K, Gelb D, Poelstra K, Ludwig S. Anatomic mapping of lumbar nerve roots during a direct lateral transpsoas approach to the spine: a cadaveric study. *Spine (Phila Pa 1976).* 2011;36(11):E687–E691. https://doi.org/10.1097/BRS.0b013e3181ec5911. PubMed PMID: 21217450.
13. Moro T, Kikuchi S, Konno S, et al. An anatomic study of the lumbar plexus with respect to retroperitoneal endoscopic surgery. *Spine (Phila Pa 1976).* 2003;28(5):423–428; discussion 7–8. https://doi.org/10.1097/01.BRS.0000049226.87064.3B.
14. Benglis DM, Vanni S, Levi AD. An anatomical study of the lumbosacral plexus as related to the minimally invasive transpsoas approach to the lumbar spine. *J Neurosurg Spine.* 2009;10(2):139–144. https://doi.org/10.3171/2008.10.SPI08479.
15. Uribe JS, Arredondo N, Dakwar E, et al. Defining the safe working zones using the minimally invasive lateral retroperitoneal transpsoas approach: an anatomical study. *J Neurosurg Spine.* 2010;13(2):260–266. https://doi.org/10.3171/2010.3.SPINE09766.
16. Park DK, Lee MJ, Lin EL, et al. The relationship of intrapsoas nerves during a transpsoas approach to the lumbar spine: anatomic study. *J Spinal Disord Tech.* 2010;23(4):223–228. https://doi.org/10.1097/BSD.0b013e3181a9d540.
17. Regev GJ, Chen L, Dhawan M, et al. Morphometric analysis of the ventral nerve roots and retroperitoneal vessels with respect to the minimally invasive lateral approach in normal and deformed spines. *Spine (Phila Pa 1976).* 2009;34(12):1330–1335. https://doi.org/10.1097/BRS.0b013e3181a029e1.
18. Cahill KS, Martinez JL, Wang MY, et al. Motor nerve injuries following the minimally invasive lateral transpsoas approach. *J Neurosurg Spine.* 2012;17(3):227–231. https://doi.org/10.3171/2012.5.SPINE1288.
19. Lu S, Xu YQ, Chang S, et al. Clinical anatomy study of autonomic nerve with respective to the anterior approach lumbar surgery. *Surg Radiol Anat.* 2009;31(6):425–430. https://doi.org/10.1007/s00276-009-0461-7.
20. Johnson RM, McGuire EJ. Urogenital complications of anterior approaches to the lumbar spine. *Clin Orthop Relat Res.* 1981;154:114–118.

第5章　腰椎椎体间融合的术中导航技术

引言

近年来，脊柱微创手术因可减少患者并发症、缩短住院时间、降低手术费用等受到广泛欢迎。尽管微创椎体间融合术（minimally invasive lumbar interbody fusion, MIS-LIF）的短期临床效果提升明显，但在远期疗效方面与开放手术相比几乎没有改善[1]。

在 MIS-LIF 开展的初期，往往需要较多透视以保证经皮置钉和植入椎体间融合器的准确性。而过多暴露在放射线中会给术者带来伤害[2, 3]。因此，最近导航技术的应用越来越多，即通过术中获取图像，然后再进行图像配准来实现[4]。这一技术在保证准确性的同时大大降低了辐射暴露。

本章介绍了各种提高椎体间融合器和螺钉放置准确性的影像学技术。

透视

在计算机辅助图像处理和配准的到来之前，术中透视是用来保证椎体间融合器（Cage）植入准确性的重要手段。即通过 C 臂机连续拍摄正位和侧位片，以保证 Cage 位于椎间隙的对角线位置。而当遇到畸形或者多节段退变的患者时，为保证透视的准确性，往往需要倾斜手术床，这也会导致大量的辐射暴露。相比于开放手术，微创手术下准确放置椎体间融合器和椎弓根螺钉具有一定挑战性。

尽管单次手术接受到的辐射剂量较小，但大量的手术积累可能会使医生受到过度辐射，已有不少研究旨在量化外科医生在 MIS-LIF 术中接受的辐射剂量。Taher 等[5]报道 18 例侧入路腰椎椎体间融合术（lateral lumbar interbody fusion, LLIF）病例，平均融合节段为 2.4 节，包括术前定位在内的平均透视时间是 88.7 秒。值得注意的是，医生未受铅衣保护的部分受辐射剂量明显高于受保护部分[5]。Bindal 等[3]报道微创经椎间孔椎体间融合术（minimally invasive transforaminal interbody fusion, MIS-TLIF）的平均透视时间为 101 秒，后来 Funao 等通过使用一次性透视技术，使得辐射暴露时间明显减少[2]。同时，还有其他类似的低剂量透视的方法被用于 MIS-TLIF 以减少辐射暴露[6]。

尽管许多学者认为辐射暴露对于初学者以及长期依赖透视者有很大影响，但其具体影响程度尚不清楚。基于此，Taher 等计算出，理论上每年可以进行 2700 次 LLIF 手术，而不会超过"安全"辐射暴露的标准[5]。尽管如此，如何减少医生的辐射暴露依然是研究热点之一。

立体定向导航

为减少辐射暴露以及提高椎弓根螺钉和 Cage 准确性，近期有技术是在手术时先采集影像进行融合配准，然后利用导航指导后续操作。在图像采集时不需要工作人员离机器很近，因此理论上这一技术可以减少医务人员的辐射暴露。随着导航的应用，医生术中的视野以及操作的准确性也得到了提高。

用于采集参考图像的方式包括术中 C 臂透视和 CT 扫描，CT 扫描可通过 O 形臂或者术中 CT 机来完成（图 5.1）[7]。进行 MIS-LIF 手术时，在完成体位摆放和铺单后再进行图像配准可以减少由于体位变化而导致的导航误差。使用术中导航的缺点之一是相对费时，但因其节约了透视时间，因此尚可接受。

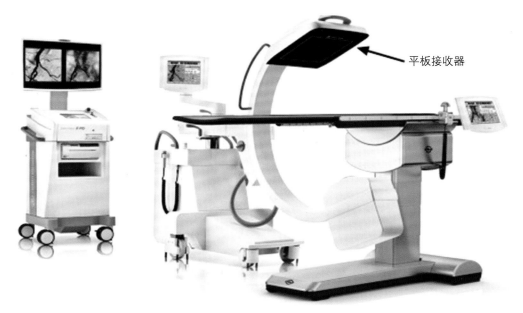

平板接收器

● **图 5.1**　便携式扇束 CT 机 (Courtesy of Ziehm Imaging GmbH, Nuremberg, Germany; with permission.)

现代 3D 图像采集系统

导航下处理椎间隙和椎弓根置钉时需要使用术中动态参考器进行图像配准，以实现有效的器械三维测量。一般情况下，在依据入路摆放完体位（例如后入路椎体间融合采用俯卧位、侧入路椎体间融合采用侧卧位并屈髋屈膝）和消毒铺单后再进行导航定位操作。值得注意的是，消毒铺单范围需要包括动态参考器及其固定位点，例如后入路时包括邻近的棘突、髂嵴和皮肤，侧入路时包括髂前上棘和髂后上棘。

关于后路微创椎体间融合术的动态参考器的骨性放置位置的研究已有不少，包括尾侧的髂嵴[8, 9]以及头侧的棘突[1, 10]等。Cho 等[4]研究了皮肤固定的动态参考器的使用，以避免传统骨性固定的明显缺点。例如，如果参考器固定在手术部位的棘突上或者髂后上棘，很有可能会干扰术野及产生金属伪影。尽管大多数参考器都是钛合金材料，但仍常有伪影。然而，如果将参考器放置在单独的棘突上，则另需单独的切口。Cho 等[4]发现，在小切口 TLIF 术中，将动态参考器附着于骶骨裂孔处的皮肤上的导航精度尚可接受。尽管这一做法存在动态参考器与手术部位可能距离较远以及稳定性较骨性固定较差等缺陷，但其发现仍有意义。

椎体间 Cage 置入

有学者研究了应用计算机辅助导航下的 Cage 置入。例如，Drazin 等[11]将 O 形臂接入到 Stealth-Station TREON 系统（Medtronic Sofamor Danek）。他们将动态参考器固定到髂后上棘。术中使用 O 形臂，可以在图像配准前完成消毒铺单和体位摆放，从而减少体位变动产生的误差（图 5.2）。Park 等[12]报道了在 LLIF 术中应用类似的技术，也使用了 O 形臂和类似的追踪系统，但他们的牵开器定位和参考器的放置略有不同。尽管可能会轻微增加股外侧皮神经损伤的风险，Park 仍主张使用髂前上棘放置参考器。在他的 8 例患者中，作者未观察到任何神经损伤。此外，术后影像学检查显示所有的 Cage 都被放置在椎间盘前 3/4 的位置内，这也表明了导航的精确性可以接受[12]。

在一项尸体研究中，作者比较了常规透视下和使用导航放置 Cage，也证实了类似的准确性[13]。作者还注意到，距离髂前上棘动态参照器最远的 L1-2 节段的准确性最低。除了定位的准确性，研究还统计了成功放置 Cage 所需要的时间。尽管在导航的准备阶段耗时较多，但后续步骤所用时间缩短，因此总的手术时间基本与非导航手术相当[13]。

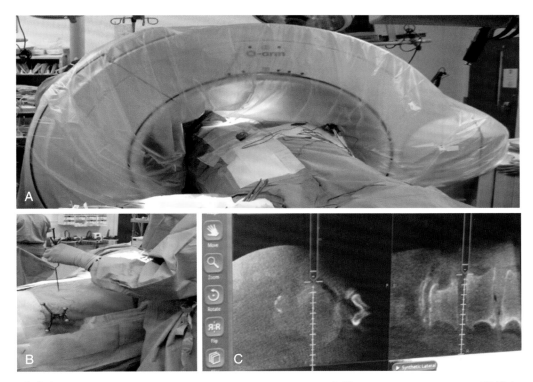

● **图 5.2**　术中 O 形臂（ Medtronic Sofamor Danek, Inc., Memphis, TN, USA ）及 Stealth Station TREON 系统（ Medtronic Sofamor Danek)(A, B, Images provided by Medtronic. ）

椎弓根置钉

在开发的初期，由于图像质量较差和计算软件不完善，导航下置钉受到严重限制。然而，多年来，在开放手术中应用导航置钉已得到广泛研究。研究普遍证明导航的精确性高于普通透视、常规 CT 扫描以及 O 形臂扫描（图 5.3 ）[14]。除此之外，Kosmopoulos 和 Schizas 搜集了 130 项研究超过 35 000 枚螺钉的数据，结果显示导航的中位置钉准确率为 95.2%，而非导航的为 90.3%，这一结论也得到了其他综述的支持 [16-18]。这些研究大部分是可以徒手置钉的非微创手术，而许多微创椎体间融合手术应用经皮置钉。

经皮椎弓根置钉是微创椎体间融合术的一个重要辅助手段，因为它无需像开放手术那样广泛剥离椎旁肌就能实现后路稳定。这样可以显著减少术后伤口疼痛，降低与广泛剥离肌肉相关的并发症。因为不能直视下操作，经皮置钉可能会损伤小关节，是其缺点之一 [4]。此外还可能会增加症状性的相邻节段退变风险及进一步翻修的风险。还包括导丝穿透椎体前缘的风险，尤其是在严重骨质疏松患者中，可能会增加肠道或大血管损伤的风险。

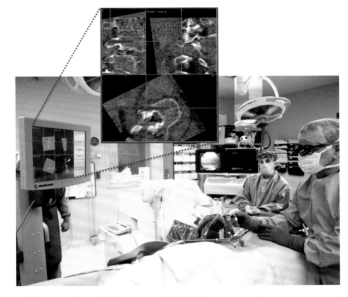

● **图 5.3**　术中应用 3D-CT 引导系统 (Adapted from Bourgeois AC, Faulkner AR, Pasciak AS, Bradley YC. The evolution of image-guided lumbosacral spine surgery. *Annals of Translational Medicine*. 2015; 3(5): 69.)

为解决上述问题，导航技术逐渐被应用于腰椎微创手术。机器人系统，例如 Mazor Robotics 公司的 Renaissance 引导系统，其使用术前 CT 作为指导，提前进行精确的手术规划（图 5.4）。术中机器人系统可以将机械臂放置在规划好的特定位置，从而实现更精确的置钉（图 5.5）[19]。Renaissance 引导系统在脊柱内固定手术中的应用已有研究。例如，我们应用该系统进行经皮椎弓根置钉，结果显示置钉准确性更高且辐射暴露更少。同样，Kantelhardt 等[20]也证明，机器人手术的 X 线透视时间比传统手术平均减少了 43 秒。此外，在微创手术中应用该机器人系统可以减少对周围健康组织的损伤，从而更快地恢复[20]。

Envision 3DTM：Image Guidance System（7D Surgical Inc.）是另一种图像导航系统，生成图像时不利用 X 线辐射，其有效减少了辐射暴露，提高了精度，

并简化了手术设置。它的原理是将暴露部位反射的手术灯的光线进行特殊处理，经过处理后的光被 Envision 系统读取后生成术中暴露部位的 3D 表面图。同时，手术工具可以与生成的 3D 图像叠加，这样可以在没有过量辐射的情况下提高精确度（图 5.6）[21]。

有研究报道导航下的 MIS-TLIF 的椎弓根置钉的准确性有显著提高。Tian 等[1]发现计算机辅助下的 MIS-TLIF 的置钉准确率高于传统透视下的 MIS-TLIF 和开放 TLIF（93.3% vs. 73.4%），判断精确与否的依据是椎弓根有无破损。值得注意的是，该研究发现两组患者术后影像学和术后疗效（疼痛评分和 Oswestry 功能障碍评分）无明显统计学差异[1]。Fraser 等[8]和 Nakashima 等[10]也报道了类似结果，他们证明了在 MIS-TLIF 术中应用导航可以显著提高椎弓根置钉的准确性（分别为 90.9% vs. 73.7% 和 92.7% vs. 84.7%）[8, 10]。

与后路微创脊柱手术相比，LLIF 术中的椎弓根置钉研究较少。当需要用后方内固定辅助前入路或侧入路椎体间融合时，可采用分期后路经皮置钉来完成。然而，也有部分医生选择单侧经皮置钉，以避免分期手术或调整患者术中体位。目前还没有研究评估导航技术在经腰肌入路单侧椎弓根置钉中的应用。

脊柱微创手术具有一定挑战性，外科医生应明察秋毫。其局限性主要在于通道及视野狭小，特别是与大关

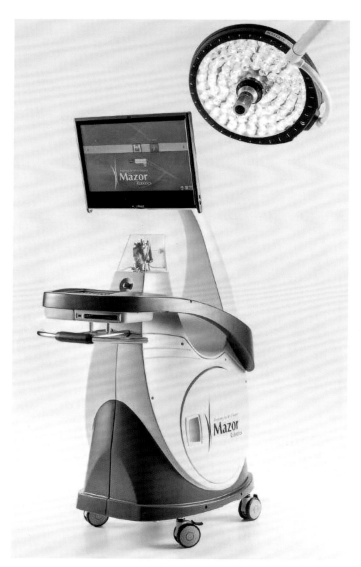

● **图 5.4**　Mazor Robotics 公司的 Renaissance 引导系统

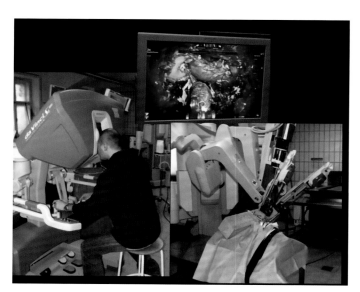

● **图 5.5**　应用手术机器人完成内镜手术示例。图中展示应用达·芬奇手术系统在尸体标本上实施垂体手术，地点位于奥地利维也纳医科大学解剖学和细胞生物学中心

钉的准确性的研究较少。尽管研究表明在侧入路椎体置钉的准确性方面，导航的精确性与传统方式相当，但文献表明在后入路经皮椎弓根置钉方面，导航下置钉的精确性有明显的提高。然而，关于侧卧位经皮导航置钉的研究极少。

如何提高导航技术以及导航对 Cage 置入准确性的影响仍需进一步研究。未来需要更多研究来阐明导航技术在椎体间融合术中的成本效益，因其可能会影响临床决策，尽管该主题不在本章节讨论范围。最后，虽然导航技术可能存在工作流程和相关成本等问题，但它必将成为每个微创脊柱外科医生的重要工具。

（ Varun Puvanesarajah, Rabia Qureshi,
Hamid Hassanzadeh 著　郭新虎 译　王龙杰 审校 ）

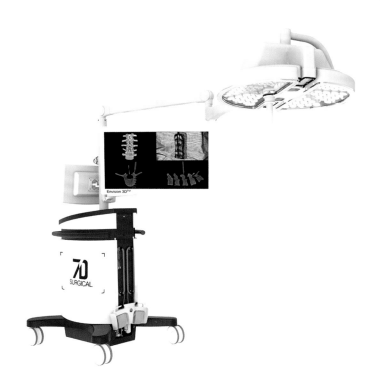

● **图 5.6**　Envision 3DTM 图像引导系统

节的关节镜视野相比时。在进行椎间盘切除时，必须创造足够大的空间才能进行更彻底的切除。工作通道的局限性所带来的另一个问题是，必须精确地放置通道才能切除特定的结构。为解决这一问题，使用可变角度的镜头可以扩大视野，提高可视化。最近在无线高清图像传输方面的改进进一步提高了可视化，消除了诸多局限。在训练有素的情况下，在微创手术中的可视化可以达到开放手术的水平。

结论

微创脊柱手术能够减少并发症及住院时间，且对远期临床疗效无不利影响。与开放手术相比，微创手术由于缺乏良好视野，在很大程度上依赖于术中成像。过去，X 线透视是指导 Cage 置入和椎弓根置钉的主要手段。然而，由于脊柱外科医生对辐射暴露和潜在准确性问题的关注，最近的研究聚焦于导航技术，能够更好地观察 Cage 和螺钉相对于骨结构的位置。

开放手术导航下置钉的准确性高于徒手和常规透视下置钉已被熟知。而关于导航如何影响 Cage 和经皮置

参考文献

1. Tian W, Xu YF, Liu B, et al. Computer-assisted minimally invasive transforaminal lumbar interbody fusion may be better than open surgery for treating degenerative lumbar disease. *J Spinal Disorders Tech.* 2017;30(6):237–242.
2. Funao H, Ishii K, Momoshima S, et al. Surgeons' exposure to radiation in single- and multi-level minimally invasive transforaminal lumbar interbody fusion; a prospective study. *PLoS One.* 2014;9(4):e95233.
3. Bindal RK, Glaze S, Ognoskie M, et al. Surgeon and patient radiation exposure in minimally invasive transforaminal lumbar interbody fusion. *Journal of neurosurgery. Spine.* 2008;9(6):570–573.
4. Cho JY, Chan CK, Lee SH, et al. The accuracy of 3D image navigation with a cutaneously fixed dynamic reference frame in minimally invasive transforaminal lumbar interbody fusion. *Comput Aided Surg.* 2012;17(6):300–309.
5. Taher F, Hughes AP, Sama AA, et al. 2013 Young Investigator Award winner: how safe is lateral lumbar interbody fusion for the surgeon? A prospective in vivo radiation exposure study. *Spine.* 2013;38(16):1386–1392.
6. Clark JC, Jasmer G, Marciano FF, et al. Minimally invasive transforaminal lumbar interbody fusions and fluoroscopy: a low-dose protocol to minimize ionizing radiation. *Neurosurg Focus.* 2013;35(2):E8.
7. Strong EB TT. Intraoperative use of CT Imaging. *Otolaryngol Clinic North Am.* 2013;46(5):719–732.
8. Fraser J, Gebhard H, Irie D, Parikh K, Hartl R. Iso-C/3-dimensional neuronavigation versus conventional fluoroscopy for minimally invasive pedicle screw placement in lumbar fusion. *Minim Invas Neurosurg.* 2010;53(4):184–190.
9. Wang Y, Le DQ, Li H, et al. Navigated percutaneous lumbosacral interbody fusion: a feasibility study with three-dimensional surgical simulation and cadaveric experiment. *Spine.* 2011;36(16):E1105–1111.
10. Nakashima H, Sato K, Ando T, et al. Comparison of the percutaneous screw placement precision of isocentric C-arm 3-dimensional fluoroscopy-navigated pedicle screw implantation and conventional fluoroscopy method with minimally invasive surgery. *J Spinal Disorders Tech.* 2009;22(7):468–472.
11. Drazin D, Liu JC, Acosta Jr FL. CT navigated lateral interbody fusion. *J Clin Neurosci.* 2013;20(10):1438–1441.

12. Park P. Three-dimensional computed tomography-based spinal navigation in minimally invasive lateral lumbar interbody fusion: feasibility, technique, and initial results. *Neurosurgery*. 2015;11(suppl 2):259–267.

13. Webb JE, Regev GJ, Garfin SR, et al. Navigation-assisted fluoroscopy in minimally invasive direct lateral interbody fusion: a cadaveric study. *SAS J*. 2010;4(4):115–121.

14. Bourgeois AC, Faulkner AR, Pasciak AS, Bradley YC. The evolution of image-guided lumbosacral spne surgery. *Ann Transl Med*. 2015;3(5):69.

15. Kosmopoulos V, Schizas C. Pedicle screw placement accuracy: a meta-analysis. *Spine*. 2007;32(3):E111–E120.

16. Gelalis ID, Paschos NK, Pakos EE, et al. Accuracy of pedicle screw placement: a systematic review of prospective in vivo studies comparing free hand, fluoroscopy guidance and navigation techniques. *Eur Spine J*. 2012;21(2):247–255.

17. Puvanesarajah V, Liauw JA, Lo SF, et al. Techniques and accuracy of thoracolumbar pedicle screw placement. *World J Orthop*. 2014;5(2):112–123.

18. Tian NF, Huang QS, Zhou P, et al. Pedicle screw insertion accuracy with different assisted methods: a systematic review and meta-analysis of comparative studies. *Eur Spine J*. 2011;20(6):846–859.

19. Di Ieva A, Tam M, Tschabitscher M, et al. A journey into the technical evolution of neuroendoscopy. *World Neurosurg*. 2014;82(6):e777–e789.

20. Kantelhardt SR, Martinez R, Baerwinkel S, et al. Perioperative course and accuracy of screw positioning in conventional, open robotic-guided and percutaneous robotic-guided, pedicle screw placement. *Eur Spine J*. 2011;20(6):860–868.

21. Jones DB, Sung R, Weinberg C, Korelitz T, Andrews R. Three-dimensional modeling may improve surgical education and clinical practice. *Surg Innov*. 2016;23(2):189–195.

22. Al-Khouja L, Shweikeh F, Pashman R, et al. Economics of image guidance and navigation in spine surgery. *Surg Neurol Int*. 2015;6(suppl 10):S323–S326.

第 6 章　微创前路腰椎椎体间融合术

引言

前路腰椎椎体间融合术（anterior lumbar interbody fusion, ALIF）适用于各种类型的腰椎疾病，在临床中应用广泛。该术式最早由 Burns 等[1] 提出，随后 Harmon 等[2] 进行了改良，提出了前方经腹膜后入路治疗下腰椎椎间盘疾病，获得了良好疗效。目前临床中常用的前方入路为 Crock 等[3] 在 1982 年提出的小切口经腹直肌入路，该术式适应证广泛[4-8]，不仅能够获得良好的椎间融合，还能够重建腰椎前凸[9]，间接减压，尤其对椎间孔狭窄减压疗效较好[10]。该术式主要用于治疗单、双节段 L4/5、L5/S1 椎间盘病。在笔者经验中，部分身材瘦小的患者，也可以获得 3 个节段的减压，甚至应用于 L2-3。

值得注意的是，该术式由于入路特殊，通常需要团队中包含一名血管外科或普外科医生，但经过合理临床训练后的脊柱外科医生，也可以较好地单独完成手术[11, 12]。

适应证

微创 ALIF 几乎适用于从 L3 到骶骨的各类需要椎体间融合的腰椎疾病。该术式最初只应用于椎间盘退变引发的腰痛[3]，随后被证明通过联合后路内固定系统，治疗腰椎峡部裂合并腰椎滑脱，能够获得良好疗效[4]。笔者也将该术式广泛应用于无中央管狭窄的退变性腰椎滑脱以及椎板切除后医源性腰椎滑脱。在成人脊柱畸形中，长节段固定至骶骨融合失败率极高，因此 ALIF 通常被应用在 L5-S1 节段来提高融合率[6]。由于前方入路拥有松解前纵韧带、直视下放置梯形椎间融合器或骨块等优点，因此该术式能够很好地重建腰椎前凸[9]，尤其在联合应用重组人骨形态发生蛋白 2（rhBMP2）后，融合率显著提高。因此，笔者推荐使用该术式治疗 PLIF 及 TLIF 术后假关节形成。ALIF 还可用于治疗化脓性椎间盘炎[7]。但临床中由于该类疾病在血管叉周围形成较多淋巴及炎性组织，需要谨慎应用。对于有症状的椎间孔狭窄患者，由于椎间孔垂直高度不足而导致的直接减压失败，ALIF 也是一种较好的选择[10]。

局限性

微创 ALIF 的局限性通常与解剖、入路以及疾病诊断相关。对于 L3/4 以上的椎间盘，由于肾动脉及肾遮挡，ALIF 应用受到了限制。而对于骶骨倾斜角较大的患者，由于融合器放置困难，ALIF 也不推荐使用。在临床中，腰骶交界的血管解剖变异性较大，因此当血管分叉点遮挡责任椎间隙入路时，不推荐使用 ALIF[13]。

肥胖是 ALIF 的相对禁忌证。ALIF 入路受腹直肌鞘影响。在肥胖患者中，尤其是腹膜后或腹腔内脂肪堆积时，导致操作困难，入路通道狭窄。对于腹前脂肪较多的患者，较长的皮肤切口可以到达腹直肌鞘。因此，笔者推荐 ALIF 应用的界限值为 BMI 小于 35 kg/m²。

尽管 ALIF 可以增加椎间隙高度，扩大中央管前后径，但对于严重的中央管狭窄，椎间高度正常，无明显椎体滑移的患者，不推荐使用 ALIF[10]。

如前所述，ALIF 可以治疗化脓性椎间盘炎及骨髓炎。该术式治疗此类疾病时，主要的限制因素为血管分叉处周围炎症组织的厚度，较厚的炎症组织可能导致术中识别及显露血管分支困难。因此，术前血管造影必不可少。

腹膜后操作空间大小及血管活动度是 ALIF 手术安全操作的关键要素。对于既往有腹膜后手术、放疗史的患者，不推荐使用 ALIF。腹腔手术史不是 ALIF 手术的禁忌证。但对于行盆底重建术的患者，需谨慎使用 ALIF。术前评估左髂总静脉活动度及下腔静脉定位对于左侧腹膜后入路处理 L3/4、L4/5 节段是不可缺少的。根据笔者经验，对于左髂静脉位于较外侧的患者，建议右侧入路处理 L5/S1 节段。

技术要点

术前评估

考虑患者是否适合微创 ALIF，术前需要考虑以下几方面。首先是前方入路能否安全顺利到达椎间盘。在一些重度肥胖的患者中，从前方很难到达脊柱。根据笔者的经验，通常 BMI 大于 35 kg/m² 为禁忌证。既往腹膜后手术史及放疗史同样是禁忌证。值得注意的是，若患者既往为单侧腹膜后手术史，则在入路选择上，可考虑选择对侧入路，部分患者可以安全到达脊柱。

仔细的术前影像学评估不可或缺。站立侧位 X 线片，若 S1 上终板的延长线不位于耻骨联合上方，则前方入路很难到达椎间隙，建议改用其他入路（图 6.1）。此外，X 线片还能够显示脊柱责任间隙与浅表骨标志的关系，便于定位切口（图 6.2）。

CT 和 MRI 能够很好地显示血管解剖，部分患者血管遮挡则并不适用于该手术[13]。对于感染类患者，CT 和 MRI 还能够显影主动脉周围淋巴管、炎症组织，以此评估前方入路是否安全可行。

手术步骤

麻醉和体位

微创 ALIF 采用全麻联合神经肌肉阻滞麻醉。保持肌肉松弛状态是手术入路成功的前提。患者应留置导尿管，避免膨胀的膀胱遮挡手术视野。体位采取仰卧位，肾托帮助增加腰椎前凸。笔者常采用碳素床（不遮挡 C 臂透视），联合充气动脉袋增加腰椎前凸。在处理 3 个节段的 ALIF 手术中，过多地增加腰椎前凸容易导

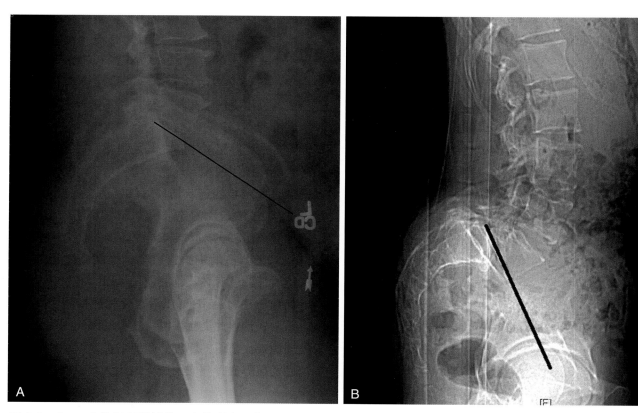

●图 6.1　A. S1 上终板延长线位于耻骨联合上方，则可采用 ALIF；B. S1 上终板延长线穿过耻骨联合下方，无法应用 ALIF

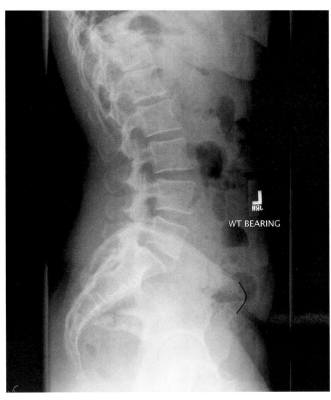

● 图 6.2　髂前上棘轮廓。该患者行 ALIF 前方入路时，处理 L5-S1 间隙时，切口应位于髂前上棘水平。处理 L4-5 间隙时，切口应位于髂前上棘上方

致 L3/4 显露困难，因此笔者常处理完该节段后，再将动脉袋充气，增加前凸。此外，若切口过低，则会导致上位椎间盘显露困难。此时，减少腰椎前凸能够帮助暴露。

手术切口

部分术者建议采用脐作为体表切口标记之一[14]。但在笔者看来，由于脐在腹部的高度可移动性，作为体表标记并不可靠。在术前 X 线片中，笔者常选用骶骨岬、髂前上棘、髂嵴作为体表标志。但上述标志在肥胖患者中常定位困难，因此，术前 X 线透视必不可少（图 6.2）。在单节段手术中，切口通常平行于责任间隙下终板；双节段手术中，切口中点一般平齐中间椎体，而对于三节段手术，切口一般与中间椎间盘平行。切口可选用横切口、腹直肌横切口以及腹直肌斜内侧至外上侧切口。

手术步骤

定位选择皮肤切口后，向下分离至筋膜层（图 6.4）。腹膜前间隙及后间隙位于腹直肌外侧间隔，较易到达；一旦进入椎间隙附近区域，则很难再次向中线方

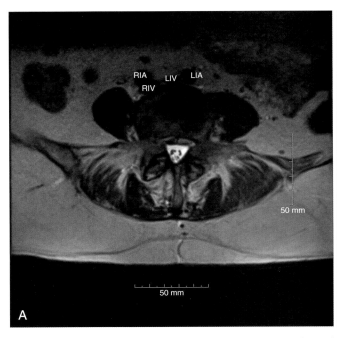

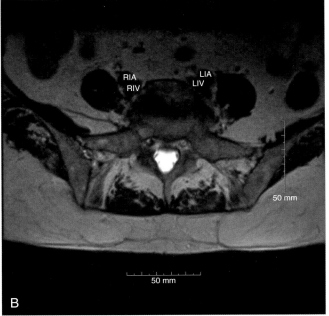

● 图 6.3　A. L4-5 椎间隙轴位 MRI。标识：RIA（右髂动脉），RIV（右髂静脉），LIV（左髂静脉），LIA（左髂动脉）
B. L5-S1 椎间隙轴位 MRI

向扩大操作范围。支配腹直肌的神经由外侧缘向内侧缘走向，因此从腹直肌内侧缘入路，损伤神经风险较小。笔者习惯单节段手术采用腹直肌横切口入路，而多节段手术则采用腹直肌旁正中入路，从腹直肌前鞘后侧切开，露出腹直肌后方便移动。

采用手指或花生米纱布卷向外下侧钝性分离，确定髂骨翼、髂肌及弓状线（即腹直肌后鞘缺如处）。提起弓状线，钝性分离腹膜（图6.5）。对于某些弓状线无法识别的患者，术者可用血管钳提起后鞘，使用花生米纱布卷将腹膜从鞘层分离，最终分开。若发生腹膜破裂，术者应尽可能修补，避免腹腔内容物疝出。钝性分离腹膜后，下一步是暴露识别腰大肌、腰大肌附着点、左髂总动脉以及腹膜后输尿管（图6.6）。

撑开系统

目前临床中有较多种类撑开器应用。有些专为ALIF手术操作设计，有些为普通血管撑开器。部分撑开器可固定至手术台，部分可固定至脊柱。使用何种撑开器取决于术者习惯。笔者倾向于使用双侧固定至手术台的牵开器，更加稳定（图6.7）。某些情况下，Hohman牵开器或Steinman稳定器也有助于伤口暴露及稳定。

L4-5暴露

L4-5通常为最难暴露的节段。到达椎间隙后，安装撑开系统，其中一个叶片位于髂动脉及主动脉内侧，

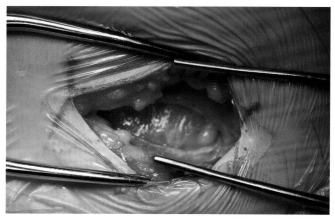

● **图6.4** 切开皮肤及筋膜层，暴露腹直肌前鞘，切开后显露腹直肌纤维

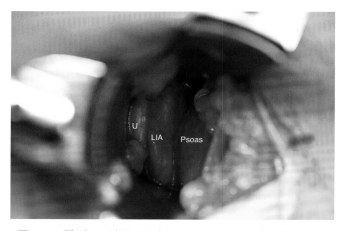

● **图6.6** 暴露显示深层腰大肌（Psoas）、左髂动脉（LIA）、输尿管（U）

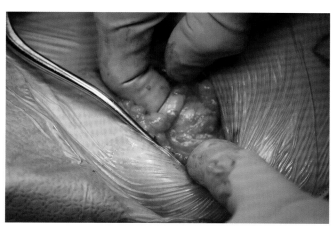

● **图6.5** 手指放置于腹直肌鞘下缘，显露弓状线，纵向分离

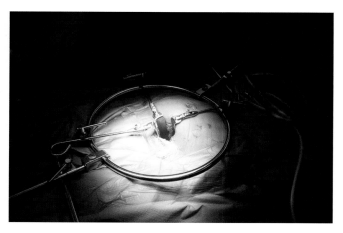

● **图6.7** ALIF撑开器，可固定于手术台两侧

牵开血管。安装撑开器后，应再次透视确定节段无误后，继续操作。使用花生米纱布卷，钝性分离周围软组织及肌肉，直到椎间盘暴露清晰。此时可在术野看到左髂总静脉外侧缘，仔细暴露髂腰静脉。髂腰静脉出现的位置个体差异性很大，它起源于左髂总静脉后外侧。寻找该血管的方法通常为轻微施压于静脉表面，沿静脉侧面滑行至出现阻止静脉回流的结构性系带，方向为向 L5 椎间孔后上方。发现后，可采用血管钳分离并结扎。但在笔者看来，在操作时，血管钳有脱落的风险。结扎后，继续该操作，寻找第 2 根甚至是第 3 根髂腰静脉（图 6.8）。

一旦分离髂腰静脉后，则可使用花生米纱布卷直接钝性分离椎间盘表面血管，使用撑开器从下方和侧方保护并牵开左髂总动脉。

某些患者中，会出现静脉与椎间盘粘连，分离困难。根据笔者经验，先前由于后路术后假关节形成再次手术的患者及先前发生局部感染的患者，此类情况出现较多。

L5–S1 暴露

显露 L5-S1 椎间隙时，从左髂总静脉内侧的间隙处入路操作。显露椎间盘后，放置撑开系统保护牵开主动脉分叉。使用花生米纱布卷钝性分离椎间盘周围组织。暴露骶前区域血管。此区域通常有两个静脉和一个动脉，但同髂腰静脉类似，个体差异性很大[16]。如果血管较小，可使用双极电凝灼烧。若为较大的静脉（通常直径可达 1 cm），应当结扎。通常妥当处理上述血管后，进一步的椎间隙操作则会安全可行。

左髂总静脉通常位于椎间盘外上侧，应当在钝性分离后，使用撑开器保护牵开（图 6.9）。

L3–4 暴露

通常在 L3-4 水平，很难到达后鞘下缘。这种情况下，笔者通常通过小切口上抬及分离后鞘，并将腹膜从表面钝性分离。其余操作同手术步骤部分。

术前轴位图像显示，大多数情况下，下腔静脉位于椎间盘右侧，一旦椎间盘暴露完成后，很难在术野看到下腔静脉。笔者倾向于将撑开系统撑开叶放置于切口内侧，一叶放置于切口上方，另一叶放置于切口下方，保持术野清晰。L4 节段静脉由于靠近分叉，局部固定，导致活动度低，容易撕裂。根据笔者经验，L3

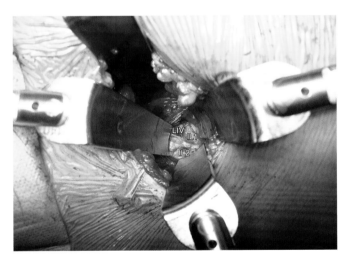

● **图 6.8**　显露 L4-5 椎间隙过程中，左髂静脉分支走向两个髂腰静脉

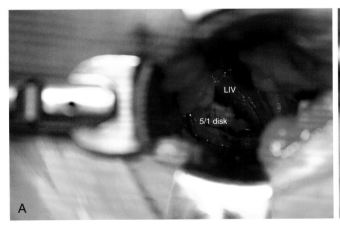
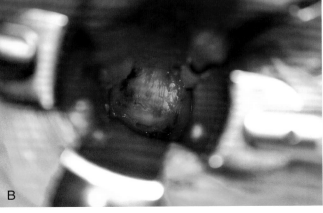

● **图 6.9**　A. L5-S1 显露过程中，可见左髂总静脉。B. 左髂总静脉和髂静脉分支被保护性撑开，显露 L5-S1 椎间盘

节段静脉不需要单独分离，可直接在椎间盘表面整段钝性分开，暴露间盘。

椎间盘切除及终板处理

椎间盘暴露范围取决于植入物所需空间大小。较大的暴露范围虽然提供了更多的操作空间，但对髂静脉及下腔静脉损伤风险更大，尤其在 L4-5 节段。一般建议暴露范围稍大于植入物宽度。

椎间盘暴露后，作者倾向于使用箱形形状切开纤维环，并使用 Cobb 起子从软骨下骨分离终板软骨。使用刮匙刮除髓核及终板软骨。所有椎间盘结构，除了侧方及后方纤维环，都应该被切除，局部刮至点状出血，充分提供植骨床（图 6.10）。

内植物植入

可供选择的植入物有多种类型，包括同种异体骨、

自体骨及不同类型椎间融合器（图 6.11）。一些椎间融合器集成螺钉固定以保证稳定性。目前尚未有学者进行较好的病例对照研究，明确何种内植物拥有更好的临床

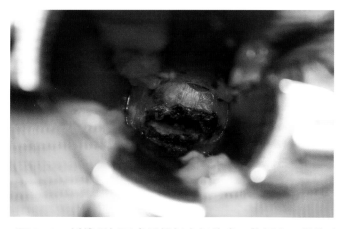

● **图 6.10**　纤维环切开术及椎间盘切除术。使用电刀灼烧多余的纤维环组织

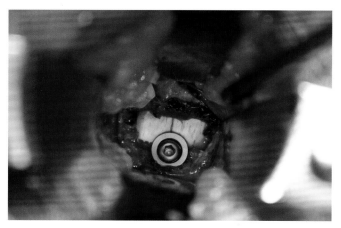

● **图 6.11**　完成椎间盘切除术后，置入同种异体骨块，螺钉被用于固定该骨块以免翻身行后路固定时移位

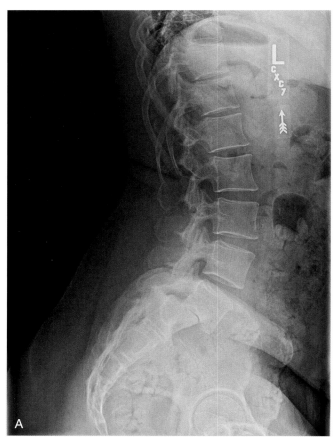

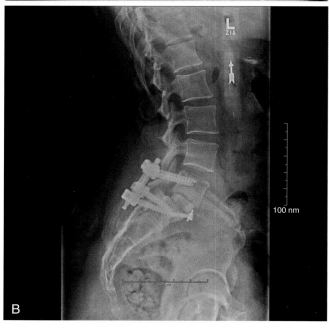

● **图 6.12**　一名 42 岁 2 度腰椎退行性滑脱女性患者，行 ALIF 及后路固定术，术前（A）及术后（B）X 线侧位片

优越性。因此，术者的习惯常常决定了大多数术中内植物的种类。需要注意的是，ALIF 单独使用同种异体骨联合 rhBMP-2 融合失败率极高 [17]。此类内植物通常需要联合应用后路内固定系统 [18]。

ALIF 手术的目标是恢复椎间隙高度及腰椎前凸。恢复高度可以参考离责任间隙最近的正常椎间隙高度，且大多数植入物都有前凸轮廓。至于恢复前凸角度，则超出本章讨论内容。笔者的经验是尽量增加前凸，以便 L4 上终板在站立侧位时，与地面平行（图 6.12）。

撑开器拆卸及伤口闭合

手术完毕时，由于可能造成血管损伤，应尽可能小心地拆卸撑开器。首先拆卸最可能造成损伤的撑开叶片。一般为 L3-4、L4-5 切口右侧撑开叶及 L5-S1 切口左侧撑开叶；其次为 L4-5 切口下部及 L5-S1 切口上部撑开叶。以此操作，即使出现血管破裂等出血事件，也有较好的视野进行修补。一旦撑开器拆卸成功，前鞘修复后，皮肤自然会闭合。一般后鞘不需要特殊处理。

术后注意事项

一般患者术后即刻可以饮水，尽快恢复饮食。术后卧床休息，活动受限主要见于后路手术。独立的前路手术，可以很快下地活动。而后路手术，则需要逐步恢复下地活动。

骶前副交感神经丛损伤及逆行射精

ALIF 的已知并发症之一为逆行射精 [15]。这主要是由于骶前副交感神经丛受损导致 [15]。此类并发症在腹膜后入路中较为少见。谨慎的操作，避免进入椎间隙前使用单极电凝，采用钝性分离将纤维环表面包裹血管及神经组织团整体暴露分离均可降低神经丛损伤风险。一旦进入椎间隙后，则可以使用单极电凝。

总结

微创 ALIF 在临床中能够很好地治疗下腰椎病变。该术式相对微创，患者可耐受，相比于 TLIF 及外侧 LIF，能够提供很好的融合率及腰椎前凸恢复。该术式也有一定局限性，在肥胖、翻修及血管解剖畸形的患者中较难应用。尽管该术式入路特殊，通常需要联合血管外科或普外科医生，但受过适当训练的脊柱外科医生也能够很好地掌握入路要点，安全完成手术。总体来说，微创 ALIF 值得外科医生学习并掌握。

（R. Douglas Orr 著　王龙杰 译　孙卓然 审校）

参考文献

1. Burns B. An operation for spondylolisthesis. *Lancet*. 1933;19:1223.
2. Harmon P. Anterior disc excision and vertebral body fusion for intervertebral disc syndromes of the lower lumbar spine: three- to five-year results in 244 cases. *Clin Orthop*. 1963;26:107–127.
3. Crock H. Anterior lumbar interbody fusion. *Clin Orthop*. 1982;165:157–163.
4. Swan J. Surgical treatment for unstable low-grade isthmic spondylolisthesis in adults: a prospective controlled study of posterior instrumented fusion compared with combined anterior-posterior fusion. *Spine J*. 2006;6(6):606–614.
5. Burkus JK. Six-year outcomes of anterior lumbar interbody arthrodesis with use of interbody fusion cages and recombinant human bone morphogenetic protein-2. *J Bone Joint Surg Am*. 2009;91(5):1181–1189.
6. Dorward IG. Transforaminal versus anterior lumbar interbody fusion in long deformity constructs: a matched cohort analysis. *Spine (Phila Pa 1976)*. 2013;38(12):E755–E762.
7. Lin Y. Single level lumbar pyogenic spondylodiscitis treated with mini-open anterior debridement and fusion in combination with posterior percutaneous fixation via a modified anterior lumbar interbody fusion approach. *J Neurosurg Spine*. 2015;23(6):747–753.
8. Chun DS. Lumbar pseudarthrosis: a review of current diagnosis and treatment. *Neurosurg Focus*. 2015;39(4):E10.
9. Uribe JS. 'Preservation or restoration of segmental and regional spinal lordosis using minimally invasive interbody fusion techniques in degenerative lumbar conditions: a literature review. *Spine (Phila Pa 1976)*. 2016;41(suppl 8):S50–S58.
10. Kim NH. A computed tomographic analysis of the changes in the spinal canal after anterior lumbar interbody fusion. *Clin Orthop Relat Res*. 1993;286:180–191.
11. Jarrett CD. Anterior exposure of the lumbar spine with and without an "access surgeon": morbidity analysis of 265 cases. *J Spine Disord Tech*. 2009;22(8):559–564.
12. Holt RT. The efficacy of anterior spine exposure by an orthopedic surgeon. *J Spine Disord Tech*. 2003;16(5):477–486.
13. Inamasu J. Three dimensional computed tomography of the abdominal great vessels pertinent to L4-L5 anterior lumbar interbody fusion. *Minim Invasive Neurosurg*. 2005;48(3):127–131.
14. Guyer RD. Perirectus retroperitoneal approach for anterior lumbar interbody fusion. In: TA Zdeblick TA, ed. *Anterior Approaches to the Spine*. St. Louis: Quality Medical Publishing; 1999:203–216.
15. Tiusanen H. Retrograde ejaculation after anterior lumbar interbody fusion. *Eur Spine J*. 1995;4(6):339–342.
16. Sasso RC. Retrograde ejaculation after anterior lumbar interbody fusion: transperitoneal versus retroperitoneal approach. *Spine (Phila PA 1976)*. 2003;28(10):1023–1026.
17. Nalbandian MM. Variations in the iliolumbar vein during the anterior approach for spinal procedures. *Spine (Phil Pa 1976)*. 2013;38(8):E445–E4450.
18. Tribus CB. The vascular anatomy anterior to the L5/S1 disc space. *Spine (Phila PA 1976)*. 2001;26(11):1205–1208.

第7章　后路腰椎椎体间融合术

引言

后路腰椎椎体间融合术（posterior lumbar interbody fusion, PLIF）是目前脊柱外科临床手术中的一项重要技术。尽管如此，因该手术具有一定技术难度，与其他椎间融合手术相比，安全性尚存争议[1,2]。

PLIF 最初由 Cloward 提出，并描述为从后方暴露椎间隙，直接植骨的手术方式[3]。经典的 PLIF 为通过切除椎板、双侧内侧半小关节突暴露椎间隙。部分学者主张切除椎间盘后，保持即刻椎间孔高度，防止局部塌陷，保证神经根不受骨性压迫。该手术的优点之一为通过局部加压，增加骨与内植物接触面，以提高融合率。

该术式丰富了腰椎融合手术的方式，但并非没有缺点。PLIF 手术过程中，需要切除内侧半关节突，需要牵拉硬膜囊和走行根，显露椎间隙以进行椎体间融合。与经椎间孔腰椎融合术及后外侧融合术相比，硬膜撕裂、纤维化、神经根损伤以及慢性蛛网膜炎发生率更高。

尽管随着技术的革新，经椎间孔入路及侧方入路的发展已经降低了 PLIF 在临床中的应用，但该术式仍是脊柱外科医生较为重要的手术方式之一。

手术适应证

虽然目前文献支持脊柱外科医生采用椎体间融合方式治疗各种腰椎疾病，但椎间隙植骨在生物学和力学上（血管性终板表面积大、椎间植骨受到压力后融合率高）优于横突间植骨的观点仍然存在争议。尽管椎体间植骨融合存在理论上的优势，同时可以避免后外侧融合时显露造成的过多肌肉损伤，但对于大多数腰椎退行性病变而言，椎体间融合很难体现出较大的临床优势。大多数

文章对比了不同融合技术的随访结果，显示不管临床中采用何种技术，最终的结果是相似的[4-6]。但是，在某些特殊情况下，椎体间融合确实能够提供不可比拟的优势。例如，在后外侧融合的基础上增加椎体间植骨融合，可以明显提高关节融合率[7]。此外，椎体间植骨可以恢复最佳的椎间隙高度，从而维持和改善腰椎前凸，保证最佳矢状面平衡。

一些作者认为，对于融合失败的高危患者，例如吸烟患者，应将椎体间融合与后外侧融合相结合；而对于后外侧融合失败形成假关节的患者，椎体间融合是很好的补救手术；在峡部裂腰椎滑脱的患者中，充分的证据表明，椎体间植骨融合具有明显的生物力学优势。该术式的椎间融合器可以为后柱椎弓根螺钉分担椎体前中柱负荷[4,8,9]。值得注意的一点是，PLIF 可以缓解椎间盘消融术后盘源性疼痛，原因是手术可以完全消除上下椎体微动，去除髓核等疼痛来源[9,10]。众所周知，纤维环外环拥有丰富的神经支配，机械性或炎性损伤可以刺激周围伤害感受器，传导疼痛信号。尽管后外侧融合可将轴向刚度提高 40%，但椎间融合可提高 80% 之多，最大程度减少了上下椎体微动，而减轻椎间盘伤害性刺激。最后，椎体间融合允许尽可能多地去除椎间盘，消除产生疼痛的伤害感受器。

开放手术 VS 微创手术

开放手术

手术采用患者俯卧，腰椎过伸位（帮助形成腰椎前凸）（图 7.1）。同时腹部垫空，避免静脉回流受阻，从而减少术中出血。尽量使用透 X 线的碳素手术床，避免术中透视遮挡。该体位还需要注意的几点有：胸部支撑放置位置（确保局部透气，避免严重受压）；避免眼

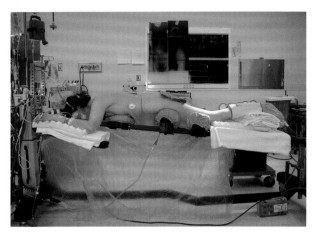

● **图 7.1**　患者俯卧于手术床，腰椎过伸位（Adapted from Benzel E. *Spine Surgery: Techniques, Complication Avoidance, & Management*. 3rd ed. Philadelphia: Elsevier Saunders; 2012: Fig 53-2b. ）

部受压（防止角膜或眼球受到机械性损伤，可采用稍倾斜的头高脚底位）；手臂伸直放于头侧或置于患者两侧（避免臂丛神经损伤及方便静脉输液；伸直状态下应将手臂外展并屈肘 90°）。

　　体表标志物结合棘突，术前透视，定位责任节段位置。标准的 PLIF 采用后路正中切口，使用电刀或手术刀，切开皮肤、皮下组织、筋膜，确定正确节段后，最终骨膜下剥离椎旁肌肉。暴露范围为融合节段上下各 1 个椎体，两侧至横突水平。需要注意的是关节囊的处理（融合范围内关节囊可破坏，而融合节段外关节囊需保留）。破坏融合节段上下关节囊有可能导致邻椎病的发生。一旦完成骨膜下剥离后，则可进行下一步——椎板切除术（图 7.2）。

　　根据术者习惯，可在椎体间融合之前或之后进行椎弓根螺钉的置入。但脊柱外科医生需要注意的是，PLIF 会破坏局部的稳定性，因此椎弓根螺钉的置入不可或缺。

　　广泛的椎板切除术及小关节内侧部分的切除是减少硬膜囊及神经根牵拉、损伤的关键。虽然不同脊柱外科医生对切除范围存在差异，但通常情况下，切除范围至少包括一半的上下关节突，为椎间隙暴露提供充分的视野（图 7.3、图 7.4）。总体而言，椎间隙的显露范围应向两侧延伸到椎弓根的内缘。未来实现充分的显露有可能需要"牺牲"双侧的关节突关节，尤其是对于上腰椎而言，这种情况下只要辅以椎弓根钉固定就不会继发

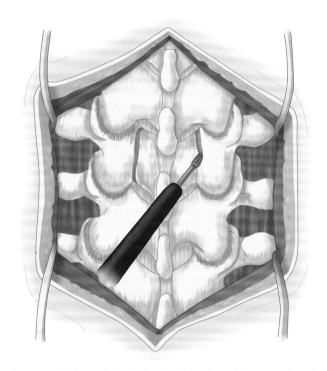

● **图 7.2**　椎板切除术手术暴露及操作示意图，可见两侧横突（Adapted from Benzel E. *Spine Surgery: Techniques, Complication Avoidance, & Management*. 3rd ed. Philadelphia: Elsevier Saunders; 2012: Fig 53-4. ）

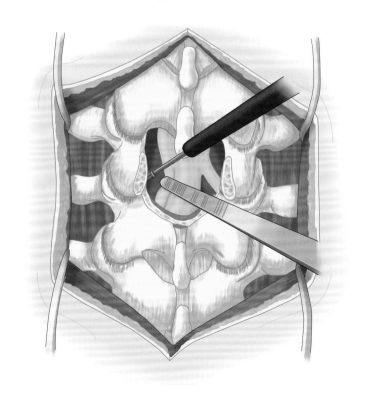

● **图 7.3**　椎板切除手术操作示意图（Adapted from Benzel E. *Spine Surgery: Techniques, Complication Avoidance, & Management*. 3rd ed. Philadelphia: Elsevier Saunders; 2012: Fig 53-7. ）

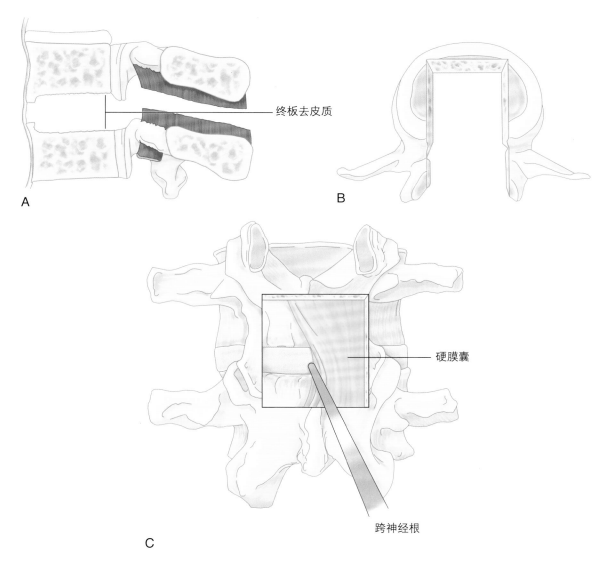

A

终板去皮质

B

硬膜囊

跨神经根

C

● **图 7.4**　手术操作解剖示意图。（A）矢状位、（B）轴位、（C）冠状位暴露及牵拉硬膜囊后可见椎间隙（Adapted from Benzel E. *Spine Surgery: Techniques, Complication Avoidance, & Management*. 3rd ed. Philadelphia: Elsevier Saunders; 2012: Fig 54-1b/c）

脊柱不稳。在后路畸形矫正手术中，关节突则应完全切除，保留上位椎体的棘上韧带，以达到和维持较好的矫形效果。

　　进入椎管后，通常可以在内壁发现丰富的硬膜外静脉丛。双极电凝，凝胶海绵，能够很好地阻止局部出血。尽可能小心地分离烧灼后的静脉丛，使用神经根拉钩牵开保护硬膜囊及神经根。为了避免神经受损，笔者建议牵拉不要超过中线。当可以直视椎间盘时，小心使用尖刀在纤维环上切开矩形开口，方便去除椎间盘组织。在向侧方扩大纤维环切口时，需注意保护出口根。在处理侧方椎间隙时，首先要清除出口根方向的全部软

组织，然后放置一个神经根拉钩来保护此神经根。

　　在对侧采取同样的做法。使用椎间隙撑开器松解撑开椎间隙，旋转 90°，扩大操作空间，当椎间隙过窄时，刮匙等器械也可帮助松解撑开。需要注意的是，上述操作需轻柔，避免用力过大嵌入椎体。此时术中透视可以确认器械是否正确进入椎间隙。逐渐扩大使用撑开器型号，从一侧向另一侧撑开，直到阻力较大时停止。不要为了增加腰椎前凸和减压神经根而一味扩大椎间隙，避免终板塌陷。神经根一般可通过扩大神经根管达到减压目的。而过高的椎间融合器，会需要较多的骨量填充，增加了融合距离。

椎间隙通常扩大到 11 mm 或 12 mm（笔者经验）即可取下撑开器，水平插入比撑开器小 1～2 mm 的 Collis 刮匙，顺时针或逆时针旋转，去除终板软骨（图 7.5）。以不同深度及角度完成上述操作，为提供较好的植骨床做准备。必要时，可采用 Kerrison 咬骨钳咬除松动的纤维环。

尽可能清除椎间隙内椎间盘及软骨，标准刮匙、反向刮匙都能很好地完成上述操作，但不应置入过深。尤其在滑脱患者中，由于前纵韧带及前方纤维环的薄弱，过深地置入有可能会损伤内脏及前方大血管。取出椎间盘后，重新置入椎间隙扩张器，同法处理对侧椎间隙。

椎间隙处理完成后，依次打入不同型号融合器试模（图 7.6、图 7.7）。逐渐扩大型号可以保证前凸逐渐增加及间隙逐渐扩大。使用试模过程中，必要的透视以保证效果。在保证硬脊膜及出口神经根不损伤的情况下，打入装有颗粒骨的椎间融合器（图 7.8）。从另一侧最大可能的置入松质骨，再将第二枚椎间融合器从另一侧打入。最后检查硬膜腹侧有无松质骨移位至椎管内。

置入椎间融合器后，必须置入椎弓根螺钉（若尚未放置）。椎弓根进钉点位于横突中线与上关节突外缘垂线的交点。通常乳突在此交界处。可以使用高速磨钻钻出导向孔，暴露椎弓根松质骨。使用椎弓根探针测量深

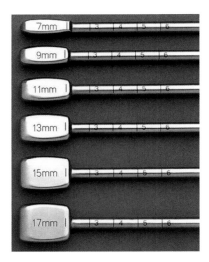

● **图 7.6**　椎间融合器试模（Adapted from Benzel E. *Spine Surgery: Techniques, Complication Avoidance, & Management*. 3rd ed. Philadelphia: Elsevier Saunders; 2012: Fig 54-2b.）

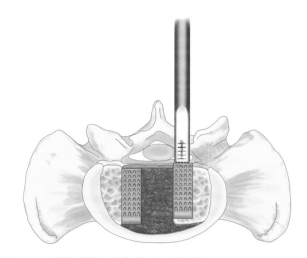

● **图 7.7**　放置椎间融合器后示意图（Adapted from Benzel E. *Spine Surgery: Techniques, Complication Avoidance, & Management*. 3rd ed. Philadelphia: Elsevier Saunders; 2012: Fig 54-2c.）

度，确保内侧壁、上壁及下壁完整后，置入椎弓根螺钉。此过程中可使用术中 X 线透视确保进钉方向是否正确。置入椎弓根螺钉后，安装固定棒，并进行加压。加压有助于形成腰椎前凸，以及固定椎间融合器。

微创手术

随着手术技术的发展，手术医生在尽可能减小损伤的前提下，保证手术的完成。经典的开放式 PLIF 会损

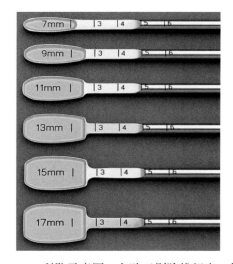

● **图 7.5**　Collis 刮匙示意图，有助于剔除椎间盘、软骨终板，为椎间植骨创造条件（Adapted from Benzel E. *Spine Surgery: Techniques, Complication Avoidance, & Management*. 3rd ed. Philadelphia: Elsevier Saunders; 2012: Fig 54-2a.）

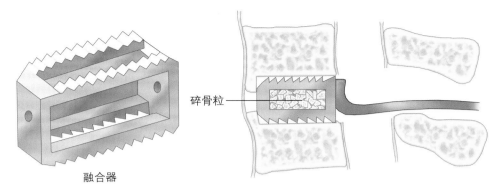

碎骨粒

融合器

● **图 7.8**　放置椎间融合器后矢状位示意图（Adapted from Benzel E. *Spine Surgery: Techniques, Complication Avoidance, & Management*. 3rd ed. Philadelphia: Elsevier Saunders; 2012: Fig 54-3a.）

伤椎旁肌，导致术后出现椎旁肌的萎缩及腰痛等情况。因此，微创 PLIF（MIS-PLIF）应运而生。该手术通过置入操作通道，进行中央管减压、椎间融合器放置以及皮质骨螺钉置入[11]。

　　患者采取常规体位（经典 PLIF 体位），俯卧于可透视碳素手术台上。确定手术节段后，局部小切口置入操作通道。通常通道置于关节突与横突交界中点位置，方便随后的减压及椎弓根螺钉置入；也可选择椎弓根体表投影正上方。使用撑开器，撑开切口，至小关节外侧缘（图 7.9）。使用高速磨钻和（或）Kerrison 咬骨钳完成椎板切开及部分或完整的小关节切除，提供良好的椎间隙视野。与开放手术类似，必须对神经根管等结构进行充分减压，去除椎间盘，显露骨性终板，最终置入椎间融合器。操作过程中可以使用椎间隙撑开器扩大椎间隙，但同样不能过度撑开。置入植入物后可以将松质骨置于两侧，促进融合。

　　置入椎间融合器后，在术中 X 线透视下，置入椎弓根螺钉；条件允许时，可使用术中导航系统。置钉与传统置钉位置相同，确定标志物包括上关节突外缘以及横突中点。置钉方向选择从内向外侧倾斜 15°，上下倾斜 30° 左右。对于骶骨螺钉，上述参数可能偏小。螺钉置入也可选用导丝引导置钉，导丝进入椎弓根内，透视无误后再将螺钉穿入导丝置钉。

PLIF *vs* TLIF

　　尽管 Cloward 等[3]强调，较多地切除椎体后方

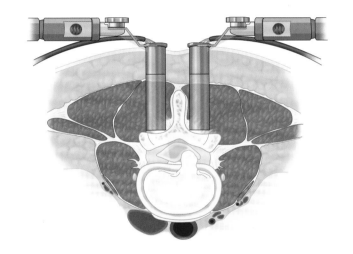

● **图 7.9**　MIS-PLIF 放置工作通道（Adapted from Benzel E. *Spine Surgery: Techniques, Complication Avoidance, & Management*. 3rd ed. Philadelphia: Elsevier Saunders; 2012: Fig 60-1.）

结构可以降低 PLIF 术中硬脊膜及神经根损伤率，但 Harms 等[12, 13]在 1997 年报道了另一种更偏向一侧的手术方式，能够显著降低神经根损伤率。该团队建议通过切除关节突，经椎间孔入路，通过神经根及硬脊膜边缘的"安全三角"进入椎间隙，进行进一步的操作[14]。该项技术目前在临床中被较多脊柱外科医生所接受，并证明能够降低神经根损伤[15, 16]。

　　经椎间孔腰椎椎体间融合术（TLIF）存在一个显著缺点，即因由一侧入路，所以仅能处理一侧椎间盘而不能完全去除椎间盘组织。Jacernick 等发现[17]，即使双侧均进行 TLIF，由于入路偏外侧，也不能完全去除椎

间盘，但相比于单侧入路，增加了 31% 的清除量。这引发了不少医生有关术后融合率的担忧。在一项动物实验中，单侧入路导致了融合失败率上升[18]。但在临床中，一项有关 TLIF 术后融合率的荟萃分析发现，来自 16 项研究的 716 名 TLIF 术后患者，平均融合率达到了 90.9%[19]。目前，随着手术技术及理念的发展，更多的医生倾向于采用微创 TLIF（MIS-TLIF）。一项纳入了 40 项研究 1320 名患者的荟萃分析显示，这项技术融合率高达 92%～99%[20]。而该项技术联合应用骨形成蛋白（BMP）与否，融合率分别为 96.6% 和 92.5%。

手术疗效与并发症

PLIF 手术疗效取决于几个因素。与其他脊柱手术相同，其中最重要的因素为患者的选择。因患者选择错误施行腰椎融合术，将产生较差的手术疗效。同时，多数脊柱外科医生均表明该术式具有很高的技术要求。因此，经验、技术水平对 PLIF 术后融合率及并发症发生率有着较大影响。

一项大型的临床研究显示，无论使用椎间融合器与否，PLIF 手术融合率均超过了 95%[4, 21-23]。相反，在另一项研究中，Rivet 等[24] 发现，尽管使用松质髂骨作为椎体间融合植骨同时联合椎弓根螺钉固定，只有 77% 的患者达到了较为坚固的融合。Fuji 等报道[25]，在不使用后路固定的情况下，使用椎间融合器融合椎间隙术后骨不融合率达到了 72%。但由于更多详细信息的缺失，很难确定上述低骨融合率的原因是技术原因还是其他因素影响。

传统开放式 PLIF 与 MIS-PLIF 在长期随访中并未表现出明显差异。Sidhu 等[26] 对传统 PLIF 与 MIS-PLIF 进行了系统综述对比，发现 MIS-PLIF 确实具有更长的手术时间，但整体来看，住院时间更短，失血更少。另外两项研究显示，MIS-PLIF 的短期疗效更好。但大多数临床研究并未发现两种手术方式在疗效上有明显差别[26]。并发症，再次手术率与融合率也较为相似。但值得注意的是，上述试验均不是随机对照研究。

神经根损伤是 PLIF 手术最严重的并发症之一。但文献报道该并发症发生率差异较大，可能跟手术经验与技巧具有一定关系。Hosono 等[27] 回顾了 4 位术者进行的 240 例 PLIF 手术，其中有 41 例患者出现了短暂的神经功能损伤，并认为并发症率与术者经验具有一定相关性[27]。Davne 和 Myers[28] 报道了该团队 384 例 PLIF 中，仅有 0.4% 出现了神经根牵拉伤。Krishna 等[29] 报道了 7.1% 的患者出现术后神经根疼痛，但该手术团队通过扩大暴露范围，切除上关节突后，术后神经根疼痛发生率下降了一半。Barnes 等[30] 发现，使用带螺纹的融合器时，永久神经根损伤率为 13.6%，而采用同种异体骨的小型内植物时，神经根损伤率为 0%。上述结果说明了在 PLIF 手术中，广泛的暴露、谨慎的操作及避免使用过大的内植物，可以最大程度降低神经损伤风险。

椎间融合器移位及松动，是 PLIF 手术的另一项严重并发症。但随着椎弓根螺钉的应用，该并发症发生率逐渐降低。但另一项并发症，椎间融合器下沉，发生率显著升高。椎间融合器下沉的危险因素包括椎间融合器尺寸不符、终板损伤及手术技术不成熟。患者方面，主要包括了体重过大及骨质疏松[31]。目前尚未有研究证明椎弓根螺钉的应用及椎间融合器的种类与椎间融合器下沉相关[32-34]。PLIF 其他并发症，例如硬膜外血肿、伤口感染等发生率与其他腰椎手术发生率类似。

结论

PLIF 手术，作为一项具有技术难度的手术，无论是开放或微创，在当前腰椎手术中都占有重要地位。谨慎轻柔地操作，尽可能多地暴露后方结构，避免使用过大的椎间融合器，可以显著降低并发症发生率及提高融合率。对于临床应用的多种椎间融合器，目前尚未明确何种椎间融合器的融合优势明显。PLIF 不需要额外增加前方切口即可提供优良的前方支撑，对于畸形矫正，也具有无可比拟的优势。

虽然在临床中尚未证明 PLIF 显著优于其他术式，但与传统的后外侧融合手术相比，PLIF 仍具有较多的理论优势。对于腰椎退行性疾病，术者的经验及采用何种术式治疗，起着至关重要的作用。

（Andre M. Jakoi, Neil N. Patel, Martin H. Pham, Jeffrey C. Wang 著　王龙杰 译　孙卓然 审校）

参考文献

1. White AH. Editorial commentary. In: White AH, Rothman RH, Ray CD, eds. *Lumbar Spine Surgery Techniques and Complications*. St. Louis: CV Mosby; 1987:294–295.

2. Verlooy J, Smedt KD, Selosse P. Failure of a modified posterior lumbar interbody fusion technique to produce adequate pain relief in isthmic spondylolytic grade I spondylolisthesis patients. *Spine (Phila Pa 1976)*. 1993;18:1491–1491.

3. Cloward RB. The treatment of ruptured intervertebral discs by vertebral body fusion: Indications, operative technique, after care. *J Neurosurg*. 1953;10:154–168.

4. Kim KT, Lee SH, Lee YH, et al. Clinical outcomes of 3 fusion methods through the posterior approach in the lumbar spine. *Spine (Phila Pa 1976)*. 2006;31:1351–1357.

5. Fritzell P, Hagg O, Wessberg P, et al. Chronic low back pain and fusion: a comparison of three surgical techniques: a prospective multicenter randomized study from the Swedish Lumbar Spine Study Group. *Spine (Phila Pa 1976)*. 2002;27:1131–1141.

6. Jacobs WC, Vreeling A, DeKleuver M. Fusion for low-grade adult isthmic spondylolisthesis: a systematic review of the literature. *Eur Spine J*. 2006;15:391–402.

7. Byrd 3rd JA, Scoles PV, Winter RB, et al. Adult idiopathic scoliosis treated by anterior and posterior spinal fusion. *J Bone Joint Surg Am*. 1987;69:843–850.

8. DiPaola CP, Molinari RW. Posterior lumbar interbody fusion. *J Am Acad Orthop Surg*. 2008;16:130–139.

9. Barrick WT, Schofferman JA, Reynolds JB, et al. Anterior lumbar fusion improves discogenic pain at levels of prior posterolateral fusion. *Spine (Phila Pa 1976)*. 2000;25:853–857.

10. Nachemson A, Zdeblick TA, O'Brien JP. Lumbar disc disease with discogenic pain. What surgical treatment is most effective? *Spine (Phila Pa 1976)*. 1996;21:1835–1838.

11. Khanna N, Deol G, Poulter G, Ahuja A. Medialized, muscle-splitting approach for posterior lumbar interbody fusion technique and multicenter perioperative results. *Spine (Phila Pa 1976)*. 2016;41(suppl 8): S90–S96.

12. Harms J, Jeszenszky D, Stoltze D, et al. True spondylolisthesis reduction and monosegmental fusion in spondylolisthesis. In: Bridwell KH, Dewald RL, eds. *The Textbook of Spine Surgery*. 2nd ed. Philadelphia: Lippincott-Raven; 1997:1337–1347.

13. Harms JG, Jeszenszky D. Die posterior, lumbale, interkorporelle Fusion in unilateraler transforminaler Technik. *Oper Orthop Traumatol*. 1998;10:90–102. [in German].

14. Kambin P. Arthroscopic microdiskectomy. *Mt Sinai J Med*. 1991;58:159–164.

15. Humphreys SC, Hodges SD, Patwardhan AG, et al. Comparison of posterior and transforaminal approaches to lumbar interbody fusion. *Spine (Phila Pa 1976)*. 2001;26:567–571.

16. Cole CD, McCall TD, Schmidt MH, et al. Comparison of low back fusion techniques: transforaminal lumbar interbody fusion (TLIF) or posterior lumbar interbody fusion (PLIF) approaches. *Curr Rev Musculoskeletal Med*. 2009;2:118–126.

17. Javernick MA, Kuklo TR, Polly Jr DW. Transforaminal lumbar interbody fusion: unilateral versus bilateral disk removal—an in vivo study. *Am J Orthop*. 2003;32:344–348.

18. Li H, Zou X, Laursen M, et al. The influence of intervertebral disc tissue on anterior spinal interbody fusion: an experimental study on pigs. *Eur Spine J*. 2002;11:476–481.

19. Wu RH, Fraser FJ, Hartl R. Minimal access versus open transforaminal lumbar interbody fusion: meta-analysis of fusion rates. *Spine (Phila Pa 1976)*. 2010;35:2273–2281.

20. Parajón A, Alimi M, Christos P, et al. Minimally invasive transforaminal lumbar interbody fusion: meta-analyses of the fusion rates. What is the optimal graft material? *Global Spine J*. 2015;05:A307.

21. Brantigan JW, Steffee AD, Lewis ML, et al. Lumbar interbody fusion using the Brantigan I/F cage for posterior lumbar interbody fusion and the variable pedicle screw placement system: two-year results from a Food and Drug Administration investigational device exemption clinical trial. *Spine (Phila Pa 1976)*. 2000;25:1437–1446.

22. Arnold PM, Robbins S, Paullus W, et al. Clinical outcomes of lumbar degenerative disc disease treated with posterior lumbar interbody fusion allograft spacer: a prospective, multicenter trial with 2-year follow-up. *Am J Orthop*. 2009;38:E115–E122.

23. Kuslich SD, Danielson G, Dowdel JD, et al. Four-year follow-up results of lumbar spine arthrodesis using the Bagby and Kuslich lumbar fusion cage. *Spine (Phila Pa 1976)*. 2000;25:2656–2662.

24. Rivet DJ, Jeck D, Brennan J, et al. Clinical outcomes and complications associated with pedicle screw fixation-augmented lumbar interbody fusion. *J Neurosurg Spine*. 2004;1:261–266.

25. Fuji T, Oda T, Kato Y, et al. Posterior lumbar interbody fusion using titanium cylindrical threaded cages: is optimal interbody fusion possible without other instrumentation? *J Orthop Sci*. 2003;8:142–147.

26. Sidhu GS, Henkelman E, Vaccaro AR, et al. Minimally invasive versus open posterior lumbar interbody fusion: a systematic review. *Clin Orthop Relat Res*. 2014;472:1792–1799.

27. Hosono N, Namekata M, Makino T, et al. Perioperative complications of primary posterior lumbar interbody fusion for nonisthmic spondylolisthesis: analysis of risk factors. *J Neurosurg. Spine*. 2008;9:403–407.

28. Davne SH, Myers DL. Complications of lumbar spinal fusion with transpedicular instrumentation. *Spine (Phila Pa 1976)*. 1992;17(suppl 6):S184–S189.

29. Krishna M, Pollock RD, Bhatia C. Incidence, etiology, classification and management of neuralgia after posterior lumbar interbody fusion surgery in 226 patients. *Spine J*. 2008;8:374–379.

30. Barnes B, Rodts Jr GE, Haid Jr HW, et al. Allograft implants for posterior lumbar interbody fusion: Results comparing cylindrical dowels and impacted wedges. *Neurosurgery*. 2002;51:1191–1198.

31. Okuda S, Oda T, Miyauchi A, et al. Surgical outcomes of posterior lumbar interbody fusion in elderly patients. *J Bone Joint Surg Am*. 2006;88:2714–2720.

32. Brantigan JW. Pseudoarthrosis rate after allograft posterior lumbar interbody fusion with pedicle screw and plate fixation. *Spine (Phila Pa 1976)*. 2004;19:1271–1279.

33. Abbushi A, Cabraja M, Thomale UW, et al. The influence of cage positioning and cage type on cage migration and fusion rates in patients with monosegmental posterior lumbar interbody fusion and posterior fixation. *Eur Spine J*. 2009;18:1621–1628.

34. Tokuhashi Y, Ajiro Y, Umezawa N. Subsidence of metal interbody cage after posterior lumbar interbody fusion with pedicle screw fixation. *Orthopedics*. 2009;32:259.

第 8 章　经椎间孔腰椎椎体间融合术

引言

后路腰椎椎体间融合术自 1950 年以来一直是一项非常流行的腰椎融合技术 [1]。然而，该技术需要切除双侧的小关节来获得充分的植骨操作空间 [2]。为了避免后路腰椎椎体间融合术（posterior lumbar interbody fusion, PLIF）的这一局限性，Harms 和 Rollinger 等在 1982 年开展了经椎间孔入路植入椎体间植骨块的技术 [3]。在经椎间孔腰椎椎体间融合术（transforaminal lumbar interbody fusion, TLIF）中，植骨块和融合器从后外侧经椎间孔通道植入撑开的椎间隙，同时辅以椎弓根螺钉内固定 [4]。TLIF 对硬膜囊和神经的牵拉更少，TLIF 与 PLIF 相比保留了对侧椎板和关节突，从而提供了更大的融合表面 [2, 3]。总体上，TLIF 比 PLIF 术后并发症更少，术中出血少，术后硬膜瘢痕化少 [5]。另外，由于 TLIF 是单侧入路手术，给术者保留对侧肌肉韧带复合体提供了机会 [6]。近年来，有些研究报道了改良后的开放 TLIF 术式，比如单节段手术的小切口 TLIF[4]。尽管微创 TLIF 手术（minimally invasive TLIF, MIS-TLIF）逐渐被应用，但开放 TLIF 手术仍然是主流。因为开放 TLIF 手术可以获得较高的融合率（>90%），并且并发症率与 MIS-TLIF 相当 [7]。

手术适应证与技术

适应证

任何融合术的目的都是稳定脊柱。表 8.1 列举了腰椎椎体间融合的适应证，表 8.2 列举了相对禁忌证。

表 8.1　腰椎椎体间融合的适应证

- Ⅰ度和Ⅱ度滑脱
- 导致间盘源性疼痛的退变性椎间盘病
- 反复发作的腰椎间盘突出症，伴有严重的机械性腰痛
- 间盘切除术后椎间隙塌陷，伴有神经根管狭窄和神经根病
- 反复发作（至少 3 次）的伴有神经根病的腰椎间盘突出症，伴或不伴有腰痛
- 假关节
- 椎板切除术后导致的后凸
- 创伤性不稳定
- 腰椎畸形（冠状面或矢状面失衡）

Adapted from Winn HR, Kliot M, Brem H. Youmans Neurological Surgery. Philadelphia, Elsevier Saunders; 2003

表 8.2　腰椎椎体间融合术的相对禁忌证

- 多节段（>3 节段）的退变性椎间盘病（畸形除外）
- 导致神经根病的单节段椎间盘病，但没有机械性腰痛或不稳的症状
- 严重的骨质疏松

Adapted from Mummaneni PV, Rodts GE, Jr. The mini-open transforaminal lumbar interbody fusion. Neurosurgery. 2005; 57(4 Suppl): 256 261; discussion 261; and Mummaneni PV, Haid RW, Rodts GE. Lumbar interbody fusion: state-of-the-art technical advances. Invited submission from the Joint Section Meeting on Disorders of the Spine and Peripheral Nerves, March 2004. J Neurosur Spine. 2004; 1(1): 24 30.)

手术技术

首先，在气管插管全麻的情况下把患者以俯卧位摆放在透射线的手术台上（图 8.1）。切皮前预防性应用抗生素。在进行 TLIF 操作之前，不要将患者摆放于一个平背甚至后凸的体位，否则患者腰椎会被融合在一个非生理状态的位置[4]。将患者髋关节过伸来使得患者获得一个合适的腰椎前凸角。主要受压点需要垫软垫，手术区常规消毒铺巾，保证无菌。利用双平面 X 线透视机进行手术节段的准确定位。以一个 5～7 cm 长的纵切口切开皮肤，分离牵开皮下肌肉、软组织，暴露出椎板、关节突和横突（图 8.2）。是否采取椎板切除或关节突切除取决于患者的临床表现。一般情况下，至少需要在症状严重侧进行单侧椎板切除和部分关节突切除[5]。过程中要小心探查和保护好出口神经根。

神经充分被减压后，进行标准的椎弓根螺钉内固定术，以及标准的椎间盘切除术。在充分去除终板软骨的同时，要保护好骨性终板结构以避免植入物的下沉[8]。利用试体和内固定螺钉撑开椎间隙（图 8.3）。

将椎间融合器装填好自体骨后植入椎间隙，期间用神经拉钩牵开并保护好走行神经根，同时尽可能减少对硬膜囊的牵拉。将第一枚椎间融合器打入超过椎体后缘后，需要在进一步打入的同时将其移向中线，为同侧第二枚融合器的植入创造空间（图 8.4 和图 8.5）。

椎体间植骨完成后，需要放置椎弓根螺钉和棒，然后进行椎体间加压，在维持椎间隙高度的同时恢复腰椎前凸。这一步可以对融合器进行加压，预防融合器移

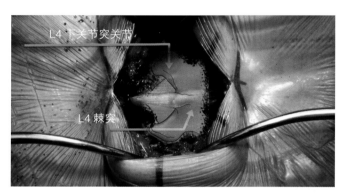

● **图 8.2** 在开放 TLIF 手术中，确定手术节段的步骤包括以下几个方面：确定上下棘突、终板、关节突和横突。可以将成角的定位钳插入拟手术节段的棘突下方，再进行 X 线透视来确定手术节段

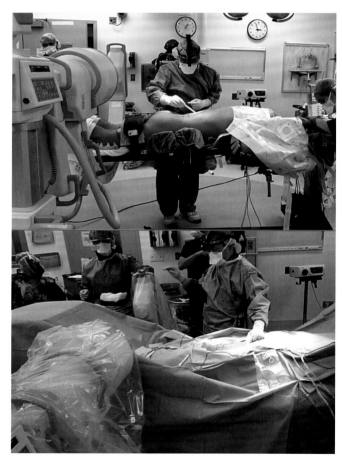

● **图 8.1** 患者以俯卧位被摆放在透 X 线的手术台上，骨性突起需要用软垫保护。建议在以下三个时间点用 X 线透视确定手术节段：（1）切皮前；（2）暴露完骨性结构以后；（3）椎间盘切除前

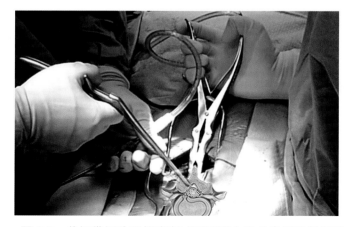

● **图 8.3** 黄韧带切除和侧隐窝减压可以在手动牵开椎板间隙的情况下完成。这一步在退变严重的患者中尤为适用。也可以用椎板间自动牵开器。在完成目标神经根减压后，就可以进行间盘切除

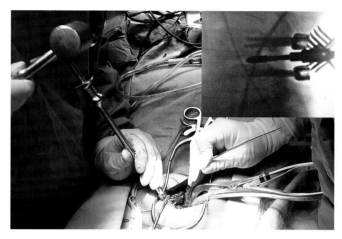

● **图 8.4**　切除间盘后，植入融合器试体。这一步需要小心操作，因为用力过度可能会导致终板骨折，继发融合器下沉和假关节形成

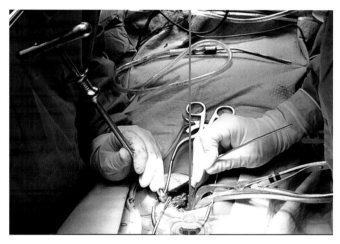

● **图 8.5**　以一个近乎垂直地面的角度植入融合器，然后倾斜融合器把持器，使得融合器置于椎间隙前中部。将自体骨颗粒作为植骨材料在植入融合器前填入融合器，以促进植骨融合

位并促进融合。

　　利用可吸收线对腰背筋膜和皮下组织逐层缝合，用订皮器或者尼龙线缝合皮肤。

局限性

　　与其他椎间融合术不同的是，开放 TLIF 的适应证很广。然而，它的主要局限性在于不适用于多节段融合以及骨质疏松的患者。尽管 TLIF 可以被用于任意腰椎节段，但总体上 TLIF 手术不超过 3 个节段。一旦超过 3 个节段，TLIF 的手术时间就会非常长。另外，在

上腰椎进行 TLIF 必须小心。因为上腰椎有脊髓圆锥，TLIF 可能造成相应部分的脊髓损伤。L1-2 风险最高，其次是 L2-3。

　　给骨质疏松患者施行 TLIF 非常容易在终板准备和融合器植入时造成终板破坏，继发融合器下沉和内固定松动。因此，在给骨质疏松患者做 TLIF 时要格外小心地进行终板准备和内固定植入。

手术步骤

第一步：暴露

● 推荐骨膜下剥离，同时暴露手术节段上下两个椎体（棘突、关节突、横突）。

● 首先从中线棘突下松解黄韧带，然后向侧方分离切除。

● TLIF 的安全工作区的界限：内侧边界是硬膜囊和过往神经根，上界是出口神经根，下界是下位椎体的椎弓根，外侧界是椎间孔外侧区。

● 上位椎体的下关节突要切除，随后下关节突就暴露出来了。术者可以根据个人喜好使用 Kerrison 咬骨钳、高速磨钻或者骨刀来切除下关节突。这一步需要注意的是不要向下压关节突关节，因为出口神经根就在其下方。

● 清楚地探查出口神经根、走行神经根、硬膜囊、椎间盘的位置。

第二步：椎间盘定位和切除

● 一旦定位到椎间盘，就可以开始切除纤维环，有时需要用双击电凝烧灼硬膜外静脉丛来减少出血。

● 建议用 11 号刀切除纤维环，第一刀建议与出口神经根平行，最终需要彻底切除整个间盘。

● 进行终板准备，同时小心不要破坏终板下骨。

● 如果椎间隙明显塌陷，建议用旋转扩张器扩张椎间隙。

● 植入椎间融合器试体，试体与终板紧密结合视为合适。

● 用尖镊子将准备好的颗粒状自体骨填入椎间隙前部，随后将大小合适的椎间融合器植入椎间隙的前中部。

第三步：融合器选择的原则

无论使用哪种融合器（C 形 / 香蕉形，直形 /PLIF 融合器，可扩张融合器），都必须把融合器放到椎间隙的

前中部，并且不破坏终板。尽量让融合器两端面与骨接触，从而促进融合，提高稳定性。

第四步：植入椎弓根螺钉

- 在射线或导航辅助下植入同侧或对侧椎弓根螺钉。同时根据术者习惯在进行间盘切除术期间利用螺钉进行牵开或加压。
- 侧位和前后位术中 X 线可用于确定螺钉和融合器位置是否合适。

第五步：后外侧融合术

- 先将关节突、残留的椎板和横突去皮质化，然后将 BMP 或者自体骨颗粒植于其表面。

关闭切口

- 逐层关闭切口，筋膜层和脂肪层要拉近，浅表皮肤要无张力缝合以满足患者对美观的要求。
- 通常对于出血不多的单节段 TLIF，并不建议留置引流管。

术后护理

- 建议术后早期活动。
- 术后第一天如果患者不能下地走动可以考虑进行深静脉血栓预防锻炼。
- 有效的疼痛管理。

并发症/不良反应

- 非甾体类抗炎药的应用不利于融合。
- 过早地恢复正常锻炼和活动可能导致融合器移位和假关节形成。

要点概述

- 终板准备是关键。
- 可扩张融合器的应用可以使得对侧减压[9]。
- 从症状侧建立手术入路。
- 不要过度撑开可扩张融合器，以免终板损伤。
- 导航可以减少术中 X 线的使用[10]。

- 推荐利用术中神经电生理监测来确认螺钉植入后椎弓根壁是否完整。
- 利用骨刀而不是高速磨钻来切除关节突，从而保留下尽可能多的自体骨用于植骨。

总结

开放 TLIF 是一种有效的直接减压技术。最新的研究表明开放 TLIF 与 MIS-TLIF 相比在临床和影像学预后上均没有显著差异（临床表现、感染率、融合率）。如果手术目的主要是恢复矢状位序列，那么前路腰椎椎体间融合术或椎间孔外侧入路腰椎椎体间融合术可能更为合适。另外，开放 TLIF 的费用比 MIS-TLIF 更低[11]。

（Mauricio J. Avila, Ali A. Baaj, Rodrigo Navarro-Ramirez, Roger Härtl 著　邹　达 译　郭新虎 审校）

参考文献

1. Cloward RB. The treatment of ruptured lumbar intervertebral discs by vertebral body fusion. I. Indications, operative technique, after care. *J Neurosurg*. 1953;10(2):154–168.
2. Winn HR. *Youmans Neurological Surgery*. 5th ed. Philadelphia: Elsevier Saunders; 2004.
3. Harms J, Rolinger H. [A one-stager procedure in operative treatment of spondylolisptheses: dorsal traction-reposition and anterior fusion ([author's transl]). *Z Orthop Grenzgeb*. 1982;120(3):343–347. [in German].
4. Mummaneni PV, Rodts Jr GE. The mini-open transforaminal lumbar interbody fusion. *Neurosurgery*. 2005;57(suppl 4):256–261; discussion 61.
5. Rosenberg WS, Mummaneni PV. Transforaminal lumbar interbody fusion: technique, complications, and early results. *Neurosurgery*. 2001;48(3):569–574; discussion 574–575.
6. Mura PP, Costaglioli M, Piredda M, et al. TLIF for symptomatic disc degeneration: a retrospective study of 100 patients. *Eur Spine J*. 2011;20(suppl 1):S57–60.
7. Wu RH, Fraser JF, Hartl R. Minimal access versus open transforaminal lumbar interbody fusion: meta-analysis of fusion rates. *Spine*. 2010;35(26):2273–2281.
8. Baaj AA, Mummaneni PV, Uribe JS, et al., eds. *Handbook of Spine Surgery*. 2nd ed. New York: Thieme; 2012.
9. Alimi M, Shin B, Macielak M, et al. Expandable polyaryl-ether-ether-ketone spacers for interbody distraction in the lumbar spine. *Global Spine J*. 2015;5(3):169–178.
10. Lian X, Navarro-Ramirez R, Berlin C, et al. Total 3D Airo navigation for minimally invasive transforaminal lumbar interbody fusion. *Bio Med Res Int*. 2016, article 5027340.
11. Sulaiman WA, Singh M. Minimally invasive versus open transforaminal lumbar interbody fusion for degenerative spondylolisthesis grades 1-2: patient-reported clinical outcomes and cost-utility analysis. *Ochsner J*. 2014;14(1):32–37.

第 9 章　微创经椎间孔腰椎椎体间融合术

引言

微创经椎间孔腰椎椎体间融合术（minimally invasive transforaminal lumbar interbody fusion, MITLIF）可以恢复椎间高度、腰椎前凸，并且可以在实现椎管和椎间孔间接减压的同时有效保护后方韧带复合体。开放经椎间孔腰椎椎体间融合术（open transforaminal lumbar interbody fusion, OTLIF）中解剖标志物的充分显露要求较多的肌肉剥离，并在肌肉高张力下使用较大的自动撑开器，可在竖脊肌中产生 61～158 mmHg 的压力[1]。由此产生的长时间牵拉会导致肌肉缺血改变，导致肌肉纤维直径减小、纤维增生和脂肪浸润[2]。这些退行性改变，连同稳定性韧带结构的破坏，是慢性腰痛、平背综合征和开放腰椎手术后患者功能评分降低的主要原因[3]。

Foley 等[4] 在 2003 年介绍了 MITLIF，与 OTLIF 的目的相同，同时尽量减少医源性软组织损伤。通过顺序放置管状牵开器，可以保持肌肉纤维的连续性，并使伤口边缘的压力均匀分布。MITLIF 的批评者会强调一些技术局限性，包括因为后外侧通常不显露导致的融合面积减少，并且较高程度依赖于术中透视成像，增加了外科医生、患者和手术室工作人员的辐射暴露。缺乏解剖标志的显露和有限的操作空间显著增加了手术医生的学习曲线[5]。为了减少患者和手术人员的辐射暴露风险，外科医生有必要遵循标准的患者评估流程和围术期护理。本章目的是详细描述 MITLIF 术前评估、术中技术、患者预后和如何避免并发症。

手术适应证

MITLIF 与 OTLIF 具有相同的适应证；两者都通过放置于前柱的椎体间结构性内植物恢复椎间高度，该内植物承担着脊柱间传导的 80% 负荷。这重建了两个椎体之间的正常矢状面序列，并使关节突关节相较于原有位置松解，从而实现了椎管和对侧神经根的间接减压。MITLIF 可有效治疗症状性腰椎滑脱、伴腰椎不稳的腰椎管狭窄症、复发性椎间盘突出，以及继发于外伤、假关节或医源性的不稳定。

局限性

关于 MITLIF 的禁忌证和局限性可以分为绝对禁忌证和相对禁忌证。OTLIF 和 MITLIF 的绝对禁忌证包括共根畸形、急性创伤或活动性感染。由于神经根有限的活动性限制了对椎间盘的显露，因此共根畸形的异常位置和异常神经根连接使得 TLIF 的安全性能几乎不可能实现（图 9.1）。由于椎体终板的急性创伤，导致没有稳定的基础来分散应力或支撑椎间融合器，这大大增加了骨不连或融合器移位的风险。活跃的全身感染是 TLIF 的禁忌证，也是其他使用金属内植物的择期性骨科手术的禁忌证。然而，值得注意的是，后路脊柱的钛质椎间融合器的植入在治疗椎间盘炎或椎体骨髓炎方面是安全有效的，因为它为愈合提供了必要的稳定性。治疗包括抗生素治疗，通常为 12 周，和彻底的开放入路软组织清创[6]。相对禁忌证包括严重的硬膜外瘢痕、严重骨质疏松症或 Ⅲ 度、Ⅳ 度腰椎滑脱。对于病态肥胖或因烧伤、外伤、皮肤损伤引起的软组织损害，MITLIF 可能优于 OTLIF。

当椎间隙严重塌陷或有明显的骨赘形成时，尤其是在椎间隙后缘，MITLIF 操作的复杂性会增加（图 9.2）。当遇到这些病例时，应该仔细观察术前影像，是否存在显著不稳定或椎间盘内真空征。这两个征象都表明椎间盘周围的软组织松弛，可有助于恢复高度。当骨赘生

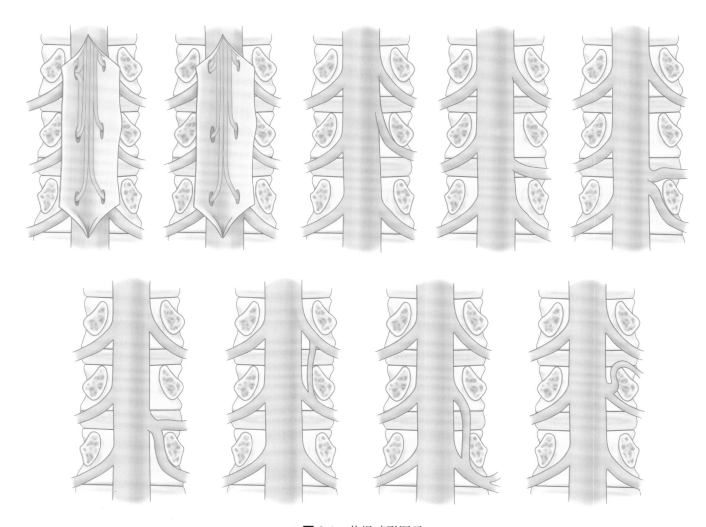

● **图 9.1**　共根畸形图示

长过度覆盖椎间盘时，经验丰富的外科医生可以使用骨刀或骨钻清除，从而获得进入椎间隙的入口。

总体上，没有哪种特定情况 OTLIF 明显比 MITLIF 更适合；然而，这取决于外科医生对每种技术掌握的程度。值得注意的是，腰椎椎弓根间距向头侧逐渐缩小使得在 L3-4 以上节段进行 MITLIF 手术更加困难。在此区域进行关节突截骨后会发现硬膜囊和一个较小的 Kambin 三角区域，这会增加硬膜撕裂或因牵拉引起的术后神经根病的风险。

手术技术

术前规划
患者病史

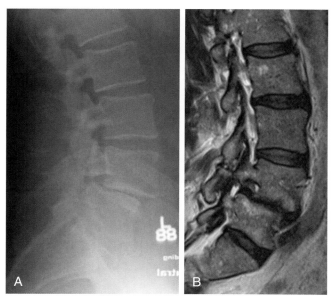

● **图 9.2**　椎间隙塌陷伴 L5 后上缘骨赘形成覆盖椎间隙

应注意到神经根症状的偏侧性，双侧症状时，应通过仔细问诊和诱发性查体来确定哪一侧症状更明显。一般来说，关节突截骨应在症状较重的一侧进行，而对侧症状可以通过间接减压或直接减压来解决，方法是潜行减压棘突和对侧小关节。一定要考虑到是否存在先前手术进行的减压或椎间盘切除，尤其是术者经验尚不丰富时。

当进行微创入路时，后外侧无法显露，这样使得植骨融合面积相较于开放入路减少。因此，外科医生可以选择使用骨形态发生蛋白（BMP-2）填在椎间融合器的前方或内部，以帮助实现稳固的融合。值得注意的是，以这种方式使用 BMP-2 被认为是超说明书使用，因此在获得知情同意的同时，还必须考虑患者的相关风险因素。任何既往或活动性癌症的病史都应排除使用；对于育龄妇女，如有必要，应进行妊娠试验。同时建议她们避免在手术后一年内再怀孕。BMP-2 通常搭载于胶原海绵内使用，可以放置在椎间融合器前部，也可以装载于融合器中心的海绵条中。当使用 BMP-2 时，作者倾向于放置在椎间融合器内部，以限制其与神经结构的接触，其可能导致术后神经根炎。一些外科医生还利用纤维蛋白胶封闭纤维环切口，以防止 BMP-2 进入椎间孔，从而导致异位骨化[7]。

影像

术前正位（AP）和侧位 X 线片可以评估椎间隙高度、矢状面序列和骨赘情况，而屈伸位片则可评价节段稳定性。在没有神经症状的情况下，术前磁共振成像（MRI）可能不必要。如果患者有 MRI 的禁忌证或既往手术内固定的影响，会模糊图像，那么应该考虑计算机断层扫描（CT）脊髓造影。这些检查能够使外科医生确定中央管、侧隐窝或椎间孔狭窄与患者症状学和查体结果的相关性。关节突肥厚可以通过正位 X 线影像进行评估；然而，CT 有助于手术计划的制订，因为严重的骨赘形成可能会影响关节间隙的成像，这是术中的一个重要解剖标志。对侧关节突压迫性骨赘的减压可能需要使用椎间孔咬骨钳在进行对侧减压时切除部分上关节突。CT 也可以与 MR 图像进行比较，以确定致压物主要由骨性或软组织结构引起。最终，选择哪侧入路和减压的程度取决于患者的症状而不是单纯 CT/MRI 结果。这些扫描主要用于评估是否存在异常解剖，并为手术操作制订安全的计划。

骨密度检测并不是常规的，但是，在有风险的患者中应该考虑进行检查，因为在骨量减少和骨质疏松的患者中，椎间融合器下沉或移动的发生率要高很多。对于骨质量较差的患者，选择后外侧融合可能会更多平衡风险 - 获益比。

手术步骤
患者体位

全身麻醉诱导后，把患者翻身转到手术床上。有两种常用的手术床。带有射线可透的柱子和胸垫的 Jackson 手术床是合适的；然而，作者认为，这种构造可能会造成异常过度的腰椎前凸。作者更喜欢使用 Wilson 手术床，垫子向尾端放置，以提供骨盆和膝关节良好的支撑。这会形成更符合解剖特点的腰椎前凸序列，这有助于进入神经根下的椎间盘空间。但是，使用 Wilson 手术床必须小心，未能按上述方法摆放体位可能导致腰椎前凸丧失，使患者融合曲度较为平直。

理想情况下，C 臂和监护仪应放置在外科医生对面，以便于术中可视，并提供工作空间。T 形杆附件也应固定在外科医生对面，以支撑将管状牵开器固定的柔性臂（图 9.3、图 9.4）。神经电生理监测在常规退变性脊柱手术中的应用仍然存在争议。作者使用体感诱发电位和自动运行的肌电图（EMG）。这些监测方式会提醒外科医生在椎间盘切除或椎间融合器嵌入时是否存在神经根的过度牵拉。如果使用，最重要的是，与手术节段相符合的、准确的皮肤和肌节监测。运动诱发电位也可以被监测；然而，作者不经常使用这种方式。

经皮椎弓根螺钉

根据外科医生的喜好，经皮脊柱内固定可以采用单 C 臂或双 C 臂技术。在使用双 C 臂时，最主要的障碍是术前的正确定位。第一个 C 臂应移到与手术床垂直的位置，以便进行侧位透视，然后将 C 臂倾斜朝向床头，使其靠近手术床底面。用于 AP 透视的第二个 C 臂应与手术床成一定角度，并应朝向手术床尾端（图 9.5）。在单 C 臂技术中，关键的一步是使影像增强器垂直于上终板，使处于旋转状态的椎体成中立位显像，棘突处于椎体中部，双侧椎弓根大小一致，并与椎体侧壁的距离相等（图 9.6）。

一些外科医生更喜欢在开始手术前画出每个椎弓根

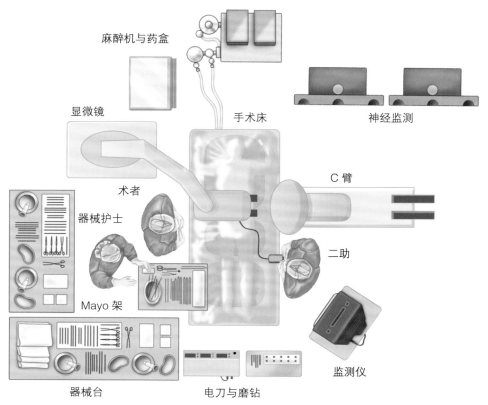

麻醉机与药盒

神经监测

显微镜

手术床

术者

器械护士

C 臂

二助

Mayo 架

监测仪

器械台

电刀与磨钻

● **图 9.3**　使用单透视机时手术室配置

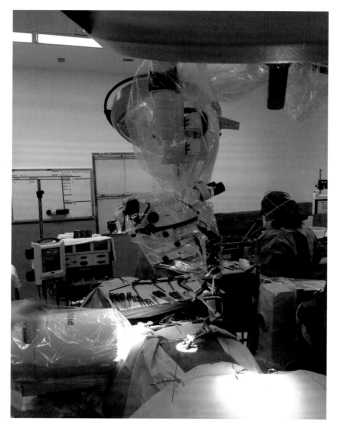

● **图 9.4**　作者推荐的手术室配置

螺钉的切口，首先确定每个椎弓根的中心，然后在这个点的外侧 1 cm 做一个标记。根据作者的经验，这种标记位置会随着每根导丝的插入而发生偏移，这可能导致切口的位置不理想。相反，每个 Jamshidi 针的入点应该按顺序标识和标记（图 9.7）。使用 10 号刀片切开皮肤，穿透筋膜层。利用透视引导和针尖感触反馈，将 Jamshidi 针定位在横突和上关节突交界处。然后在透视引导下推进 Jamshidi 针，使针尖在到达正位椎弓根内侧缘之前，在侧位图像上到达椎弓根 - 椎体交界处（图 9.8 ~ 图 9.10）。这通常对应于大约 2.0 cm 的插入深度。然后通过导丝，感觉探触松质骨。作者更喜欢使用镍钛合金丝而非不锈钢丝。镍钛合金可以使金属丝弯曲并远离手术野，而不会形成永久性的扭结。这种扭结可能造成螺钉置入困难，把螺钉放在金属丝上，可导致在攻丝或螺钉置入过程中，推进金属丝深入或超出椎体。一旦所有的导丝都放置后，就可以用巾钳将它们固定在一边，为放置管状牵开器创造空间。或者在此时，可以在计划 TLIF 入路的对侧置入螺钉（见下文）。如果以这种方式，可以在对侧置入固定棒并适量撑开椎间隙。

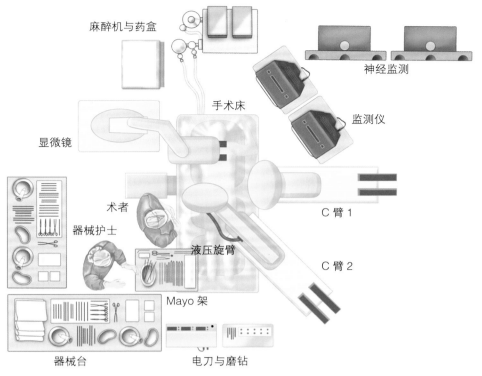

麻醉机与药盒

神经监测

手术床

监测仪

显微镜

C 臂 1

术者

器械护士

液压旋臂

C 臂 2

Mayo 架

器械台

电刀与磨钻

● **图 9.5**　双透视机时手术室配置

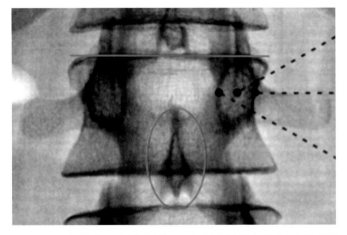

● **图 9.6**　实际的正侧位图像，显示平行的上终板以及没有倾斜的棘突（卵圆形）。椎弓根应显示为轮廓清晰的卵圆形

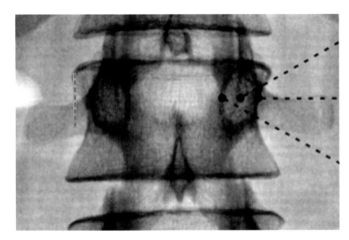

● **图 9.7**　椎弓根螺钉置入的计划切口

管状通道与减压

　　管状通道放置和减压开始于一个椎弓根螺钉切口的延长，以允许顺序扩张和放置直径为 18～26 mm 的管状牵开器。牵开器大小的选择取决于患者身材的大小、外科医生的偏好以及小关节肥厚的程度。对于身材较大的患者，或关节突明显肥大的患者，较大的管状牵开器

使 TLIF 的定位和操作更加容易。对于身材较小的患者，较大的管状通道可能会撞击棘突或椎板，限制了插入的深度，反而影响了术野的显露。可以通过上椎弓根切口或下切口进入；但是，通常下切口由于靠近减压区域，因此更容易进入。作者倾向于使用一根 18 mm 的套管，在下椎弓根穿刺时将牵开器插入皮肤，以确保操作开始时切口大小合适。顺序扩张竖脊肌组织，以尽量减少小

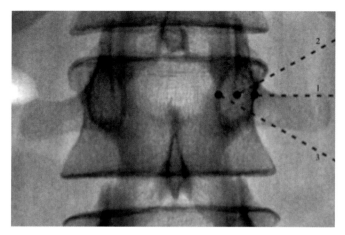

● **图9.8** 穿刺起始点（1）应在椎弓根外侧皮质边缘。在前进 1.5 cm 后，尖端应在椎弓根（2）的中心，最后在插入 > 2 cm 后在第 3 点结束

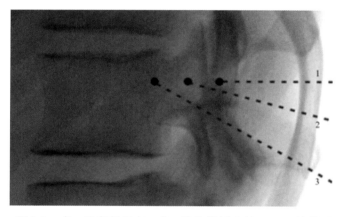

● **图9.9** 点 1 是穿刺起点，点 2 是尖端插入约 1.5 cm 的位置，点 3 对应于 >2 cm（进入椎体后部）

关节面上组织残留；然而，任何残留的组织可以烧灼剔除和用髓核钳咬除。

　　然后用单极电凝将关节突关节囊烧灼剥离，以显示关节间隙（图 9.11）。可以使用高速磨钻，或用骨刀和锤子进行下关节突切除，用作自体骨植骨材料（图 9.12）。然后对上关节突重复这个过程，在与椎体终板平行的平面上切除。关节突切除的边缘可以用 Kerrison 咬骨钳进行修正，以确保下关节突切除至椎弓峡部，而上关节突的切除则向下延伸到其与椎弓根相交的基底部。向中部，Kerrison 咬骨钳可咬除同侧椎板进行半椎板切除。对于有双侧症状的患者，旋转手术台远离外科医生并倾斜通道，可使用磨钻和 Kerrison 咬骨钳将棘突、对侧椎板和对侧上关节突切除减压（图 9.13、

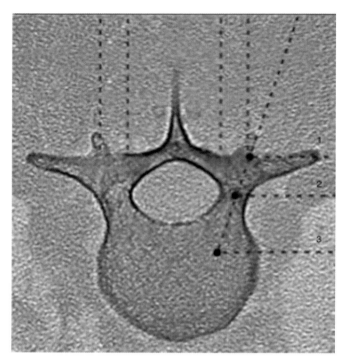

图9.10 Jamshidi 进针法的轴向显示

图 9.14）。在进行对侧减压时，应保留黄韧带，直到完成所有的骨性结构切除，以保护硬膜囊。对侧减压可在放置椎间融合器之前或之后进行。

椎间隙准备与椎体间植骨

　　椎间隙的识别有时是很有挑战性的。作者的首选技术是利用 4 号剥离子和双极烧灼相结合，将软组织从下位椎弓根 - 椎体交界处向上清除（图 9.15）。止血材料在这个步骤中有助于阻止硬膜外静脉丛出血。一旦椎间盘被正确地识别出来，就可以用 11 号或 15 号长柄刀片在纤维环上做矩形切口。用髓核钳咬除切开的纤维环以进入椎间隙，可以使用撑开器、刮刀、刮匙和骨锉进行椎间隙准备。作者首选的方法是从最小的撑开器开始顺序撑开椎间隙（通常 6 ~ 7 mm）。在严重椎间隙塌陷的情况下，让每个撑开器在短时间内保持撑开，以起到软组织松解的目的。这会使得后续的撑开更容易，并且降低了终板损伤的风险。当中等的力量就可撑开两个椎体时，此时就达到了最佳的椎间隙高度；这种撑开器的尺寸与所需椎间融合器的高度相一致。一旦确定了最佳试验尺寸，并通过侧位透视确定了最佳尺寸，则可使用一个较小尺寸的骨刀，并在不同方向上多次搅动。然后用环形刮匙彻底清除终板软骨，用锉刀使终板点状

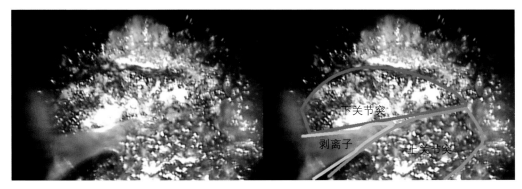

● **图 9.11**　用 4 号剥离子探查关节突关节间隙

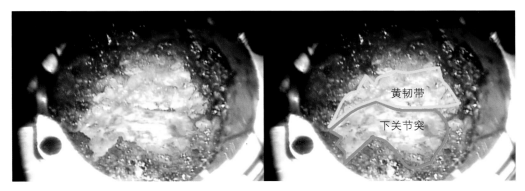

● **图 9.12**　下关节突切除后，显露上关节突和部分黄韧带

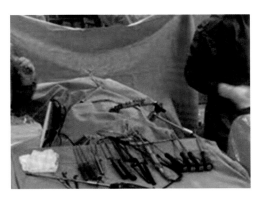

● **图 9.13**　手术台向外科医生旋转，通道倾斜角度加大，以完成对侧减压

出血。用长的髓核钳来清除椎间盘碎片。盐水冲洗椎间隙也有助于清除残余的椎间盘碎片。彻底的椎间盘切除并处理椎体终板至点状出血，有助于最大限度地提高融合的可能性。同时，必须避免破坏终板，这可能会损害稳定性，增加椎间融合器下沉的风险。

在上述步骤中，器械护士应该准备好椎间融合器，用自体骨或同种异体骨填充。也可以使用一小块BMP-2 浸泡过的胶原海绵；但是，必须考虑到这可能

诱发术后暂时性神经根炎或椎间孔过度成骨。同样需要注意的是，这种情况下使用 BMP 是超适应证使用。最后应在直视的情况下将椎间融合器嵌入，以避免牵拉或损伤神经根和硬膜囊。

椎弓根螺钉置入

在透视引导下，将直径低于所需螺钉直径 1 mm 的攻丝穿过每个导丝，并推进到椎弓根 - 椎体连接处的水平。必须小心确保移除攻丝时导丝不会向后移动。然后插入带有延长杆的螺钉，以利于固定棒在筋膜下通过。在置入固定棒前，螺钉帽之间的筋膜层应该用刀片切开。沿着这个间隙用手指探查，可以确认筋膜已经裂开，固定棒有空间通过。利用延长杆及拇指的探查，通过触觉反馈，以确定固定棒是否在适当的位置。为了确认棒的位置，杆 - 螺钉接头可能会扭转；如果它不旋转，固定棒必须在两个杆之间。然后，可通过对准导轨置入螺钉。在此阶段，应使用透视导向装置，以确保导杆垂直于螺钉帽。此步骤偏差可能会导致钉帽固定螺母螺纹交叉，会导致固定棒松动和内固定结构的失败。在最

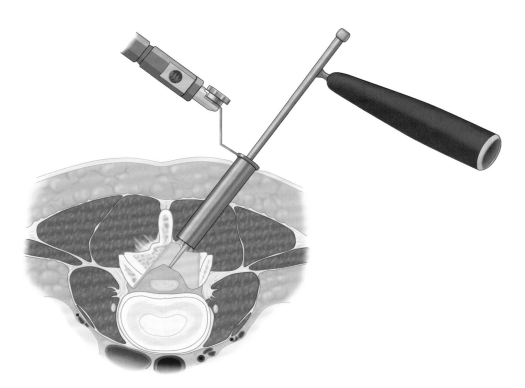

●**图 9.14**　通过对棘突下、对侧椎板下和上关节突潜行切除完成对侧减压

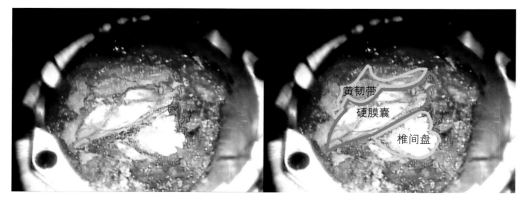

●**图 9.15**　椎间盘与硬膜囊、残留的黄韧带一起显示出来

后拧紧螺母前，可以适量加压以使融合器嵌紧，并恢复节段性前凸。注意，这种操作可能会导致椎间孔高度的轻微下降，这可能导致对侧神经根受压，尤其是在对侧没有进行彻底的减压时。

在腰椎滑脱的情况下，可复位的程度和容易程度取决于多个因素，包括症状持续时间、滑脱类型和患者身体状况。通常，腰椎滑脱可以通过患者的手术体位得到部分复位。椎间盘切除和椎间融合器的嵌入有助于软组织的松解，这也有助于恢复序列。最后，在固定钛棒时，通过拧紧前滑移椎体的螺钉可以实现复位（图9.16）。在这个过程中，椎间融合器作为一个支点，当固定棒在螺钉帽锁紧时，椎体会向后滑动复位。当遇到骨质疏松，螺钉把持力不好的情况时，需要注意避免过度用力复位，因其可能会导致椎弓根螺钉拔出。如前所述，MITLIF 通常用于治疗 I 度或 II 度腰椎滑脱，对于大多数外科医生来说，更重程度的滑脱被认为是相对禁忌证。一般来说，只要进行了充分的减压，滑脱复位的程度并不影响患者的预后。在这三步操作后，残留 I 度的滑移是可以接受的，因为追求完全复位可能弊大于利。

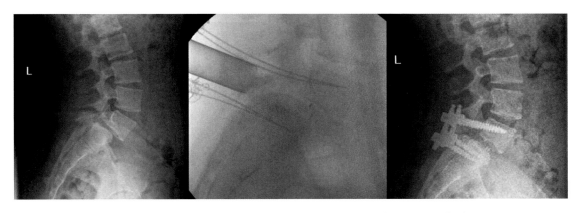

●**图 9.16**　滑脱在摆放体位、椎间盘切除和内固定后进行性复位

伤口闭合

应仔细止血，然后充分冲洗，尤其是当使用 BMP-2 时。应松解拴系在螺钉周围的肌肉纤维，这可能是术后不适的一个原因。局部麻醉剂在缝合后注射在筋膜下和皮下组织。切口应分层闭合，并覆盖液体黏合剂敷料。

术后护理

术后护理工作其实从最初的门诊就诊时就开始了，此时应向患者介绍典型的术后恢复过程。建立准确的患者期望对于实现良好的预后和高水平的患者满意度至关重要。下腰部疼痛和酸痛是预料之中的症状，并可能发生由肌肉痉挛引起的罕见的剧痛。作者试图避免使用患者控制的镇痛方案，而使用口服麻醉剂和肌肉松弛剂。在术后使用腰骶支具（lumbosacral orthosis, LSO）可以缓解行走时的肌肉痉挛；然而，在作者的实践中，LSO 并不常规使用。受监督的理疗应包括关于家庭理疗计划的培训和教育。通过减少软组织损伤，MITLIF 可显著减少术后疼痛和并发症发生率，这意味着患者通常可以在术后第一天出院回家。

并发症

MITLIF 的总体并发症与 OTLIF 相似，可分为技术性、全身性和感染性。技术上的并发症包括硬膜撕裂、螺钉位置不良、神经根损伤和椎间融合器移位。全身并发症主要包括肺炎、尿路感染和深静脉血栓形成。由于通道牵开器仅需较小的切口，可避免产生死腔，所以 MITLIF 术后降低了伤口浅层或深层感染的风

险。最近，Wei 等[8] 对 14 项比较 MITLIF 和 OTLIF 的研究进行了系统回顾，重点是并发症的发生率。他们发现 MITLIF 组的并发症发生率为 11.87%（54/455 例），而 OTLIF 组为 14.35%（64/446 例）。他们还报告，与 OTLIF 组相比，MITLIF 组的伤口感染率显著降低（12% vs 25%）。尽管普遍认为 MITLIF 是一种技术要求更高、学习曲线陡峭的手术，但两组报告的技术并发症非常相似（29 例 MITLIF vs 28 例 OTLIF）。

许多与 MITLIF 相关的技术并发症可归因于视野局限和局部解剖结构识别困难。无论是通过基于椎弓根的牵开系统还是静态的套管牵开器进行手术，都需要对解剖结构进行全面了解，以弥补缺乏解剖标志物的局限。与大多数脊柱手术一样，安全的 MITLIF 首先要对手术节段进行正确识别，并在牵开器系统置入后进行透视确认节段。在标准的侧位透视中，通道应直接与椎间隙成一直线，而在正位透视中，通道应位于小关节连线的内侧（图 9.17、图 9.18）。一旦通道锚定在小关节上，外科医生就可以开始用电刀烧灼暴露关节。注意识别关节突之间的关节间隙，这是一个关键的标志，可引导外科医生进行关节突截骨。在骨性结构切除后，必须同时注意观察出口根和走行根，以便在 Kambin 三角区建立安全的操作区域（图 9.19）。

在滑脱的情况下，出口根往往出现在一个较低的位置，因此可能会混淆为椎间盘。此外，当处理 L5-S1 节段时，要注意 S1 根从硬膜囊相对较前位置发出是很重要的。彻底的椎间隙准备是实现关节融合的必要条件；然而，过度刮除、牵拉可能导致终板破坏，这是融合器下沉和移位的一个因素。外科医生也必须注意不要破坏前纵韧带，因为前纵韧带为大血管、交感神经

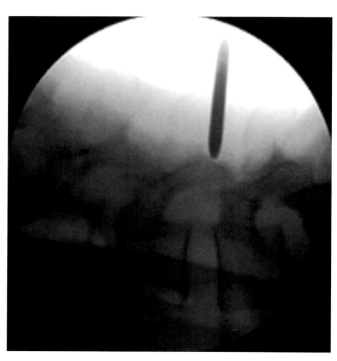

● 图 9.17　侧位透视，第一个扩张套管与椎间盘成一条直线

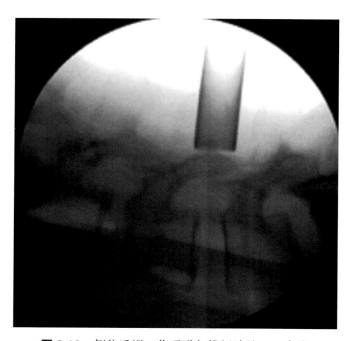

● 图 9.18　侧位透视工作通道与椎间隙处于一直线上

节和腹膜提供了一个保护层，同时也防止了术后椎间融合器的前移。

神经根损伤是 MITLIF 的一个令人担忧的并发症，尤其是在手术的初始学习阶段。减少这一并发症主要依赖于正确的通道位置和解剖空间意识。如果外科医生难

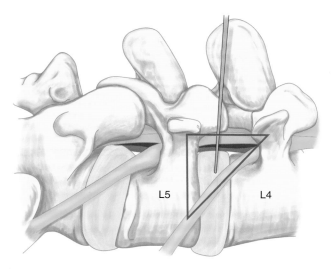

● 图 9.19　Kambin 三角由出口根、关节突和下位椎体上终板组成。它构成了 MITLIF 的安全操作区域（From Herkowitz HN, et al. Rothman-Simeone The Spine. 5th ed. Philadelphia: Elsevier/Saunders; 2006: 945–952, Fig. 57-1.）

以识别局部解剖标志物，这可能是通道未处于正确的位置。通道位置发生任何变化后，应通过透视再次确认其位置和角度。如果通道过于偏向中部，走行根和硬膜囊有被牵拉或直接损伤的危险。相反，如果导管的角度太偏向侧方，则出口根可能直接在可触及范围内，使其有损伤的风险。神经根在椎间融合器嵌入时也有损伤的风险。此步骤应始终在直接可视化下进行，以避免神经根直接嵌压或将其卷入椎间隙中。神经根损伤也可继发于椎弓根螺钉位置不良。

安全的经皮椎弓根螺钉内固定的第一步是将椎体与影像放大器对准。棘突应直接居中，而双侧椎弓根基底大小应相等，并且与上终板和侧壁的相对位置对称一致。最后，上终板应平行对齐，使其看起来为一条线。为避免损伤上终板，进针点应位于 8 点钟或 4 点钟方向，Jamshidi 针的轨迹应指向椎弓根中心。这项技术还可以防止破坏小关节，其可能会加速相邻节段病变的进展[9]。一旦定位在理想的位置，Jamshidi 针头将延伸至椎弓根的长度，大约为 2 cm，针尖始终保持在椎弓根的皮质密度内（图 9.20）。如果 Jamshidi 针尖在插入 2 cm 前穿过椎弓根的内侧皮质，它可能已经突破了椎弓根内壁，应该拔出并重新定向。沿着 Jamshidi 针的深度标记物有助于识别插入深度，或者，一旦获得了合适的入点，可以使用直尺和标记物在皮肤上方 2 cm

同时最小化下沉的风险。当椎间隙植骨床准备和融合器放置正确时，MITLIF 融合率接近 90% 甚至更高[11]。

BMP-2 的使用在过去的 10 年中显著增加，并且已经成为 MITLIF 常用的融合基质。主要并发症，如癌症形成、骨溶解、术后神经根炎和逆行射精，都与 BMP-2 的使用有关，尽管文献中尚存在争议[12]。文献中报道的在 MITLIF 中使用 BMP-2 的并发症包括 BMP 诱导的神经根炎和 BMP-2 相关的椎间孔异位骨化。这些并发症的发生率在 1.9%～6.5%，并且常常伴随着影响功能的术后疼痛，而这些疼痛常常需要翻修手术。BMP-2 相关性神经根炎的病因尚不清楚，但目前流行的理论认为它与 BMP-2 诱导的炎症反应有关。这可能是由于 BMP-2 浸泡过的胶原海绵与患者的神经根发生物理接触，或是椎间隙内强烈炎症反应所致。Rihn 等[13] 发现，当水凝胶封闭椎间融合器嵌入时的纤维环切口部位时，BMP-2 相关的神经根炎的发生率显著降低。从理论上讲，这种密封剂是 BMP 所在的椎间隙的屏障，也是保护邻近神经根和硬膜囊的屏障。水凝胶封闭剂在脊柱外科手术中必须谨慎使用，因为有些凝胶会吸水膨胀，可能会导致神经结构受压。使用套管将 BMP-2 注入在融合器前方也可以防止其直接暴露在走行根或出口根上。

MITLIF 术后与 BMP-2 相关的异位骨化形成也是一个值得关注的问题。这种占位的新成骨有可能造成椎间孔狭窄，可能需要翻修手术（图 9.21）。这一过程的机制尚不清楚，但至少部分原因是终板出血，通过纤维环破口渗入椎管或椎间孔。这部分血液可以作为骨祖细胞和 BMP 分子的媒介。将 BMP 放置在椎间融合器的腹侧或放置于靠椎体前缘的融合器内，有助于降低这种并发症的发生率。同样，使用水凝胶封闭也可以防止 BMP 漏入椎间孔。如果怀疑异位骨化，像术后新发神经根炎病例一样，建议 CT 扫描进一步评估。可能需要翻修手术；但是，必须意识到其会导致硬膜撕裂或神经根进一步损伤的风险。

预后

在过去的 10 年里，已经有多个研究证明了 MITLIF 整体上对患者和医疗系统的益处。Skovrlj 等[14] 对 26 项比较 MITLIF 和开放性 TLIF 的研究进行了系统回顾。综合数据后，他们发现手术时间没有差别（MITLIF 150 min，OTLIF 143 min，P=0.09），失血量显著减

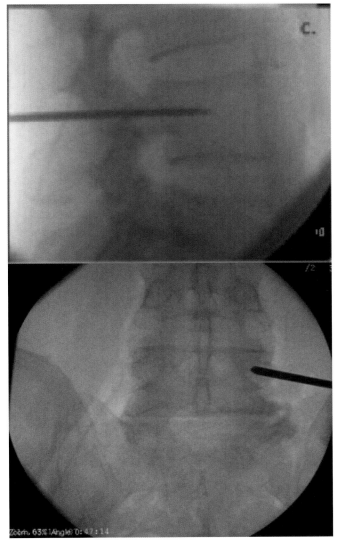

● **图 9.20**　侧位透视显示 Jamshidi 通过椎弓根插入椎体深度 >2 cm。正位透视，针尖端未超过椎弓根内壁

处创建标识。

为了达到与 OTLIF 相当的融合率，外科医生必须尽量切除髓核，并刮除椎体的终板软骨。利用恰当的技术，就有可能通过微创入路实现与开放入路相当的椎间盘切除效果[10]。这两种入路，对侧椎间盘后区是最难切除的，因此值得特别注意。适当的椎间融合器放置对防止终板下沉也很重要，终板下沉通常与假关节的形成有关。出于这个原因，作者更喜欢使用比"子弹头"融合器更长的椎间融合器。在嵌入过程中，当刚好超过椎体中部时，然后倾斜融合器并夯实至椎体前缘。利用这种技术，椎间融合器可以稳定在椎体终板的皮质骨边缘。并且可最大限度地恢复椎间隙高度和节段性前凸，

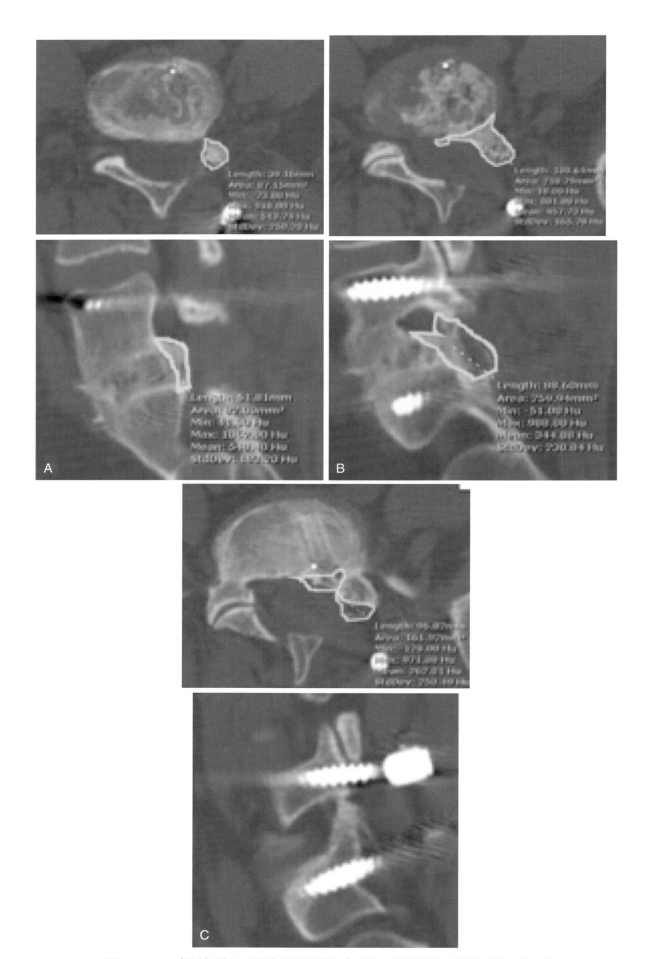

● **图 9.21** CT 断层扫描显示异位骨化沿着融合器嵌入的通道从椎间隙延伸至椎间孔

少（MITLIF 325 ml，OTLIF 581ml，P<0.0001），与开放手术组相比，MITLIF 组的住院时间显著缩短（7.7d vs. 10.4 d，P<0.0001）。Karikari 与 Isaacs[15] 最近发表了一篇综述，同样证实了上述结果，报道了 MITLIF 组（150~456 ml）的失血量明显少于开放组（366~1147 ml），而 MITLIF 组的住院时间明显短于 OTLIF 组（3~10.6d vs. 4.2~14.6d）。当考虑到 MITLIF 相关的较短的住院时间、减少的麻醉药品使用和更快重返工作岗位，Adogwa 等[16] 得出结论，MITLIF 的平均花费成本为 35 996 美元，而 OTLIF 为 44 727 美元。这项研究虽然样本量不大（n=30），但在 2 年的随访中，证明了 MITLIF 的经济效益，其成本较低，质量调整寿命年（QALY）的价值更高，得益于 MITLIF 2 年的总成本节省 8731 美元[16]。

除了减少患者的并发症和提高康复效率外，更小的切口和减少肌肉剥离也降低了手术部位感染（surgical site infection, SSI）的发生率。这在一项包含 10 项 MITLIF 研究（362 例患者）和 20 例 OTLIF 研究（1133 例患者）的综述中得到验证。MITLIF 的累积 SSI 发生率为 0.6%，而 OTLIF 为 4%（P=0.0005）。与 OTLIF 相比，SSI 发生率降低 3.4%，每 100 例 MITLIF 病例可节省 98 974 美元[17]。

对 MITLIF 诟病的一个原因是其缺少后外侧融合可能导致融合率降低的问题；然而，这种假设并没有得到文献的支持。Wu 等[11] 对该问题进行了荟萃分析，发现 MITLIF（94.8%，CI 86.4%~94%）和开放性 TLIF（90.9%，CI 85.4%~98.3%）的融合率没有显著差异。这些研究大多采用 CT 上形成骨桥的标准来确定是否发生了融合。值得注意的是，8 项 MITLIF 研究中有 6 个使用了 BMP-2，而 16 项 OTLIF 研究中只有 4 个使用了 BMP-2。作者还报告了并发症发生率的数据，显示 MITLIF 的并发症发生率为 7.5%，OTLIF 为 12.6%[18]。

尽管近期对 MITLIF 的研究有所增加，仍然缺乏 I 类和 II 类证据等级的文献。迄今为止，有一项随机对照队列[19] 和两项不完全随机对照队列比较了 OTLIF 和 MITLIF 的结果（Shunwu 等[20] 按入院日期随机，Wang J 等[21] 按连续奇偶顺序随机）[12-14]。Wang 等[19] 报道与 OTLIF 相比，使用带可膨胀通道撑开器的最小通路 TLIF，需要更长的透视时间，但电生理指标显示对多棘肌和骶棘肌造成的损伤较小。在 3 个月和 6 个月时，MITLIF 组的功能结果明显改善，但在 12 个月或 24 个月的随访中，改善没有持续。Shunwu 等[20] 报道使用通道撑开器的 MITLIF 在术后背痛、失血、输血需求、早期下床活动、住院时间和功能结果方面显著获益。Wang 等[21] 还报道了使用可扩张的通道撑开器，证实了同样的结论，包括透视时间增加、失血减少和促进早期随访功能改善。

总结

微创经椎间孔腰椎椎体间融合是一项安全有效的治疗腰椎疼痛和不稳定的技术。与传统的开放式 TLIF 相比，在减少患者并发症、促进更快恢复功能以及降低医疗成本方面具有显著的优势。然而，外科医生必须认识到从开放手术向微创技术过渡的学习曲线，并能够处理与手术相关的辐射暴露增加。

（Abhishek Kumar，Samuel C. Overley，Sheeraz Qureshi 著

孙卓然 译　姜　宇 审校）

参考文献

1. Styf JR, Willén J. The effects of external compression by three different retractors on pressure in the erector spine muscles during and after posterior lumbar spine surgery in humans. *Spine*. 1998;23(3):354–358.

2. Kawaguchi Y, Matsui H, Tsuji H. Back muscle injury after posterior lumbar spine surgery. part 1: histologic and histochemical analyses in rats. *Spine*. 1994;19(22):2590–2597.

3. Sihvonen T, Herno A, Paljärvi L, et al. Local denervation atrophy of paraspinal muscles in postoperative failed back syndrome. *Spine*. 1993;18(5):575–581.

4. Foley KT, Holly LT, Schwender JD. Minimally invasive lumbar fusion. *Spine (Phila Pa 1976)*. 2003;1;28(suppl 15):S26–S35.

5. Nandyala SV, Fineberg SJ, Pelton M, et al. Minimally invasive transforaminal lumbar interbody fusion: one surgeon's learning curve. *Spine J*. 2014;14(8):1460–1465.

6. Ruf M, Stoltze D, Merk HR, et al. Treatment of vertebral osteomyelitis by radical debridement and stabilization using titanium mesh cages. *Spine (Phila Pa 1976)*. 2007;32(9):E275–E280.

7. Patel VV, Zhao L, Wong P, et al. Controlling bone morphogenetic protein diffusion and bone morphogenetic protein-stimulated bone growth using fibrin glue. *Spine (Phila Pa 1976)*. 2006;31(11):1201–1206.

8. Wei H, Jiandong T, Xianpei W, et al. Minimally invasive versus open transforaminal lumbar fusion: a systematic review of complications. *Int. Orthop*. 2016;40(10):1883–1890.

9. Lee CS, Hwang CJ, Lee SW, et al. Risk factors for adjacent segment disease after lumbar fusion. *Eur Spine J*. 2009;18(11):1637–1643.

10. Rihn JA, Gandhi SD, Sheehan P, et al. Disc space preparation in transforaminal lumbar interbody fusion: a comparison of minimally invasive and open approaches. *Clin Orthop Relat Res*. 2014;472(6):1800–1805.

11. Wu RH, Fraser JF, Härtl R. Minimal access versus open transforaminal lumbar interbody fusion: meta-analysis of fusion rates. *Spine (Phila Pa 1976)*. 2010;35(26):2273–2281.

12. Savage JW, Kelly MP, Ellison SA, et al. A population-based review of bone morphogenetic protein: associated complication and reoperation rates after lumbar spinal fusion. *Neurosurg Focus*. 2015;39(4):E13.

13. Rihn JA, Patel R, Makda J, et al. Complications associated with single-level transforaminal lumbar interbody fusion. *Spine J*. 2009;9(8):623–629.

14. Skovrlj B, Belton P, Zarzour H, et al. Perioperative outcomes in minimally invasive lumbar spine surgery: a systematic review. *World J Orthop*. 2015;6(11):996–1005.

15. Karikari IO, Isaacs RE. Minimally invasive transforaminal lumbar interbody fusion: a review of techniques and outcomes. *Spine (Phila Pa 1976)*. 2010;35(suppl 26):S294–S301.

16. Adogwa O, Parker SL, Bydon A, et al. Comparative effectiveness of minimally invasive versus open transforaminal lumbar interbody fusion: 2-year assessment of narcotic use, return to work, disability, and quality of life. *Clin Spine Surg*. 2011;24(8):479–484.

17. Parker SL, Adogwa O, Witham TF, et al. Post-operative infection after minimally invasive versus open transforaminal lumbar interbody fusion (TLIF): literature review and cost analysis. *Minim Invasive Neurosurg*. 2011;54(1):33–37.

18. Wu RH, Fraser JF, Härtl R. Minimal access versus open transforaminal lumbar interbody fusion: meta-analysis of fusion rates. *Spine (Phila Pa 1976)*. 2010;35(26):2273–2281.

19. Wang HL, Lü FZ, Jiang JY, et al. Minimally invasive lumbar interbody fusion via MAST Quadrant retractor versus open surgery: a prospective randomized clinical trial. *Chin Med J (Engl)*. 2011;124:3868–3874.

20. Shunwu F, Xing Z, Fengdong Z, Xiangqian F. Minimally invasive transforaminal lumbar interbody fusion for the treatment of degenerative lumbar diseases. *Spine (Phila Pa 1976)*. 2010;35:162–1615.

21. Wang J, Zhou Y, Zhang ZF, et al. Minimally invasive or open transforaminal lumbar interbody fusion as revision surgery for patients previously treated by open discectomy and decompression of the lumbar spine. *Eur Spine J*. 2011;20:623–628.

第 10 章　微创中线腰椎椎体间融合术

引言

在美国，每年有超过 25 万例患者因腰椎退行性疾病接受脊柱融合手术。腰椎后路椎体间融合的微创技术具有切口小、对肌肉和肌腱损伤小、住院时间短等优点 [1, 2]。关于患者的预后，一项对 770 例患者的荟萃分析报告了腰椎融合的微创技术可显著降低相邻节段病变的发生率 [3]。微创入路的进展与安全操作与手术通道的发展并行，以实现手术目标，即融合椎间隙，并利用内固定以维持稳定。微创中线腰椎椎体间融合术（minimally invasive midline lumbar fusion, MAST-MIDLIF）是在 2011 年研发和推出的。它使用专有的撑开器和皮质骨螺钉固定进行椎体间融合 [4]。这项技术的独特之处在于提供一种无须通道下操作的中线双侧微创方案。这使得我们能够识别熟悉的后路解剖标志，并能直接对受压部位（椎管、侧隐窝、椎间孔）和滑膜囊肿进行减压。对于固定，更偏内侧的入钉点，伴随从尾侧向头侧、从内侧向外侧置钉方向的皮质骨螺钉轨迹允许节段固定的位置更接近中部，而无须广泛的外侧暴露（图 10.1）。

皮质骨螺钉的生物力学评估验证了这种新的轨迹固定的有效性。皮质骨螺钉比传统椎弓根螺钉要细小；然而，钉道轨迹允许皮质骨螺钉大部分穿过致密的皮质骨，而传统椎弓根螺钉只有 20% 穿过皮质骨（图 10.2）。尽管螺钉总体尺寸较小，但皮质骨螺钉固定轨迹更多在皮质骨内，使其在人类尸体腰椎中显示出同等的拔出强度和轨迹内更致密的骨质量 [5]。将后路节段固定的螺钉轨迹从传统的椎弓根螺钉轨迹改为皮质骨螺钉轨迹，可在退行性脊柱疾病中使用较习惯的解剖标志建立一个可沿用持久的固定体系。

手术适应证

最佳适应证是一个或二个节段的脊柱不稳或畸形，包括滑脱、腰椎管狭窄症伴不稳定，或椎管狭窄减压后出现的进行性畸形或医源性不稳，复发性椎间盘突出，融合节段相邻节段退变，假关节形成 [6, 7]。总体来说，微创后路腰椎椎体间融合的手术适应证与开放式后路腰椎间融合类似。

局限性

技术的起源是用皮质骨轨迹螺钉进行后路固定。限制或禁忌证包括没有完整椎弓根的病例（例如骨折、肿瘤、感染）以及在前次减压后在横突与峡部连接部没有明确的入钉点。生物力学研究也证实椎体存在与皮质骨螺钉固定有关的病理状态是该技术的禁忌 [8]。

手术技术

下文所述的手术步骤是如何完成这项手术的许多方法中的一个。每位外科医生都有选择性地采用，包括手术床、撑开器、可视化辅助设备（包括显微镜和 / 或内镜）、术中成像系统和螺钉固定技术。

微创脊柱手术得益于通道的发展，紧紧围绕肌肉剥离和可视化系统。具体来说，在我们的实践中，我们使用 MAST-MIDLF 通道系统；然而，还有多种其他类型的通道，包括管状和可膨胀的通道。通常，我们在微创腰椎融合术中使用手术显微镜代替光纤照明系统。其他人通常使用内镜 [1, 9]。

对于术中成像，我们使用透视；然而，越来越多

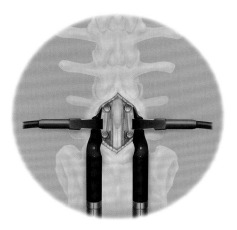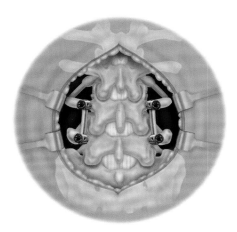

● **图 10.1**　微创中线腰椎椎体间融合术（左）与传统后路椎弓根螺钉内固定术（右）术野暴露范围的比较。注意微创入路的切口长度较短，大约 4 cm。在微创入路中，皮质骨螺钉入钉点偏内侧，这也减少了必要的侧向暴露。与传统的后路腰椎椎体间融合术需向外侧暴露至横突相反，在微创入路中，向外侧暴露至关节突已经足够

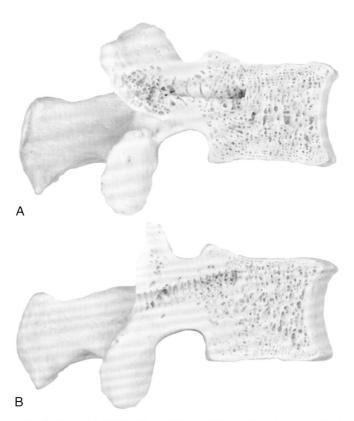

● **图 10.2**　皮质骨螺钉轨迹优化坚固的皮质骨固定。A. 传统椎弓根螺钉沿着与椎弓根成直线的轨迹。固定的皮质骨区域是在椎弓根头尾轴最窄的区域，约占螺钉长度的 20%。B. 皮质骨螺钉轨迹。皮质骨螺钉有一定角度的尾倾，这样能够在椎弓根皮质骨轴上穿过，实现比传统椎弓根螺钉更多的皮质骨固定

的计算机断层扫描（CT）导航系统被使用。如果使用，必须计划对手术技术进行适当的修改，包括可兼容硬件系统的注册。CT 术中导航的优点是实时规划入钉点和螺钉轨迹，提高螺钉置入精度，以及置入后螺钉位置确认[10, 11]。缺点是手术时间增加，患者受辐射量增加。

我们提出的皮质骨螺钉轨迹，使用比传统的椎弓根螺钉偏内的入钉点，因为可避免向外侧过多剥离的前提下，同时入钉点术野足够充分。2001 年出现的经皮椎弓根螺钉固定术[1, 2]也是对后路椎体间融合手术的微创方法的补充[3]。螺钉固定也可以通过机器人引导系统来完成，以提高轨迹规划和最终螺钉置入精度[14, 15]。

本章提供了一个详细的病例，演示了 MIDLIF 的操作。

第 1 步：手术体位。在全身麻醉诱导气管插管和术前使用抗生素后，患者俯卧在手术床上，胸枕垫起胸部。使用透视确定手术节段，并在消毒铺巾前标记中线切口。

第 2 步：切口及浅层剥离。对于单节段手术，切口长度为 30～40 mm，并在中线切至筋膜层。然后在棘突的外侧缘插入一个撑开钳，在肌肉和骨骼之间形成骨膜下间隙（图 10.3A）。手术节段棘突和椎板附着的肌肉用撑开钳直接钝性剥离，显露出小关节（图 10.3B）。在棘突的另一侧重复这个过程，以完成双侧显露。然后，将撑开钳固定在椎板上，用一把尺子在撑开钳叶片侧面测量出合适的 MAST 牵开器叶片的长

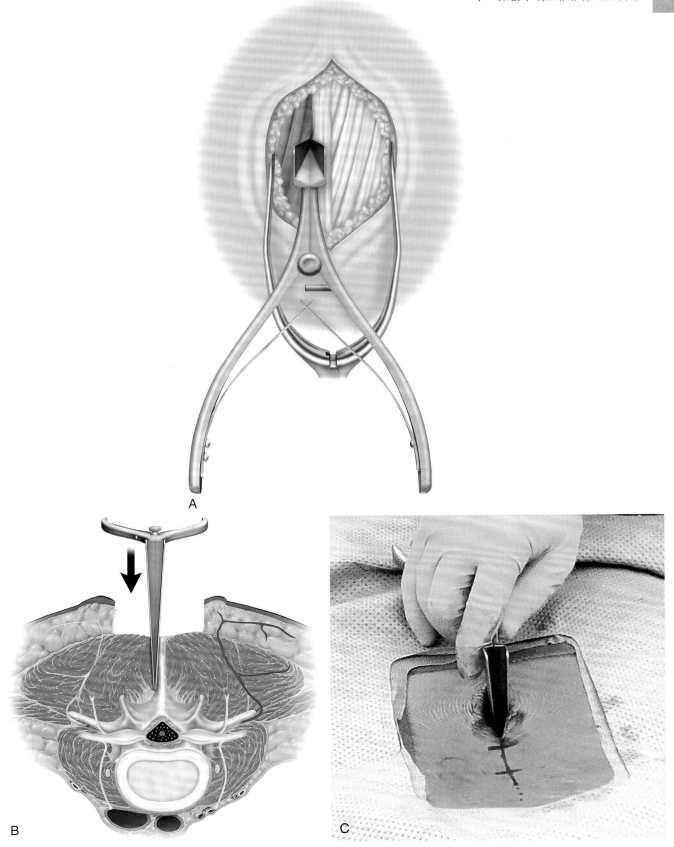

● **图 10.3**　显露及肌肉剥离。在全身麻醉诱导气管插管和术前使用抗生素后，患者俯卧在手术床上，胸枕垫起胸部。使用透视确定手术节段，并在消毒铺巾前标记中线切口。正中切口长度约为 40 mm，并切至筋膜层。A. 在棘突的外侧缘插入一个撑开钳，以进行肌肉的钝性剥离，将肌肉向外侧剥离至关节突。B. 周围示意图显示，切开筋膜后，在棘突的外侧缘插入一个撑开钳，在肌肉和骨骼之间形成间隙以实现肌肉的钝性剥离。在剥离开棘突旁肌肉后，撑开钳会向下触及椎板，并进一步向外侧剥离显露出小关节。C. 术中照片显示撑开钳剥离肌肉

度（图 10.3C）。将撑开钳旋转 90°，这样撑开钳叶片可与棘突平行撑开，且撑开钳手柄垂直于脊柱方向（图 10.4A）。然后打开撑开器叶片，以便将 MAST 牵开器叶片插入撑开器叶片之间（图 10.4B）。一旦 MAST 牵开器叶片就位，它就被固定在适当的位置，而撑开钳

从显露的这一侧抽出。然后将其插入对侧，并重复操作（图 10.4C）。MAST 牵开器叶片的最终位置应位于手术节段椎间盘的中心的上方，这可以通过透视来确认。然后将 MAST 牵开器叶片连接到撑开装置上，其使叶片向外倾斜，从而最大限度地扩大切口及手术视野。然后

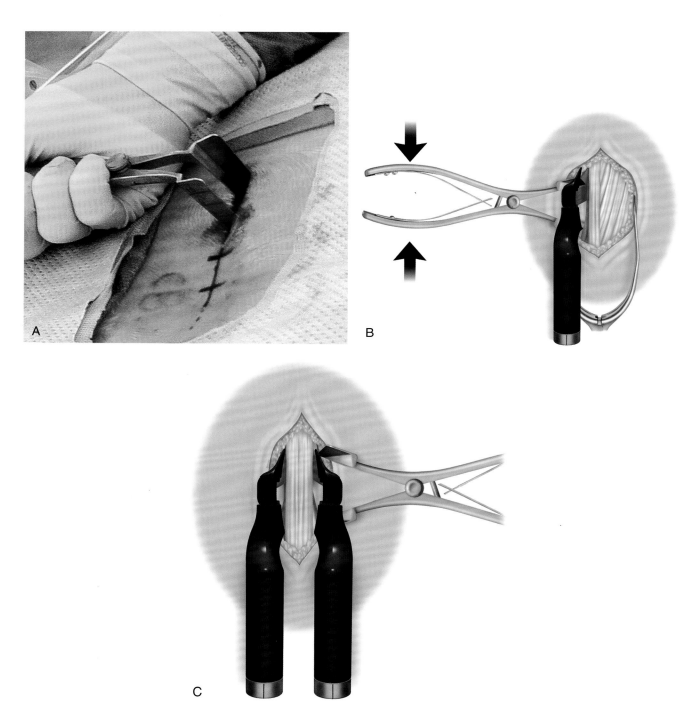

● **图 10.4**　插入可扩张的牵开器。A. 撑开钳旋转 90°，使叶片张开的方向与棘突平行，手柄垂直于脊柱。B. 打开撑开钳，以将 MAST 牵开器叶片插入肌肉剥开的空间。取出撑开钳，叶片留在这一侧。C. 牵开器叶片在对侧重复操作

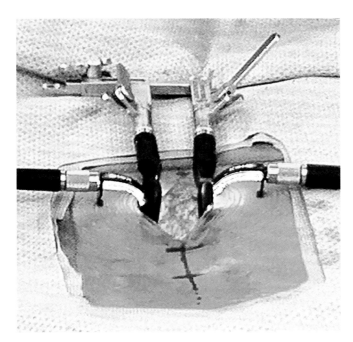

● 图 10.5　术中照片显示牵开器系统的最终位置，其带有光纤光源。一旦双侧叶片就位，它们就连接到牵开器上。叶片向外旋转并横向扩张，以暴露手术术野。叶片应该位于预处理节段的椎间隙水平。暴露的外侧缘应至关节突

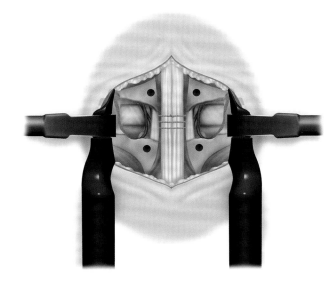

● 图 10.6　图示双侧关节突切除完成后的最终术野显露，显示硬膜囊和外侧的椎间隙 (Reprinted with the permission of Medtronic, Inc. © 2016.)

将牵开器叶片侧向扩张，显露手术空间。医生可以使用手术显微镜或将光源连接到牵开器上，然后使用目镜继续手术（图 10.5）。

第 3 步：关节突截骨。椎间隙的显露开始于关节突骨性结构的切除。要融合的上位椎体的下关节突是术野内最表浅的骨性结构，可以用骨刀和高速磨钻切除。切下自体骨剪碎后可用于椎间和后外侧的植骨材料。我们通常进行双侧后路腰椎椎体间融合（PLIF），但可根据外科医生的意愿进行单侧椎体间融合。一旦下关节突被切除，就可以显露出上关节突的平滑的骨面。上关节突的切除从内侧开始，在它和黄韧带之间形成一个间隙，并逐渐向外侧切除至椎间孔。下位椎体的上关节突用 Kerrison 咬骨钳切除。同样，获得的自体骨用于之后的自体骨移植。去除黄韧带和硬膜外脂肪后，就会显露出硬膜囊（图 10.6）。在用神经剥离子可探查到下位椎节椎弓根后，减压充分完成。

第 4 步：椎体间融合。如有必要，可将硬膜囊轻柔地向内侧牵拉。操作空间由内侧的硬膜囊、上方的出口根和下方的椎弓根构成。确定显露椎间隙后，切开纤维环。用髓核钳和刮匙切除椎间盘，同时注意终板的准

备。最大限度并且安全地去除椎间盘组织和终板软骨，可为融合提供最佳的植骨界面。逐渐撑开椎间隙恢复其高度，并用试模来确定合适的椎间融合器尺寸。将撑开器放在适当的位置维持椎间隙高度，完成对侧椎间盘切除。一旦完成，将颗粒状自体骨（如有必要结合生物材料或同种异体骨）填入椎间隙中央空间。将 2 枚椎间融合器放置在椎间隙偏外侧，与双侧椎弓根内侧缘对齐，以恢复椎间隙高度、前凸和矢状位序列。仔细和直接可视化操作可避免损伤走行根和出口根。通过术中透视确认椎间融合器的位置。

第 5 步：后路节段固定。接下来确定皮质骨螺钉的入钉点。皮质骨螺钉的入钉点刚好低于横突，在椎弓峡部外侧缘偏内侧 4 mm。左侧最佳的螺钉入钉点为左侧椎弓根投影的 5 点钟指向 11 点钟方向，右侧为 7 点钟指向 1 点钟方向 [6]。螺钉的轨迹是从尾侧向头侧，从内侧向外侧（图 10.7）。皮质骨螺钉置入的理想轨迹是沿椎弓根下缘尾倾 25°～30°，外展 10°[7]。

通过透视可确认入钉点和螺钉轨迹。计算机辅助导航也可用于螺钉轨迹规划和置入。入钉点处可使用高速磨钻钻入 2 mm。在钻取钉道过程中，我们经常停下来，通过探查钻孔底部来确认锥子尖端是否留在皮质骨中。正位和侧位透视可用于验证螺钉轨迹是否正确（图 10.8）。锥子尖端缓慢推进至约 25 mm，使用 5.0 mm

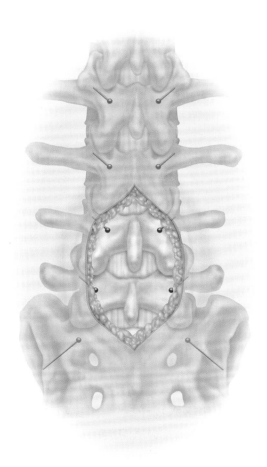

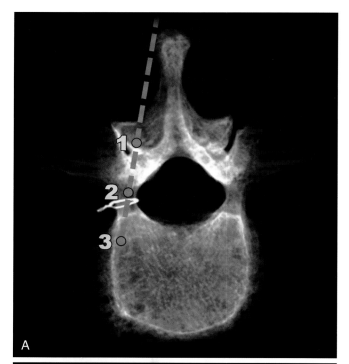

● **图 10.7**　腰椎皮质骨螺钉的入钉点和轨迹。皮质骨螺钉的入钉点刚好低于横突，在椎弓峡部外侧缘偏内侧 4 mm。总体上置钉方向为向上、向外。理想轨迹是尾倾 25°～30°，外展 10°(Reprinted with the permission of Medtronic, Inc. © 2016.)

皮质骨丝攻，以确保钉道没有进入假道（图 10.9 ）。使用球头探子探查，重新检查钉道是否完整，之后插入 5 mm × 30 mm 或 5 mm × 35 mm 的皮质骨螺钉。其他皮质骨螺钉置入，重复上述步骤（图 10.10 ）。

　　在 S1 节段减压时，我们识别 S1 椎弓根的内侧和上边界。然后，在一种更传统的椎弓根螺钉入路中，使用定向钻头钻入 S1 椎弓根。我们在这个节段放置一个直径更大的螺钉，通常为 7.5 mm。

　　选择适当长度的固定棒（平均每个节段 3 cm）并拧入皮质螺钉螺帽。拧紧单侧的螺钉一个螺帽后，适量加压，以恢复最佳节段前凸。最后拧紧同一侧的最后的螺钉螺帽。对侧重复这样的操作。将剩余的自体骨放置在

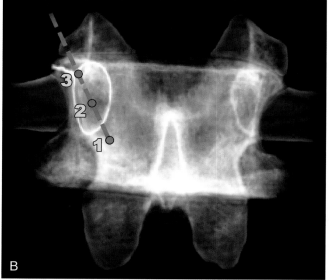

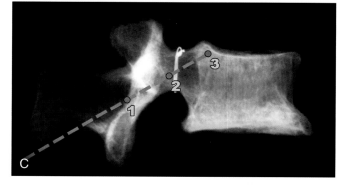

● **图 10.8**　在轴向（A）、冠状面（B）和矢状面（C）视图中正确的螺钉轨迹的透视图像。显示一个椎体和相应的钉道路径，从起点 1 到中点 2 到终点处标记为 3，约 25 mm (Reprinted with the permission of Medtronic, Inc. © 2016.)

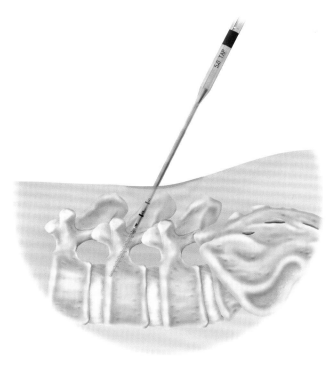

● **图 10.9**　由于密度的原因，在拧入螺钉前再次钻取完整的钉道

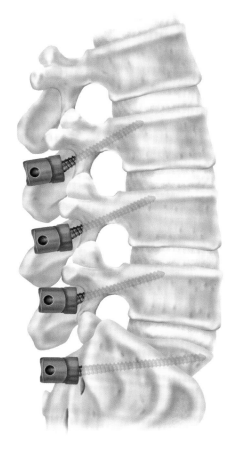

● **图 10.10**　腰椎多节段皮质骨螺钉置入的最终图示。注意轨迹方向为从尾侧向头侧，从内侧向外侧，最大限度地增加皮质骨包绕。典型的螺钉尺寸为 5 mm × 30 mm 或 5 mm × 35 mm

内固定外侧缘的去皮质骨周围。

切口闭合

充分止血后，对伤口进行冲洗，并局部应用万古霉素粉末。闭合是分层的，从筋膜开始，然后是皮下层和真皮层。作为最后一层，切口用局部皮肤黏合剂密封。根据我们的经验，引流是不必要的。

术后护理

术后的正侧位 X 线检查在恢复室进行，以确保正确的序列和内固定位置（图 10.11）。患者术后转至病房，有一套标准化的常规术后医嘱。除了口服止痛药和必要的肌肉松弛剂外，患者在最初的 24 小时接受可控的镇痛泵。观察胃肠道功能恢复情况。根据手术完成的时间，在手术当天或术后第 1 天拔除导尿管。回顾性研究显示，接受 MIDLF 技术治疗相邻节段病变的患者平均住院时间为 2.8 天[18]，与我们的经验相似。

并发症/副反应

一项包含 856 例微创腰椎椎体间融合术的荟萃分析显示并发症发生率为 10.9%[19]。潜在的并发症可分为神经系统（神经根损伤、圆锥损伤、脑脊液漏）、血管性（出血）、感染性和机械性（假关节、不稳定、螺钉位置不良、内固定松动，椎骨骨折）和医疗性。最常见的并发症是尿路感染（4.6%）和硬膜撕裂（3.8%）。

预后

微创中线后路椎体间融合术的大样本随机研究有待发表，然而临床经验显示预后与其他微创后路椎体间融合方法非常相似。文献中的数据主要来自队列研

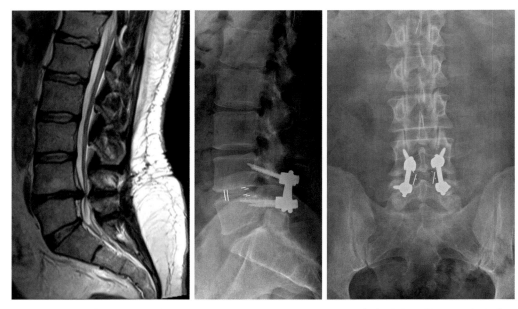

● **图 10.11**　年轻男子 L4-5 节段复发性椎间盘突出症，采用微创中线腰椎椎间融合术治疗。他的 T2 矢状位 MRI 显示了复发性椎间盘突出，术后在恢复室进行了侧位和正位的 X 线透视。X 线片显示皮质骨螺钉在椎弓根内从尾侧向头侧的轨迹，椎间融合器位置良好。置入固定棒后适量加压，以保留节段性前凸

究 [2, 19, 20]。在比较微创椎体间融合术和传统入路后，这些研究表明手术时间是相等的。接受微创手术的患者往往失血较少，接受更多的透视检查，并且住院时间较短。患者自我评价的预后结果并不明确。最近的证据表明使用 MIDLIF 技术可以降低相邻节段病变发生率 [3]；但是，这需要在未来的研究中进一步证实。

结论

　　腰椎微创技术具有减少肌肉剥离、出血、住院时间和邻近节段病变发生率等优点。微创中线入路可以直视熟悉的解剖结构，皮质骨螺钉可进行后路节段固定。这项技术的使用应该考虑到每个外科医生的经验不同和每个病例的特点。微创减压和皮质骨螺钉固定融合，通过小中线切口进行节段固定，可以为患者提供一个有效的替代传统开放式后路腰椎融合术的方法。

（Jaclyn J. Renfrow, Mark B. Frenkel, Charles L. Branch, JR. 著　孙卓然 译　姜　宇 审校）

参考文献

1. Isaacs RE, Podichetty VK, Santiago P, et al. Minimally invasive microendoscopy-assisted transforaminal lumbar interbody fusion with instrumentation. *J Neurosurg Spine*. 2005;3:98–105. http://www.ncbi.nlm.nih.gov/pubmed/16370298. Accessed June 13, 2016.
2. Park Y, Ha JW. Comparison of one-level posterior lumbar interbody fusion performed with a minimally invasive approach or a traditional open approach. *Spine (Phila Pa 1976)*. 2007;32:537–543. http://www.ncbi.nlm.nih.gov/pubmed/17334287. Accessed June 13, 2016.
3. Li X-C, Huang C-M, Zhong C-F, et al. Minimally invasive procedure reduces adjacent segment degeneration and disease: new benefit-based global meta-analysis. *PLoS One*. 2017;12:e0171546. http://www.ncbi.nlm.nih.gov/pubmed/28207762. Accessed February 18, 2017.
4. *Medtronic introduces new procedure for minimally invasive spinal fusion [news release]*. Memphis, TN: Medtronic, Inc.; 2011.
5. Santoni BG, Hynes RA, McGilvray KC, et al. Cortical bone trajectory for lumbar pedicle screws. *Spine J*. 2009;9:366–373. http://www.ncbi.nlm.nih.gov/pubmed/18790684. Accessed June 14, 2016.
6. Satoh I, Yonenobu K, Hosono N, et al. Indication of posterior lumbar interbody fusion for lumbar disc herniation. *J Spinal Disord Tech*. 2006;19:104–108. http://www.ncbi.nlm.nih.gov/pubmed/16760783. Accessed February 18, 2017.
7. Wang JC, Mummaneni PV, Haid RW. Current treatment strategies for the painful lumbar motion segment: posterolateral fusion versus interbody fusion. *Spine (Phila Pa 1976)*. 2005;30:S33–S43. http://www.ncbi.nlm.nih.gov/pubmed/16103832. Accessed February 18, 2017.
8. Matsukawa K, Yato Y, Imabayashi H, et al. Biomechanical evaluation of lumbar pedicle screws in spondylolytic vertebrae: comparison of fixation strength between the traditional trajectory and a cortical bone trajectory. *J Neuros Spine*. 2016;24:910–915. http://www.ncbi.nlm.nih.gov/pubmed/26895531. Accessed June 13, 2016.

9. Yang Y, Liu B, Rong L-M, et al. Microendoscopy-assisted minimally invasive transforaminal lumbar interbody fusion for lumbar degenerative disease: short-term and medium-term outcomes. *Int J Clin Exp Med*. 2015;8:21319–21326. http://www.ncbi.nlm.nih.gov/pubmed/26885072. Accessed June 13, 2016.

10. Gelalis ID, Paschos NK, Pakos EE, et al. Accuracy of pedicle screw placement: a systematic review of prospective in vivo studies comparing free hand, fluoroscopy guidance and navigation techniques. *Eur Spine J*. 2012;21:247–255. http://www.ncbi.nlm.nih.gov/pubmed/21901328. Accessed February 18, 2017.

11. Innocenzi G, Bistazzoni S, D'Ercole M, et al. Does navigation improve pedicle screw placement accuracy? Comparison between navigated and non-navigated percutaneous and open fixations. *Acta Neurochir Suppl*. 2017;124:289–295. http://www.ncbi.nlm.nih.gov/pubmed/28120086. Accessed February 18, 2017.

12. Foley KT, Gupta SK, Justis JR, et al. Percutaneous pedicle screw fixation of the lumbar spine. *Neurosurg Focus*. 2001;10:E10. http://www.ncbi.nlm.nih.gov/pubmed/16732626. Accessed February 18, 2017.

13. Dickerman RD, East JW, Winters K, et al. Anterior and posterior lumbar interbody fusion with percutaneous pedicle screws. *Spine (Phila Pa 1976)*. 2009;34:E923–E925. http://www.ncbi.nlm.nih.gov/pubmed/19940722. Accessed February 18, 2017.

14. Kim H-J, Jung W-I, Chang B-S, et al. A prospective, randomized, controlled trial of robot-assisted vs freehand pedicle screw fixation in spine surgery. *Int J Med Robot*. 2017;13.

15. Kim H-J, Kang K-T, Park S-C, et al. Biomechanical advantages of robot-assisted pedicle screw fixation in posterior lumbar interbody fusion compared with freehand technique in a prospective randomized controlled trial—perspective for patient-specific finite element analysis. *Spine J*. 2017;17:671–680. http://www.ncbi.nlm.nih.gov/pubmed/27867080. Accessed February 18, 2017.

16. Matsukawa K, Yato Y, Nemoto O, et al. Morphometric measurement of cortical bone trajectory for lumbar pedicle screw insertion using computed tomography. *J Spinal Disord Tech*. 2013;26:E248–E253. http://www.ncbi.nlm.nih.gov/pubmed/23429319. Accessed June 13, 2016.

17. Matsukawa K, Taguchi E, Yato Y, et al. Evaluation of the Fixation strength of pedicle screws using cortical bone trajectory: what is the ideal trajectory for optimal fixation? *Spine (Phila Pa 1976)*. 2015;40:E873–878. http://www.ncbi.nlm.nih.gov/pubmed/26222663. Accessed June 13, 2016.

18. Rodriguez A, Neal MT, Liu A, et al. Novel placement of cortical bone trajectory screws in previously instrumented pedicles for adjacent-segment lumbar disease using CT image-guided navigation. *Neurosurg Focus*. 2014;36:E9. http://www.ncbi.nlm.nih.gov/pubmed/24580010. Accessed June 8, 2016.

19. Goldstein CL, Macwan K, Sundararajan K, et al. Comparative outcomes of minimally invasive surgery for posterior lumbar fusion: a systematic review. *Clin Orthop Relat Res*. 2014;472:1727–1737. http://www.ncbi.nlm.nih.gov/pubmed/24464507. Accessed June 13, 2016.

20. Sidhu GS, Henkelman E, Vaccaro AR, et al. Minimally invasive versus open posterior lumbar interbody fusion: a systematic review. *Clin Orthop Relat Res*. 2014;472:1792–1799. http://www.ncbi.nlm.nih.gov/pubmed/24748069. Accessed June 13, 2016.

第 11 章　腰椎侧路经腰大肌椎体间融合术

引言

腰椎侧路经腰大肌椎体间融合术（lateral lumbar interbody fusion, LLIF）是传统的腰椎前路椎体间融合术的一种替代式式，该术式由 Pimenta 和 Taylor 于 2006 年首次提出[1]。在过去的 10 几年里，LLIF 已被证实可以作为一系列脊柱疾病的一种有效的治疗方法[2-6]。该术式通过纵向劈开腰大肌纤维，经腹膜后通路到达脊柱侧方。传统脊柱外科医生通常不太熟悉脊柱侧方的组织平面和邻近的解剖结构。因此，在进行 LLIF 手术时，深入了解腰丛及其支束的复杂性至关重要。本章讨论了与 LLIF 技术相关的独特解剖结构，包括手术技术、手术适应证和术后护理。并简要描述了患者的显著临床疗效。

要了解 LLIF 及其潜在的用途和局限性，外科医生必须彻底了解该该入路的相关解剖。腰大肌起源于腰椎横突和椎体前外侧。它向下深入到腹股沟韧带，直到它与髂肌相遇并附着于股骨小转子。由于腰大肌各节段的额外作用，当腰大肌从 L1 起点向尾端延伸时，腰大肌变得更加强健粗大。它受 L2-4 神经根支配，其功能主要作为屈髋肌。

LLIF 入路靠近复杂的腰丛解剖，腰丛被相邻椎体和椎间隙侧方的腰大肌所包围（图 11.1）[7-10]。一般情况下，神经丛沿腰大肌向尾部下降的同时会向前移动（图 11.2）。髂腹下神经和髂腹股沟神经在 L1 处发出并保持在后方直到 L4-5 处，在那里它们突然向前转弯。生殖股神经起源于 L1 和 L2 神经根并在腰大肌中平行于脊柱向下走行，直到它从肌肉中出来并沿着 L3 周围的表面延伸。腰丛中最大的神经是股神经，起源于 L2、L3、L4 神经根。它位于腰大肌深处，沿着脊柱下行时向前延伸，常穿过 L4-5 椎间盘间隙。在这里，股神经有两个分支，神经下行并最终接受 L4 根发出的分支汇

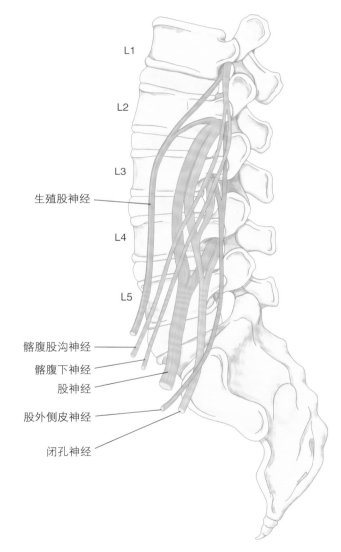

● **图 11.1**　图示腰丛与髂腹股沟神经、髂腹下神经和生殖股神经在不同点可能直接通过手术入路的复杂关系。正确使用神经监测和外科技术对保护这些结构是至关重要的（From Miller MD, Chhabra AB, Shen FH, et al. *Orthopaedic Surgical Approaches*, 2nd ed. Philadelphia: Elsevier; 2015: Fig. 5.61.）

图中标注：L1、L2、L3、生殖股神经、L4、L5、髂腹股沟神经、髂腹下神经、股神经、股外侧皮神经、闭孔神经

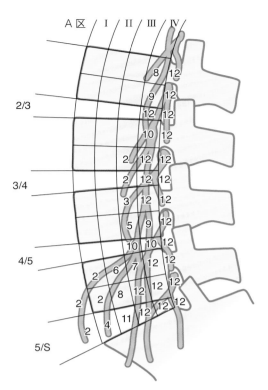

● **图 11.2** 一项基于尸体的研究描述了腰丛在其尾部下降时的向前延展。因此，对于经腰大肌的安全工作通路应尾部缩窄。一般来说，椎体的前半段是安全的（From Quinones-Hinojoas A, ed. *Schmidek and Sweet Operative Neurosurgical Techniques*, vol 6. Philadelphia: Elsevier; 2012: Fig. 172-3. ）

入。值得注意的是，LLIF 入路到达 L4-5 椎间盘间隙是最困难的，因为离股神经很近，其神经损伤的风险最高 [7-10]。

手术适应证

LLIF 可以成功地用于治疗一系列脊柱疾病，包括：①退行性椎间盘病，②复发性椎间盘突出症（没有髓核脱出），③轻度至中度腰椎管狭窄症，④Ⅰ度和Ⅱ度腰椎滑脱，⑤脊柱固定融合术后相邻节段退变，⑥极外侧型椎间盘突出，⑦椎间盘炎，⑧假关节形成，⑨退行性脊柱侧凸。一般来说，传统上可用后路融合术和减压术治疗的大部分疾病都可以用 LLIF 治疗。与开放手术的主要区别在于，LLIF 依赖于间接减压和拉伸韧带来实现神经减压，而不是在直视下进行骨性减压。

局限性

选择适合行 LLIF 手术的患者很大程度上取决于医生对可能影响手术成功和安全的组织结构与解剖局限性的了解。首先，尽管 LLIF 是一种非常有用的减压技术，但它对神经组织减压的程度有限。严重中央管狭窄的患者不是理想的 LLIF 潜在治疗对象，因为间接减压可能是不充分的。此外，如果神经压迫主要是由后方结构的病理改变引起，如黄韧带肥厚，LLIF 可能不适用。其他因素包括椎间盘髓核脱出、关节突关节囊肿、骨赘增生或严重的关节突关节肥大。同样，Ⅱ度或Ⅱ度以上的腰椎滑脱最好通过后路手术来治疗，因为在不损伤相邻神经结构或前纵韧带的情况下很难从侧方到达椎间盘中心。

LLIF 入路的另一个独特的解剖学考虑因素是其相对于脊柱较低水平位置的髂嵴，特别是 L4-5 水平。前后位（AP）X 线片对评估髂嵴高低并确定是否可行侧入路最有帮助（图 11.3）。如前所述，股神经远端向前行，限制了腰大肌在 L4-5 处的安全工作空间，随之发生股神经牵拉 / 损伤的风险更高 [9]。检查腰大肌相对于椎体的位置；它应该紧靠在椎体的外侧，在横突的前面。有时，腰大肌可以在其典型位置的前外侧被发现，从而使神经移位。不能识别、预测和调整这种解剖变异将增加血管和 / 或神经损伤的风险。必须评估大血管的位置，特别是存在变异时，因为它们的解剖位置可能会受到严重的干扰。肋骨可从上方限制外侧通路，因此必须穿过肋间隙或切除部分肋骨。重要的是，这些解剖结构可以通过 MRI 和 / 或 CT 来查明。同样值得注意的是，既往曾行腹膜后手术者易继发手术通路软组织的粘连和纤维化，进一步增加了 LLIF 入路的复杂性和风险。最后，对辅助内固定物（侧方钛板、椎弓根螺钉或棘突固定）的考虑受到患者内在骨质量以及术中前纵韧带断裂和终板损伤的影响 [11, 12]。

手术技术

第 1 步：需要的器械

要进行 LLIF，需要的器械包括一系列扩张器、一个安装在手术台上的带有光源的侧入路牵开器、一个神经监测系统以及专门设计的切除椎间盘的器械。神经监

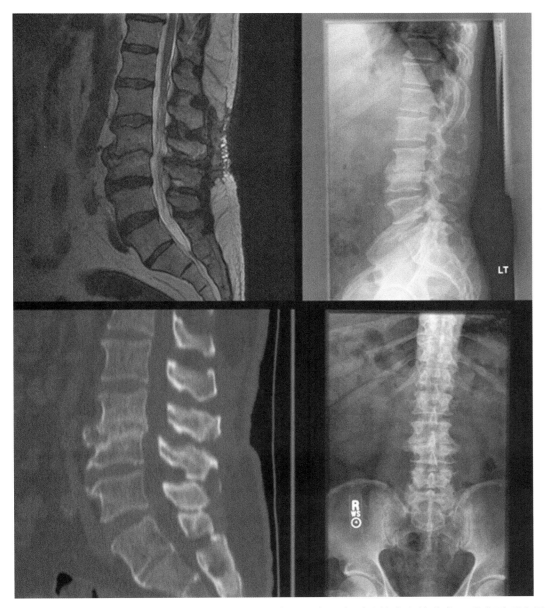

● **图 11.3** 一例适合行侧入路腰椎椎体间融合术（LLIF）的患者。注意没有严重的中央管狭窄；手术平面也远高于髂嵴，如侧位 X 线片所示（From Ozgur BM, Aryan HE, Pimenta L, Taylor WR. Extreme lateral interbody fusion (XLIF): a novel surgical technique for anterior lumbar interbody fusion. *Spine J* 2006; 6:435-443, Fig. 1.）

测对于保证 LLIF 手术的安全性至关重要。合适的神经监测平台包括肌电图（EMG），并允许在所有手术步骤中可直接刺激器械，从通过腰大肌到椎间隙的连续扩张开始，直到牵开器固定到位。一旦在切开椎间隙之前锚定牵开器，刺激探针可允许直接刺激到覆盖在椎间隙上的任何组织并排除运动神经的存在。为了在 LLIF 术中成功地使用肌电图和神经监测，麻醉过程中需避免神经肌肉阻滞。

其他设备包括一张能在大转子和髂嵴之间改变角度的手术台。像许多微创技术一样，直接可视化是有限的，大部分手术是在透视引导下进行的。在 LLIF 手术操作过程中，准确的透视具有较高的技术难度，也是成功实施该手术的重要条件。因此，建议由经验丰富的影像技师来完成术中透视。

第 2 步：摆放体位

患者应在手术台上摆成侧卧位，双膝微屈约 30° 以放松腰大肌，工作台铰链点应在大转子和髂嵴顶部之间连线的中点。背部和肩应平行于床边缘的内侧，并将腋窝枕置于腋窝下。使用垫子保护好暴露的骨骼突起部位。如果患者的位置太靠近边缘，床架可能会阻碍透视图像。枕头通常放在两膝之间。最后，枕头对折后放在两臂之间，手臂由手臂板支撑（图 11.4）。重要的是将患者的手臂 90° 前屈，为透视创造一个清晰的路径。一旦患者体位摆好，用三英寸布带固定患者上半身上方和髂嵴周围的台面。固定尾端胶带时，切记将胶带固定于手术台铰链点的尾端。另一个固定点是通过将胶带从髂嵴延伸至台面的前下角部，从而最大限度地扩大肋骨骨盆角度，并使侧弯折位置牢固固定（图 11.5）。以这种方式固定患者可以旋转手术台以获得合适的脊柱方向。然后将工作台带入反向的 Trendelenberg 位置，并将工作台背面向下拉以形成侧方折刀位置。必须小心避免台面过度折弯，因为在摆放体位过程中可能发生神经拉伸，继发神经失用症[13, 14]。

第 3 步：透视设置与手术切口规划

图 11.6 展示了 LLIF 入路的典型手术室布局（图 11.6）。外科医生和外科技术人员位于患者的后方。C 臂

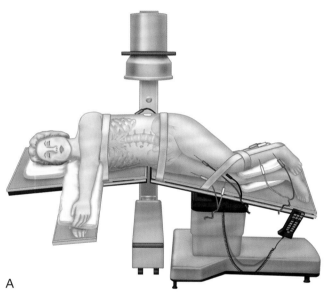

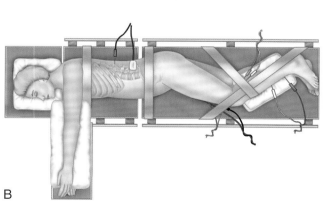

● **图 11.4**　患者正确体位的正面（A）和俯视图（B）。注意患者被安放在手术台上，使弯折点位于大转子和髂嵴之间，以便于躯干侧弯使术者更容易进入椎间隙。目标是使操作水平垂直于地板（From Quinones-Hinojoas A, ed. *Schmidek and Sweet Operative Neurosurgical Techniques*, vol 6. Philadelphia: Elsevier; 2012: Fig. 172-4.）

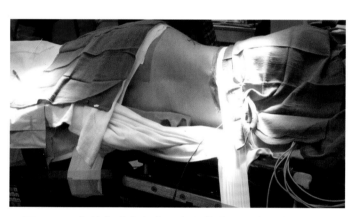

● **图 11.5**　患者在手术室内固定的体位。注意腋窝展平，保护骨突起部位，用胶带固定患者（来自作者的收集资料）

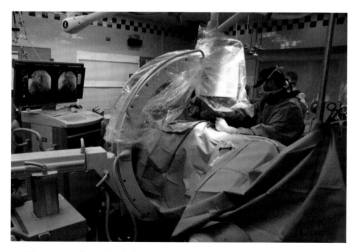

● **图 11.6**　典型的手术室布局，从患者对面的外科医生处引入透视机。外科医生站在患者身后，头部朝向麻醉架。透视镜屏幕最好放在脚的位置（来自作者的收集资料）

机从患者的腹部引入，在尾端处放置透视显示屏。两种最常见的进入腹膜后间隙的切口技术为单切口法和双切口法。下面会比较这两种切口的细微差别。无论选择哪种技术，切口规划的第一步都是在十字工作台方向上获得真正的 C 臂前后位 X 线片（图 11.7）。为此，将 C 臂放入到工作区域中，以便机器的长轴与目标椎间隙的前凸角匹配。然后将手术台向左或向右旋转，C 臂机保持 0°，通过在椎弓根之间对称排列棘突来获得真实的前后位视图。如果计划进行多节段手术，根据解剖情况，C 臂机和患者可能需要在每个节段重新定位，以确保正确的定位和入路轨迹。这对于脊柱侧弯伴有明显旋转情况的患者是非常重要的。

为了标记切口将 C 臂旋转至侧位，将目标水平终板和椎弓根排列标记，清晰界定椎间隙和椎间孔，获得真正的侧位片。为标记椎间隙，将一根克氏针置于患者侧腹（图 11.8）并放置至与椎间隙平行，且克氏针的尖端位于椎间隙的前缘（图 11.9）。在皮肤标记后，常见的是用克氏针来定位和标记椎间隙后缘。一些脊柱外科医生发现标记不同的椎间隙的四分位也很有好处，以确定他们计划的对接位置。然后以相同的角度画出切口线，大约是脊柱后缘至脊柱前缘距离的三分之一。对于多节段，特别是在脊柱侧弯的病例中，必须获得一个真正的侧位，并在每节段标出椎间隙。这是通过使用 Trendelenburg 卧位和反向 Trendelenburg 卧位调整手术床位置并保持 C 臂在 90° 来完成的。对于多节段手术，

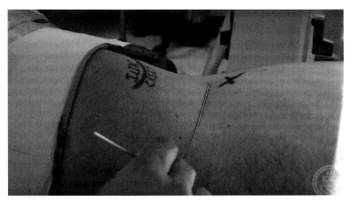

● 图 11.8　手术切口规划时置于患者侧腹的克氏针。目的是使克氏针平行于手术水平椎体终板，并使克氏针的尖端位于椎间隙的前缘（来自作者的收集资料）

在患者侧面画出前后脊柱线并标出椎间隙通常是有益处的（图 11.10）。通常，通过在目标椎间隙之间形成一个更对角线的切口，从后 / 上到前 / 下（模拟腰丛神经延伸路线），就可以通过一个切口进入多个节段进行手术。

第 4 步：腹膜后通道

进入腹膜后间隙主要有两种方法，一种是单切口法，另一种是双切口法。如上所述，对于单切口技术，皮肤在中心线被切开。使用钝性剥离技术，通过腹外斜肌、腹内斜肌、腹横肌和筋膜层形成一个平面（图 11.11）。可通过使用止血钳、钝性剪刀或手指分开来完成。在腹膜后间隙，轻推腰大肌上覆盖的脏器。将手指

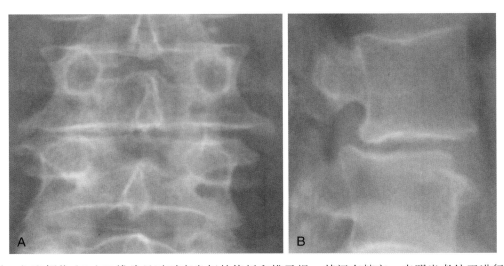

● 图 11.7　正位（A）和侧位（B）X 线片显示对齐良好的终板和椎弓根，其间有棘突，表明患者处于进行 LLIF 的合适位置（From Quinones-Hinojoas A, ed. *Schmidek and Sweet Operative Neurosurgical Techniques*, vol 6. Philadelphia: Elsevier; 2012: Fig. 172-7.）

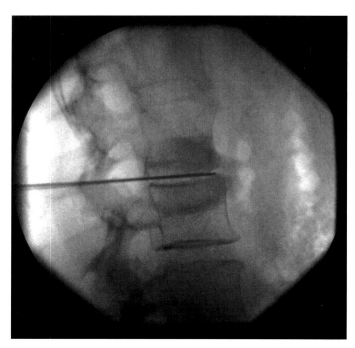

● **图 11.9**　透视图像示在规划切口时，克氏针的尖端位于椎间隙的前缘，平行于手术水平终板（来自作者的收集资料）

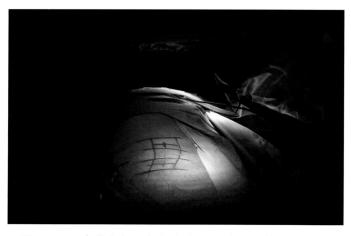

● **图 11.10**　多节段切口规划包括画出脊柱椎体前后缘，明确标出椎间隙。切口可以是斜的以模仿腰丛的路径；通常通过一个切口可以进入多个节段水平（来自作者的收集资料）

与腰大肌接触，将第一扩张器轻轻引导至腰大肌表面。在每次使用扩张器时，进行神经刺激，以减少神经接触和损伤。

　　对于双切口技术，除了覆盖在椎间盘上真正的外侧切口外，还需沿椎旁肌肉组织边缘做一个短的后外侧切口（图 11.12）。采用钝性分离，与水平呈 45° 角，以类似的方式解剖腹壁。随时采用钝性手指剥离术检查，

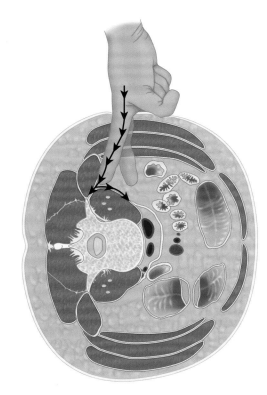

● **图 11.11**　图示必须横贯的腹壁层，包括腹内外斜肌、腹横肌、深筋膜和腹膜后脂肪。在单切口技术中，使用钝性剥离以推动腹膜后内容物向前和向外远离手术入路（From Quinones-Hinojoas A, ed. *Schmidek and Sweet Operative Neurosurgical Techniques*, vol 6. Philadelphia: Elsevier; 2012: Fig. 172-5.）

当进入腹膜后间隙的路径清晰时，手指触诊的阻力应停止，脏器应可触及。通过触诊横突的尖端可以确定正确的位置。然后手掌向上，示指沿着腹壁滑动直到指尖位于预定的侧腹切口下方。内脏也应该用这种技术向前推开。然后进行侧腹部切口，将扩张器置于指尖并引导至腰大肌边缘。该技术从美容角度改进可以设计一个较大单一的皮肤切口，向后延伸，并开放两个不同的筋膜开口以代替两个单独皮肤切口。

第 5 步：经腰大肌扩张和牵开器的放置

　　神经监测是通过腰大肌连续扩张进入椎间隙工作的。扩张器具有可定位的肌电图电极提供定向刺激，以确定相对于扩张器的运动神经的距离和方向（图 11.13）。C 臂用于确定初始扩张器在侧面的位置，随后将克氏针钉入椎间盘以确保其位置准确（图 11.14）。目的是在接近椎间隙中点的腰丛运动神经的前方安置。然

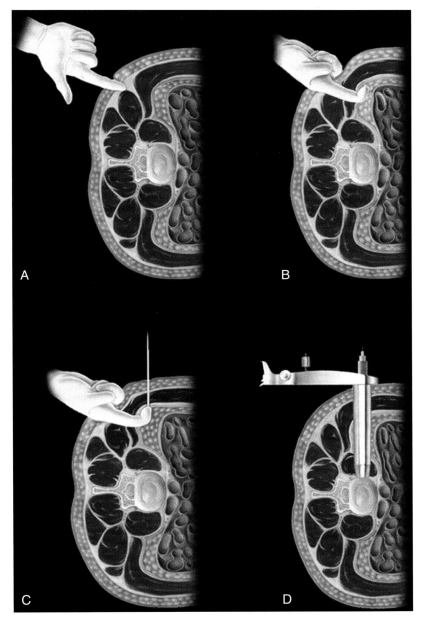

● **图 11.12**　双切口技术是确保腹膜后内容物安全的另一种方法（From Ozgur BM, Aryan HE, Pimenta L, Taylor WR. Extreme lateral interbody fusion (XLIF): a novel surgical technique for anterior lumbar interbody fusion. *Spine J* 2006; 6:435-443, Fig. 4. ）

后获得前后位 X 线片，并通过连续扩张器和牵开器与椎间盘保持平齐（图 11.15）。每通过一层时用定向肌电图进行测试，以保证腰丛神经的安全。将牵开器固定在链接臂上并锁住；在前后位和头尾侧方向轻微打开缝隙，并拆除扩张器。使用光纤照明照亮手术通路。

通过直接可视化和钝头探针肌电刺激来验证通过工作通路到椎间盘表面的安全路径。然后在透视和引导下，将垫片插入后面的刀片并将其打入椎间盘；这可用

作椎间盘切除范围的后缘的标志（图 11.16）。然后将一个薄的牵开器插入到头尾刀片之间，以在前方挡开残余肌肉组织，并同时识别前纵韧带；然后，经透视显像证实沿着前纵韧带的前缘缓慢向前推进约 1 cm 深。该工具固定在指标性牵开器上，作为安全手术视野的前缘，保护前纵韧带及其前部的脏器和血管结构。应谨慎避免过度牵开器牵开和倾斜刀片，因为这会增加腰大肌和神经结构以及节段动脉的损伤风险。节段动脉是直接

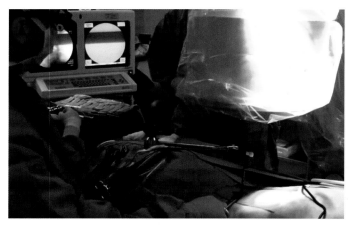

● **图 11.13** 初始扩张器与可定位肌电图（EMG）在其进入并留在椎间隙表面。在此过程中拍摄透视镜图像以确保正确的定位（来自于作者的收集资料）

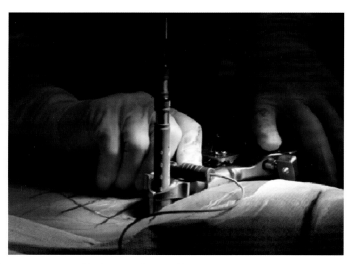

● **图 11.15** 扩张器和牵开器依次放置在先前的扩张器上。每个扩张器在通过腰大肌时会受到刺激，以评估神经结构间关系（来自于作者的收集资料）

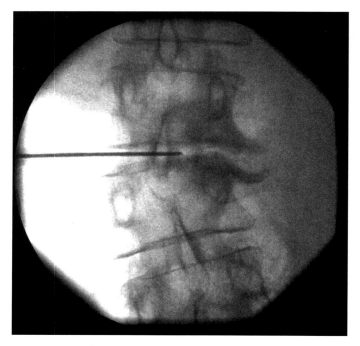

● **图 11.14** 确定初始扩张器在适当位置后，在椎间盘中插入克氏针以维持扩张器的位置（来自于作者的收集资料）

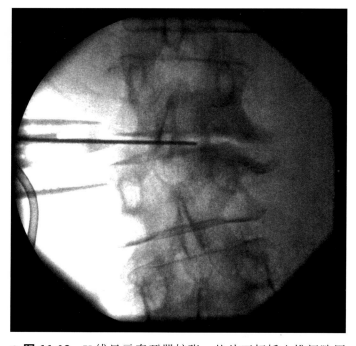

● **图 11.16** X线显示牵开器扩张，垫片正好插入椎间隙用来标志工作通路的后边界（来自于作者的收集资料）

起源于主动脉的分支，如果撕裂可能导致明显的出血（图 11.17）。

第 6 步：切除椎间盘

从前纵韧带后方 1 cm 开始，沿每个终板延伸至间隙后方，行同侧纤维环切除术。然后在透视引导下，沿

着终板将 Cobb 剥离器插入椎间隙，向下至对侧纤维环，分离软骨性椎间盘组织；小心地触诊探查和透视确认以防终板破裂（图 11.18）。一旦在对侧纤维环遇到阻力，Cobb 剥离器就小心地用木槌推进以切断它。然后利用多种钳子和刮勺进行椎间盘切除术，确保保护前纵韧带和上下终板。如果椎间盘的取出有困难，则可以在椎骨

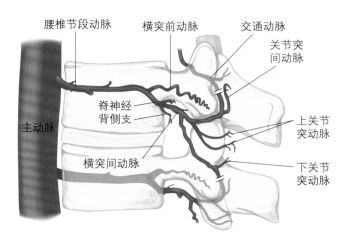

● **图 11.17**　主动脉节段分支撕裂可导致明显出血，在经腰大肌入路时必须小心避免发生这种情况（From Benzel EC, ed. Spine Surgery: Techniques, Complication Avoidance, and Management, vol 1. Philadelphia: Elsevier; 2012: Fig. 57.3a.）

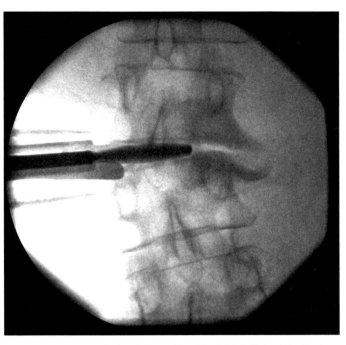

● **图 11.19**　插入椎间隙扩张器以协助创建椎间盘切除术工作通道的透视图像（来自作者的收集资料）

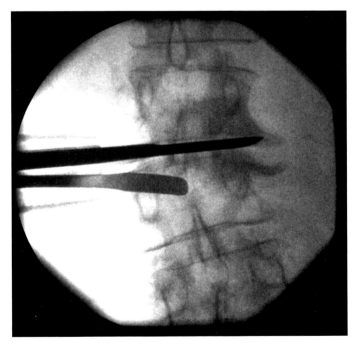

● **图 11.18**　椎间盘切除过程中 Cobb 剥离器穿过椎间隙的透视图像（来自作者的收集资料）

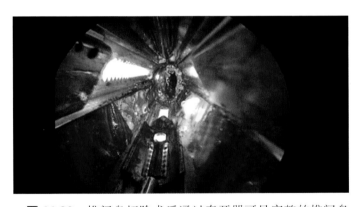

● **图 11.20**　椎间盘切除术后通过牵开器可见完整的椎间盘空间（来自作者的收集资料）

之间轻轻敲击椎间隙扩张器，以帮助创建工作通道（图 11.19）。在矢状位失衡需要复位前凸的情况下，可以将前纵韧带牵开器推过椎间隙，用切刀将前纵韧带小心切开，这样就可以在椎间隙水平进行前路牵开并在必要时放置重建前凸的融合器。图 11.20 为外侧椎间盘切除术时的椎间隙视图。

第 7 步：放置椎间隙内植物

　　下一步是将不同大小的试模放入椎间隙，以确定合适的内植物大小（图 11.21）。必须小心谨慎地去除所有髓核，因为在进行内植物试验前如果不这样做可能会导致髓核通过纤维环挤压而导致对侧神经根受压。试模的长度应跨越整个前后椎间盘空间宽度，并在模拟最终内植物的侧位成像中占据椎间隙的前部和中间。理想的椎间内植物的选择需要考虑几个一般原则和患者的具体因素。一般而言，内植物应足够大，解剖轮廓应与椎

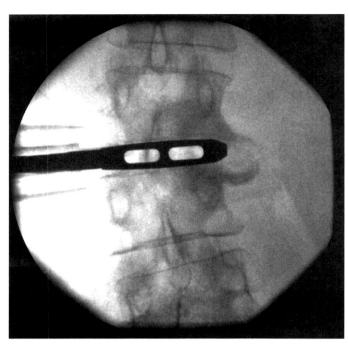

● **图 11.21**　适当大小的椎体间试模的透视图像。注意，该试模跨越了骨外骨骺环的宽度用来模拟适当大小的融合器（来自于作者的收集资料）

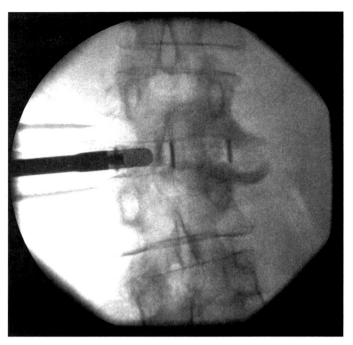

● **图 11.22**　植入适当大小的融合器的前后位透视的 X 线片。椎间隙高度被恢复，但不会过度撑开（来自于作者的收集资料）

间隙一致，并横跨整个骨骺环的横向边界。内植物和坚固的骨骺环之间保证更大的表面接触会显著提高结构的负载分配特性，以避免内植物下降。内植物的高度应允许恢复椎间孔和椎间隙高度，同时避免过度撑开。适当的内植物高度可以通过测量邻近节段非退变椎间隙高度来预测。下一步针对个别患者的特定手术目标可能会进一步完善内植物的选择。例如，对于有跛行或神经根病症状的患者，如果神经减压和牵开韧带是其主要目的，医生可能会选择较大的内植物来帮助实现这一目的。相比之下，对于程度较低的脊椎滑脱和原发腰背痛的患者，移植物的高度可以定制为合适的力学特性，而不过度撑开椎间隙。此外，前凸内植物（10°）和过度前凸内植物（20° 和 30°）可作为改善矢状面平衡和恢复脊柱骨盆序列的辅助手段。这些通常用于分期手术的脊柱侧凸患者。但即使是单节段手术，脊柱外科医生也更加关注脊柱骨盆矢状位参数的恢复和维持。

　　在最终选择后，椎间移植物填充骨生长促成剂；从骨基质、凝胶或油灰形式的脱矿骨基质到陶瓷和磷酸钙，再到骨形态发生蛋白，多种异体骨移植和合成材料可供选择。然后将填充好的内植物置入其最终位置，与试模时类似（图 11.22）。根据手术目标的不同，在选

择融合器的最终位置时有细微的差别。例如，如果纠正椎间孔狭窄是主要目的（例如，极外侧椎间盘突出），位置相对靠后的融合器可能更为有益。在闭合切口之前，通过透视成像来确定试模和最终融合器的位置。

　　考虑增加内固定装置（侧方钢板、椎弓根螺钉或棘突固定）会受到患者内在骨质以及术中前纵韧带破坏和终板断裂的影响 [11, 12]。可由医生自行决定，在同一切口处行侧方钢板固定以增强稳定性，并减少侧弯活动。这是通过使用自攻性螺钉并穿过外侧椎体来实现，确保螺钉轨迹平行以最大限度地减少双皮质损伤以及对侧神经和血管结构的损伤。或者某些医生可选用微创经皮椎弓根螺钉，既可以在与 LLIF 相同的侧位完成，也可以将患者改为传统的俯卧位。

关闭切口

　　在对手术通路进行大量冲洗并去除残余的植骨填充物后，牵开器的叶片可以不进行调整。然后从后叶片上取出垫片，松开连接锁定臂。牵开器在直视下慢慢升高，必要时进行止血，要小心不要在神经结构恢复到原位时烧灼它们。拔出牵开器后，检查表面组织是否有

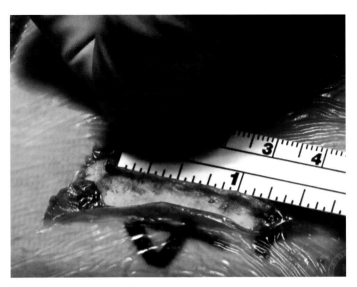

● **图 11.23**　一个 3 cm 的手术闭合切口，通过该切口进行单节段 LLIF（来自于作者的收集资料）

出血。腹横筋膜是否需要闭合可由医生自行决定；然而这样做可能需要在靠近腹膜结构处缝合。浅筋膜和皮下组织由可吸收缝合线逐层间断闭合，并使用细的可吸收单股缝合线在皮下关闭皮肤层（图 11.23 ）。

术后护理

对于 LLIF 术后的影像学检查目前还没有明确的指南，因为一些医生对术中透视图像的质量感到满意。然而，通常的做法是术后进行前后位、侧位 X 线片和 / 或非增强腰椎 CT。在笔者的实践中，通过术后 CT 来评估终板是否破裂，作为内植物移位（前纵韧带断裂）的证据，并为与以后的 X 线片进行比较提供基准。在复杂病例或可疑肠道损伤的患者（如体型较瘦的脊柱侧凸患者），术后可完善口服造影剂后的腹部 CT 扫描。在对脊柱侧凸或成人畸形进行分期矫正的患者，我们的做法是在二期手术前即获得初次术后的站立位 36 英寸的 X 线片，以评估需要矫正的程度。

根据所做节段数量和手术适应证的不同，采用这种术式的患者的术后恢复过程差别很大。例如，单节段 LLIF 比多节段融合矫正脊柱畸形更容易恢复。接受单节段手术的患者在手术当天就下床运动，第二天早晨仅口服镇痛药物即可出院。对于多节段畸形矫正手术，早期运动仍是目标，尽管有差异，因为患者的状态可能

更多地取决于脊柱序列的改变而不是手术本身。活动限制与其他类型的脊柱融合术是一致的，在大约 6 周内限制躯干弯曲、扭转或举起超过 10 磅的重物。

并发症

LLIF 入路的两种常见并发症因为它们的共性和可能被解决的方案最好被称为副作用。患者可报告大腿前方或腹股沟区域麻木和继发于生殖股神经受牵拉感觉异常。此外，腰大肌扩张也会导致髋屈肌无力。发病率可达 15% ~ 40%，绝大多数在 4 ~ 12 周内消退[16-20]。减轻这些副作用的最佳方法是减少经腰大肌手术时间。可以理解的是，反复进行腰大肌扩张的多节段 LLIF 手术发生并发症的风险更高，特别是在下腰椎节段。如果这两个问题将要发生，往往在手术后立即出现。

另一个相对独特的并发症是在腹壁形成假性疝。这是由于支配腹壁的运动神经受到损伤，导致肌肉张力丧失和腹部隆起。这不是一个真正的疝，因为没有腹部内容物突出通过缺损，但可以出现相似的临床症状。髂腹股沟神经、肋下神经和髂腹下神经共同支配腹部的三层肌肉。采用钝性分离，在腹部肌肉组织解剖时保留所有穿过的神经有助于避免这种并发症。腹部的 CT 扫描可以排除真正的疝。

融合器下沉是一种并发症，可能需要进行翻修手术。目前对其发展有技术方面和内在因素的考量。避免手术过程中的技术错误导致终板破裂是避免下沉的主要措施。图 11.24 显示了因术中终板破裂导致植骨块下沉患者的术后即刻成像和术后 6 个月的随访成像（图 11.24 ）。无论是在术中还是术后的成像检测，都应该考虑使用内固定器械来帮助避免下沉。然而，技术上无缺陷的 LLIF 仍然可以发生融合器迟发下沉，特别是在骨质量受损的患者。如果由于韧带切除失败和椎间盘高度损失而影响间接减压，则可能需要直接减压和辅助内固定[11, 12]。

感染虽然罕见，但其往往表现为腰肌脓肿。这些通常可以在脊柱成像中看到，但有时腹部 CT 造影能更好地显示。根据我们的经验，这些感染可以用一个疗程的抗生素成功治疗；取出内植物是极其罕见的。

最后，LLIF 最恶劣和最严重的并发症是血管损伤和肠管损伤。术前仔细、谨慎地研究影像检查是避免血

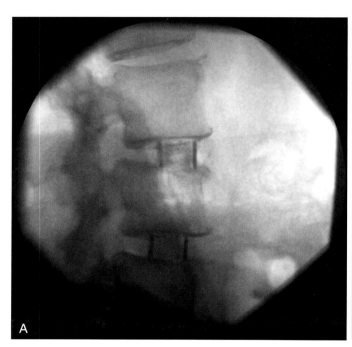
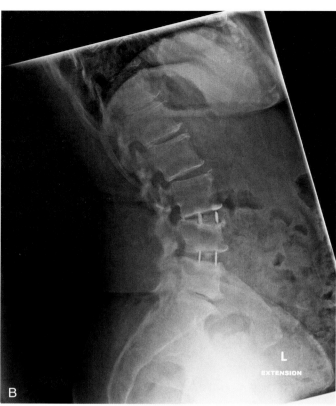

● **图 11.24** （A）患者术中图像，其终板有轻微破裂使内植物有下沉风险。（B）同一患者术后 6 个月的随访图像显示移植物下沉，随后椎间孔高度降低到最初术前的水平（来自于作者的收集资料）

管损伤的最佳方法。在确定 LLIF 侧方边界时必须考虑到以上解剖结构，在选择最容易进入椎间盘的一侧和最安全的一侧时，这往往是一种综合考虑的结果。值得注意的是，即使是术前影像学上看不到的主动脉小分支，其一旦撕裂也会导致明显的出血。如果发生血管损伤，应设法控制出血。如果无法控制出血，应立即寻求适当的专科医生会诊。同样地，如果术中怀疑肠管损伤，应立即邀请最合适的外科专家协助。

结果

LLIF 入路被设计为一种微创手术入路，可替代传统的前路（ALIF）和后路 / 经椎间孔（PLIF/TLIF）入路。几项大型的单中心和多中心研究表明，与开放前后入路手术相比，LLIF 具有更低的并发症发生率、更少的出血量、更短的住院时间 [2-6, 16-20]。对于有严重合并症或高龄的患者，LLIF 更是伴有较低的围手术期并发症和

较低的死亡率 [16, 17]。

LLIF 技术已被证明是多种脊柱疾病的有效治疗方式，将显著改善与健康相关的生活质量（HRQOL）指标。Sembrano 等 [3] 的一项多中心研究显示具有统计学意义，同时改善了背部和腿部疼痛患者的视觉模拟量表（VAS）评分、Oswestry 残疾指数（ODI）和 SF-36 结果评价（MCS），以及在低度退行性脊椎滑椎的患者中减少麻醉药的使用 [3]。1～2 年的随访发现，微创 LIF（MITLIF）和 LLIF 的最小临床重要差异和实质临床效益（SCB）是相似的 [3]。2015 年 Lehmen 和 Gerber[6] 对 237 篇讨论 LLIF 方法的文章进行了系统综述，并确定了 47 篇具体讨论结果的文章。在他们的综述中发现 VAS、ODI 和患者总体满意率分别提高了 90%、89% 和 100%，成功实现椎间融合术的患者超过 90%。他们的结论是 LLIF 的并发症和临床疗效在文献中有很好的描述，至少可以与传统方法的临床疗效相媲美。

总结

　　侧入路椎体间融合术正越来越多地被用作微创方法来治疗一系列脊柱疾病。该方法需要考虑传统脊柱手术中的不典型因素，利用专门的器械和神经监测技术来最大程度地提高该方法的安全性和可重复性。当对适当的患者进行 LLIF 手术时，手术结果与其他椎体间融合术一致，其死亡率最低，并且患者能迅速恢复日常活动。

（ Zachary J. Tempel, David J. Salvetti, Adam S. Kant 著

姜　宇 译　孙垂国 审校 ）

参考文献

1. Ozgur BM, Aryan HE, Pimenta L, et al. Extreme lateral interbody fusion (XLIF): a novel surgical technique for anterior lumbar interbody fusion. *Spine J.* 2006;6:435–443.

2. Ahmadian A, Bach K, Bolinger B, et al. Stand-alone minimally invasive lateral lumbar interbody fusion: multicenter clinical outcomes. *J Clin Neurosci.* 2015;22(4):740–746.

3. Sembrano JN, Tohmeh A, Isaacs R, et al. Two-year comparative outcomes of MIS lateral and MIS transforaminal interbody fusion in the treatment of degenerative spondylolisthesis. Part I: clinical findings. *Spine (Phila Pa 1976).* 2016;41(suppl 8):S123–S132.

4. Youssef JA, McAfee PC, Patty CA, et al. Minimally invasive surgery: lateral approach interbody fusion. Results and review. *Spine (Phila Pa 1976).* 2010;35(suppl 26):S302–S311.

5. Ozgur BM, Agarwal V, Nail E, et al. Two-year clinical and radiographic success of minimally invasive lateral transpsoas approach for the treatment of degenerative lumbar conditions. *SAS J.* 2010;4(2):41–46.

6. Lehmen JA, Gerber EJ. MIS lateral spine surgery: a systematic literature review of complications, outcomes, and economics. *Eur Spine J.* 2015;24(suppl 3):287–313.

7. Dakwar E, Vale FL, Uribe JS. Trajectory of the main sensory and motor branches of the lumbar plexus outside the psoas muscle related to the lateral retroperitoneal transpsoas approach. *J Neurosurg Spine.* 2011;2:290–295.

8. Guerin P, Obeid I, Gille O, et al. Safe working zones using the minimally invasive lateral retroperitoneal transpsoas approach: a morphometric study. *Surg Radiol Anat.* 2011;8:665–671.

9. Uribe JS, Arredondo N, Dakwar E, et al. Defining the safe working zones using the minimally invasive lateral retroperitoneal transpsoas approach: an anatomical study. *J Neurosurg Spine.* 2010;2:260–266.

10. Kepler CK, Bogner EA, Herzog RJ, et al. Anatomy of the psoas muscle and lumbar plexus with respect to the surgical approach for lateral transpsoas interbody fusion. *Eur Spine J.* 2011;4:550–556.

11. Marchi L, Abdala N, Oliveira L, et al. Radiographic and clinical evaluation of cage subsidence after stand-alone lateral interbody fusion. *J Neurosurg Spine.* 2013;19(1):110–118.

12. Pimenta L, Turner AW, Dooley ZA, et al. Biomechanics of lateral interbody spacers: going wider for going stiffer. *Scientific World Journal.* 2012;2012:381814.

13. Berjano P, Lamartina C. Minimally invasive lateral transpsoas approach with advanced neurophysiologic monitoring for lumbar interbody fusion. *Eur Spine J.* 2011;9:1584–1586.

14. O'Brien J, Haines C, Dooley ZA, et al. Femoral nerve strain at L4-L5 is minimized by hip flexion and increased by table break when performing lateral interbody fusion. *Spine (Phila Pa 1976).* 2014;39:33–38.

15. Kepler CK, Sharma AK, Huang RC, et al. Indirect foraminal decompression after lateral transpsoas interbody fusion. *J Neurosurg Spine.* 2012;16(4):323–329.

16. Rodgers WB, Gerber EJ, Patterson J. Intraoperative and early postoperative complications in extreme lateral interbody fusion: an analysis of 600 cases. *Spine (Phila Pa 1976).* 2011;14:31–37.

17. Karikari IO, Grossi PM, Nimjee SM, et al. Minimally invasive lumbar interbody fusion in patients older than 70 years of age: analysis of peri- and postoperative complications. *Neurosurgery.* 2011;68:897–902.

18. Le TV, Burkett CJ, Deukmedjian AR, et al. Postoperative lumbar plexus injury after lumbar retroperitoneal transpsoas minimally invasive lateral interbody fusion. *Spine (Phila Pa 1976).* 2013;1:E13–E20.

19. Moller DJ, Slimack NP, Acosta FL Jr, et al. Minimally invasive lateral lumbar interbody fusion and transpsoas approach-related morbidity. *Neurosurg Focus.* 2011;31:E4.

20. Barbagallo GM, Albanese V, Raich AL. Lumbar lateral interbody fusion (LLIF): comparative effectiveness and safety versus PLIF/TLIF and predictive factors affecting LLIF outcome. *Evid Based Spine Care J.* 2014;5(1):28–37.

第 12 章　经腰大肌前方（斜）外侧椎体间融合术

引言

腰椎椎体间融合术（LIF）是一种公认的治疗脊柱疾病的手术方式。传统上，腰椎椎体间融合术通过后方入路来完成。这些开放的手术方法需要广泛地剥离椎旁肌和牵拉神经根以显露椎体间融合所需要的椎间隙。经椎间孔腰椎椎体间融合术（TLIF）是一种更精巧的微创手术方法，该方法通过更接近斜后方的轨迹放置圆管通道，通过 Kambin 三角这一解剖区域到达椎间隙。这种后方改良入路保留了对侧肌肉韧带组织，并且避免了对硬膜囊的过度骚扰。因此，以上微创入路取代了许多传统开放性后路手术。TLIF 目前仍然是很重要的椎体间融合手术方式。但是，该技术依赖于较小的手术视野，当术者需要尝试进行广泛的椎间盘切除、植骨材料植入和融合时，该手术入路提供的较小术野就成为了限制因素。

前方入路腰椎椎体间融合术（ALIF）提供了所有外科手术技术中最令人印象深刻的融合面积。对于椎体间融合技术的提高可以归功于出色的直视下对椎间隙的处理。这样可以稳妥地切除椎间盘并根据最大椎间隙生理曲度安放融合器。ALIF 的其他理论优势包括避免椎管狭窄和通过切开前纵韧带进行更大角度的前凸矫正。但是，ALIF 技术并非没有重大风险。ALIF 需要进入腹腔（可能是腹膜内或腹膜后），并仔细解剖游离重要的血管结构。这使患者具有潜在破坏性的中空内脏和大血管损伤（包括髂血管和大血管）的风险。其他需要着重关注的因素包括输尿管损伤、性功能障碍以及由此需要进行第二次手术。

已有多种策略被用来改进 ALIF 手术。这些技术包括腹腔镜、内镜和微创开放入路术式。尽管目前一部分学者仍然支持以上这些方法，但现在许多人认为腹腔镜术式已成为该手术历史的阶梯。但是，腹腔镜方法为更现代的侧方入路腰椎椎体间融合术（LLIF）奠定了基础。这些术式包括许多同义词，即直接侧方入路椎体间融合术（DLIF）和极外侧入路椎体间融合术（XLIF）。

LLIF 技术允许通过腹膜后途径从侧方显露椎间隙。传统方法是经腰大肌入路方法，该方法可清除前柱中的椎间盘组织。这种方法提供了进入椎间隙的通道，避开了后方的椎管、前方的腹腔和大血管。LLIF 的其他好处包括不需要第二位医生来维持手术通道、减少肠梗阻的发生率、保留前纵韧带、减少骨结构的切除、缩短手术时间、同时缩短住院时间以及减少对镇痛的需求。这些优点使 LLIF 逐渐成为腰椎椎体间融合术的一种广为接受的方法。尽管如此，如果将经腰大肌 LLIF 视为金标准的椎体间融合术式，仍然存在一些问题。其中主要包括腰丛神经损伤和进入腰骶连接处的损伤。从广义上讲，诸如此类的微创技术能否在脊柱整体冠状和矢状位序列方面达到可比较的指标还有待观察。

在本章中，我们讨论了一种可行的侧方入路椎体间融合方法，即经腰大肌前方（斜）外侧椎体间融合（OLIF）技术。本章回顾了该入路的解剖学设计，包括从经腰大肌向腰大肌前方边界转移的基本原理以及通过侧方入路进入 L5-S1 椎间隙的限制性。本章讨论提供了该技术的分步操作说明，包括患者体位、术前计划、手术步骤和关闭切口。我们讨论了常见的并发症和患者管理策略。在讨论中，回顾了可获得初步结果数据的文献，并讨论了未来的发展方向。最后，我们介绍了相对较新的技术，例如前凸型椎间融合器，该技术可用于改善脊柱整体序列，这是微创矫形手术的主要限制因素。

解剖学考虑与局限性

对解剖学的透彻理解是脊柱外科医生武器库中的重

要工具。考虑到向微创术式的转变，这一点尤其重要。曾经接受后路手术训练的外科医生现在必须熟悉 OLIF 的全新的解剖结构。

解剖标志

全面的评估不能忽视关键的解剖标志。髂嵴间线是双侧髂嵴之间的理论上的平面。髂嵴连线经典地代表了 L4-5 椎间隙。外科医生必须意识到腹围、体重指数、年龄、性别和屈曲程度不同带来的变异。此外，髂嵴间线表示微创经腰大肌侧方入路的下限，因为髂嵴阻碍了从侧方进入 L5-S1 椎间隙。斜外侧腰大肌前入路可使外科医生进入腰骶交界处，从而避免了髂嵴阻挡，这可能是 OLIF 优于 LLIF 的明显优势。

浅层肌肉

腹部肌肉组织从表浅到深方由腹外斜肌、腹内斜肌和腹横肌组成。重要的是注意各个肌肉纤维的方向。特别是腹外斜肌纤维从外上侧到内下侧方向斜向走行。在浅层解剖时需遵循该平面，以改善关闭切口时的美容效果。另一个重要的考虑因素是下腰三角，也称为 Petit 三角（图 12.1）。解剖空间的边界位于髂嵴的下方，后方是背阔肌，而前外侧是腹外斜肌。在初始的解剖过程中，可以将该区域作为目标，以便进入腹膜后间隙。

深方肌肉

腰大肌位于腹膜后间隙的后方。它横穿椎体的侧面和椎间隙，并从 T12 到 L5 的横突的前表面开始，最后插入到股骨小转子下方。嵌入腰大肌肌肉纤维内的是腰骶神经丛的关键成分。为了避免损坏这些神经结构，必须格外小心。另一个重要的深部肌肉是腰方肌。该脊柱稳定装置附着在横突、第 12 肋和髂嵴上。图 12.2 展示了腰椎的肌肉组织。

腰骶神经丛

腰骶丛起源于 T12-S3 的腹侧支。腰丛的主要末梢分支包括髂腹下神经（L1）、髂腹股沟神经（L1）、生殖股神经（L1-2）、股外侧皮神经（L2-3）、股神经（L2-4）和闭孔神经（L2-4）（图 12.3）。除了股外侧皮神经（一种单纯的感觉神经）外，这些分支具有混合的运动和感觉神经支配。神经丛起源于腰大肌的后部和内侧，并沿前外侧下降，穿过腰大肌的纤维。

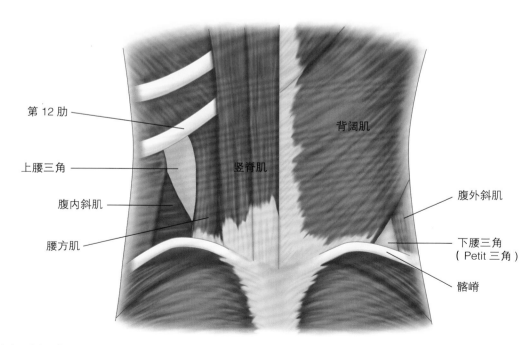

● **图 12.1**　图示上腰三角和下腰三角（Petit 三角）（From Lillie GR, Deppert E. Inferior lumbar triangle hernia as a rarely reported cause of low back pain: a report of 4 cases. *J Chiropr Med*. 2010:9(2);73–76, Fig. 1.）

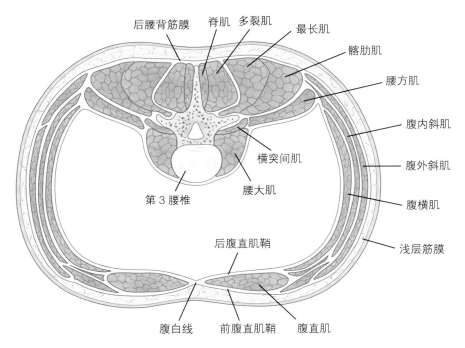

● **图 12.2**　肌肉组织的冠状面图示（From Mayer TG, Mayer EAK, Reese D. Lumbar musculature: anatomy and function. In: Herkowtiz HN, Garfin SR, Eismont FJ, et al, eds. *Rothman-Simeone The Spine. Philadelphia: Elsevier*; 2012:85, Fig 5.4. ）

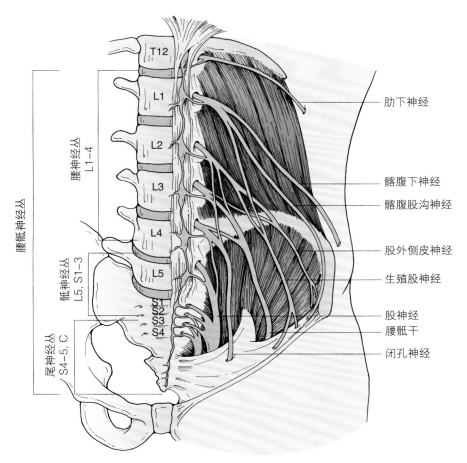

● **图 12.3**　图示腰骶神经丛（From Isaacs RE, Fessler RG. Lumbar and sacral spine. In: Benzel EC, ed. *Spine Surgery: Techniques, Complication Avoidance, and Management*. 3rd ed. Philadelphia: Elsevier; 2012:359, Fig. 36.8. ）

Benglis 等 [3] 测量了 3 个尸体上神经丛位置相对于椎间盘长度的比例。神经丛以渐进腹侧的方向迁移，在 L1-2 处为 0，在 L4-5 处为 0.28。Moro 等 [4] 根据 6 个尸体标本详细介绍了腰丛的分布。从 L1-5 开始，椎体从前到后分为 4 个区域。在 L2-3 节段及其以上，腰丛的所有部分都位于 4 区及其后方。除生殖股神经外，发现神经丛位于 L4-5 及以上的 2 区之后（图 12.4）。Uribe 等 [5] 解剖了 20 个腰椎节段，并将椎体分为 4 个类似的区域，用以在腹膜后外侧经腰大肌入路过程中识别解剖学上的"安全区"。这些安全区位于 L1-4 水平 3 区的中点及后方、L4-5 椎体和椎间隙的中点。

体位

患者被摆放在侧卧位。首选右侧卧位（左侧朝上），因为它可以避开位于椎体右前方的下腔静脉和右髂总静脉，尤其是在 L4-5 节段。我们更喜欢始终使用左侧入路完成 OLIF 手术。在髂嵴下方轻柔地放置髂枕，以便最大程度地打开手术侧肋骨和髂骨之间的部位，使肾区升高。与经腰大肌手术入路不同，通过 OLIF 手术，髂嵴的问题不大，因为切口在前方，避免了髂嵴的阻挡。我们持续使用实时电位和诱发电位（EMG）的短潜伏期的体感诱发电位（SSEP）监测，虽然因为使用腰大肌前方入路，没有穿过腰丛，可能并不需要该监测。使用足够的皮肤衬垫、腋窝卷和胶布来维持患者的体位，防止拉伸或压伤皮肤，并最大程度地减少皮肤磨损。头部保持中立位尤为重要，避免了对臂丛神经的扰动。

接下来使用垂直于地板的 C 臂 X 线机获取透视图像。通过倾斜工作台而不是旋转 C 臂来进行调整以获得真实的侧位图像。这样可以确保手术干预相对于地板保持垂直，并使得外科医生保持对脊柱解剖结构的感觉。真实侧位图像必须清楚地描绘出重叠的椎弓根和"平坦的"上端板（图 12.5）。还可以通过术中 3D 图像采集和导航来完成该过程。一些操作系统允许人们使用所有器械和植入物进行导航，因此不需要术中进行透视检查。

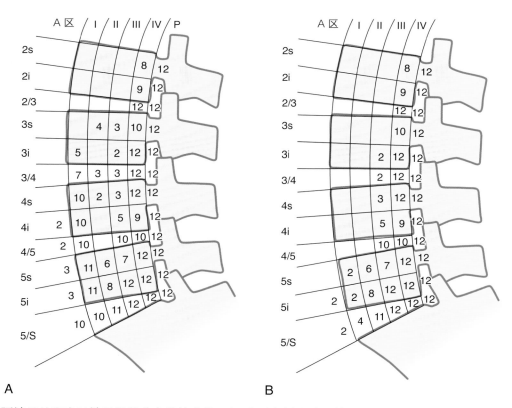

●图 12.4 （A）腰神经丛和出口神经根的分布整体全貌，（B）不包括生殖股神经（From Moro T, Kikuchi SI, Konno SI, et al. An anatomic study of the lumbar plexus with respect to retroperitoneal endoscopic surgery. *Spine* 2003:28(5); 423-427, Fig. 3.）

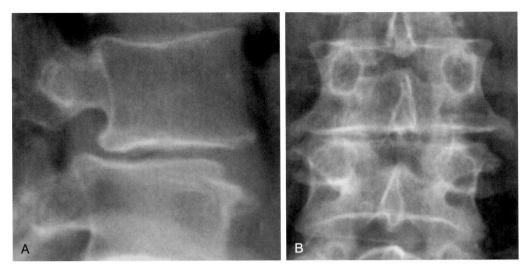

● **图 12.5**　真实侧位（左）和前后位（右）腰椎 X 线影像（From Sugrue PA and Liu, JC. Lateral Lumbar Interbody Fusion. In Kim DH, Vaccaro AR, Dickman CA, et al. eds., *Surgical Anatomy and Techniques to the Spine*. 2nd ed. Philadelphia, PA: Elsevier/Saunders. 2013: 459-469. Fig. 47.8.）

手术过程

　　获得真实的侧位图像以确认相对的解剖结构并识别正确的椎间隙。解剖学标志包括髂嵴，有助于明确下腰三角。标记椎间隙，并在椎间盘前缘之前的两个手指宽度处标记切口。我们倾向于通过一个切口进入 L4-5 和 L3-4，通过另一个切口进入 L2-3 和 L1-2，并且分别进入 L5-S1（图 12.6）。患者按常规方式准备好并摆放好体位。使切口沿着腹外斜肌和腹内斜肌的肌纤维分离。然后，外科医生用一根手指将腹横筋膜推向髂嵴，将腹膜从髂嵴内侧推开，越过腰大肌进入腹膜后腔隙。

　　使用指尖触觉感受腹膜后腔隙的解剖结构。进入腹膜后腔隙后，可在后外侧触诊到腰方肌。沿着肌肉内侧，可以识别相应椎体的横突和覆盖其上的腰大肌。肋骨的下表面和髂嵴的内表面也可以触诊到以确认进入腹膜后腔。图 12.7 是腹膜后间隙及其相对解剖的示意图。

　　牵开牵开器以阻挡腹部的前部组织并露出腰大肌的前侧边界（图 12.8）。海绵棒或花生米形状软组织剥离器可用于解剖腰大肌上方的软组织，以露出腰大肌的前边界。一旦了解了相关的解剖结构，将钝头扩张器向下引导放置到腰大肌正前方的椎间盘表面（图 12.9A）。获得侧位透视图像，以确认第一扩张器在腰大肌之前的适当位置（图 12.9B）。扩张器的理想位置是位于前纵韧带后面的椎间隙前 1/3 处 [6]。更向前的入路可减少腰

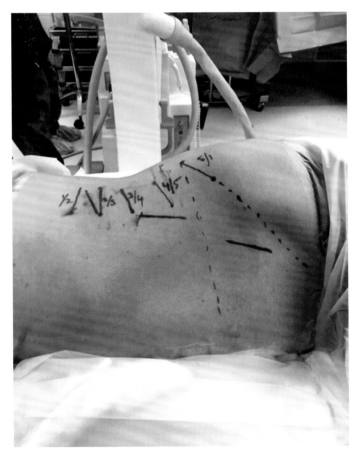

● **图 12.6**　患者摆放在右侧卧位体位，左侧朝上，从 L1-2 到 L5-S1 分别标记出 OLIF 手术切口

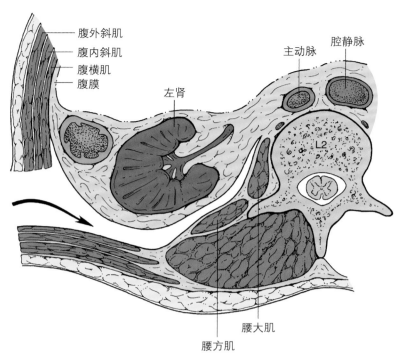

● 图 12.7 腰椎腹膜后入路的冠状位图示（From Isaacs RE, Fessler RG. Lumbar and sacral spine. In: Benzel, EC, ed. *Spine Surgery: Techniques, Complication Avoidance, and Management. 3rd ed.* Philadelphia: Elsevier; 2012:368.）

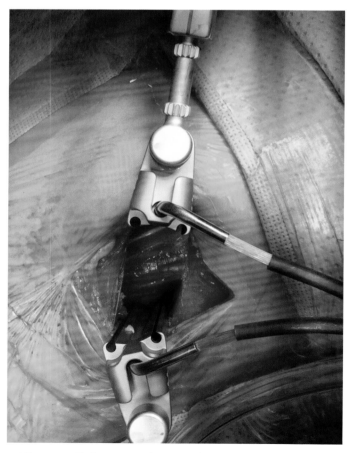

● 图 12.8 通过 OLIF 入路显示腰大肌前侧边界的术中图像

骶神经丛及其内分支和腰大肌的潜在损伤。一旦确定了满意的位置，就可以使用触发式 EMG（t-EMG）刺激钝头扩张器并确认与神经组织的安全距离。然后将导丝穿过初始扩张器，进入椎间隙。获得透视图像以确认导丝的最终位置。依次使用直径逐渐增大的扩张器，以牵拉阻挡周围的软组织（图 12.10A，B）。

放置连续扩张器时重复进行 t-EMG 监测，以确保安全地推开腰大肌。超过 10 mA 的读数被认为是可以接受的。放置最终的扩张器后，将相应位置标记下来确定牵开器叶片的最佳长度。牵开器已放置并连接到 EMG 监视系统。通过将牵开器连接臂锚定到手术床实现牵开器叶片的锁定，从而为椎间隙建立了一个通道窗口。另外，可以使用螺纹销将牵开器系统固定到椎体上。前后位透视（AP）用于确认牵开器叶片的位置。

牵开器牢固安装到位后，将检查视野中是否有神经结构。这在下腰椎节段中尤为重要，在下腰椎节段中可能遇到腰骶神经丛的更多前方结构。尽管更向前倾斜的轨迹可在很大程度上减轻面对这些神经结构的风险，但外科医生必须警惕解剖学变异的情况。如果遇到神经，可以使用 Penfield 神经剥离器轻轻拉动牵开器后面的神经。极少数情况下，可能必须完全放弃该入路。

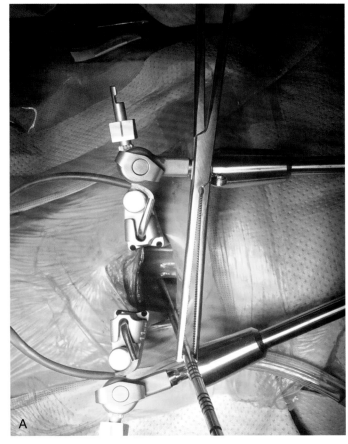
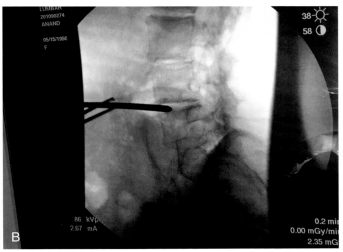

● **图 12.9**　（A）术中图像示在腰大肌前椎间隙上方放置的第一级扩张器。（B）透视图像确认第一级扩张器放置在椎间隙的前 1/3 处

　　在没有任何阻挡的情况下，椎间隙应清晰可见。确定椎间隙的前边界以及所有边界非常重要。保留前纵韧带可最大程度地减少直接损伤脊柱正前方的血管结构的风险，并有助于正确放置和固定融合器。对于严重的术前矢状面失衡的患者，一些外科医生可能会选择切除前纵韧带，以获得更大的腰椎前凸。根据我们的经验，在没有先前进行融合术的退行性或成人特发性脊柱侧凸患者中，没有必要进行前纵韧带松解。松解前纵韧带适用于手术范围从 L4 椎体固定到骶骨并融合，术后出现了 L3-4 交界区后凸畸形；或类似的手术范围从 L3 椎体固定到骶骨并已融合的患者，术后出现 L2-3 交界区后凸畸形的情况。

　　使用 15 号刀片切开椎间盘。使用髓核钳切除椎间盘，目标是切除椎间隙的前 2/3，确保不要切断前纵韧带。在透视引导下，用锤子将 Cobb 刮勺推进到整个椎间隙。松解对侧的纤维环，并将 Cobb 刮勺旋转 90°，以进一步牵拉和松解纤维化。这是在脊柱侧弯患者中完

成强有力的冠状面矫形的关键步骤（图 12.10C）。

　　可以根据需要使用一系列刮勺、锉刀，环形切割刮勺和削刀为植入物放置准备好椎间盘空间和终板。在放置融合器之前，连续使用试模，并使用滑锤放置和移除试模。根据术前影像，一些外科医生可能会选择一个高前凸形融合器，以获得更高大的腰椎前凸角度。通常，大多数时候我们倾向于使用 12 mm 乘 12° 的椎间融合器。接下来，将融合器填充骨移植物或其他生物材料，然后将其插入移植物固定装置中。我们更喜欢使用 3～4 mg 的重组骨形态发生蛋白 2（rhBMP-2）结合 Grafton 油灰软化的骨基质（DBM）和自体骨来填充椎间融合器。在透视引导下将椎间融合器放置到位。为了最大程度地改善矢状面的矫正，应将装置尽可能放置在椎间隙前方，以使每个椎间融合器可以获得的椎间前凸最大化[6]，但是，外科医生必须注意不要破坏前纵韧带。在取下椎间融合器把持器之前，需要获得侧位和正位术中图像，以确保椎间融合器的位置准确（图

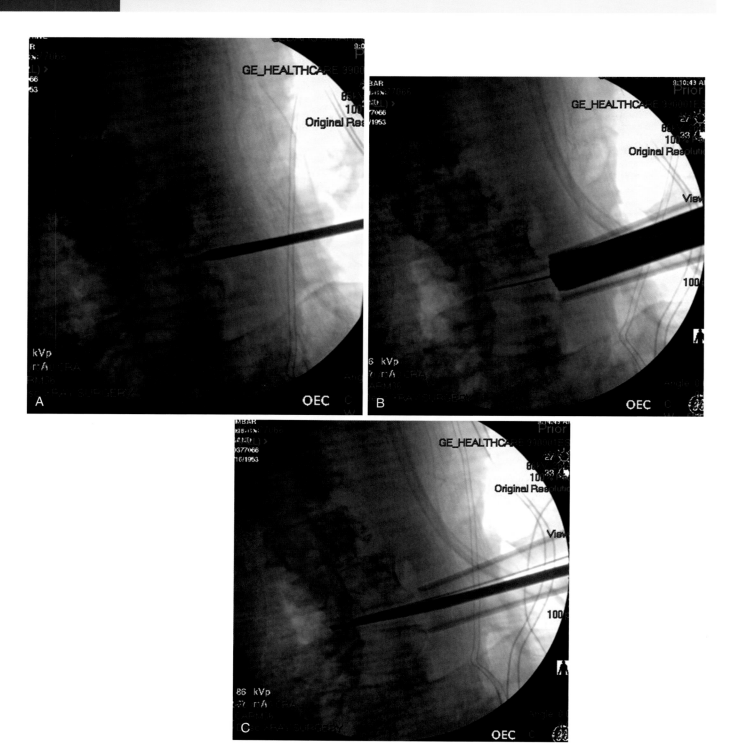

● **图 12.10**　A. 第一级扩张器和在椎间盘内的导丝的术中透视影像。B. 逐级放置扩张器。C. 放置 Cobb 骨膜剥离器到对侧纤维环的透视影像

12.11)。

关闭切口

　　用生理盐水反复冲洗手术区域。在移除皮肤扩张器之前，检查该区域是否有活动出血，并通过双极电凝彻底止血。一旦将所有器械从术野取出，就可行透视获得最终的正位图像，确认正确的融合器位置。而且，图像使脊柱外科医生能够评估整体的矢状面和冠状面序

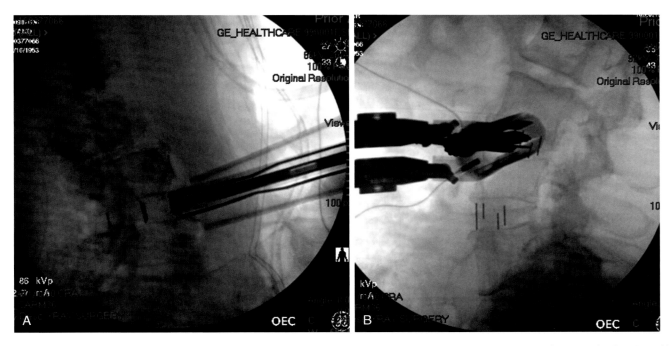

● **图 12.11**　A. 在椎间隙内放置聚醚醚酮椎间融合器后的前后位透视影像。B. 椎间隙内置入椎间融合器后的侧位透视影像

列。使用可吸收的微乔缝线闭合筋膜。最后，使用皮下缝合线和皮肤胶带粘贴皮肤。

并发症

尽管 LLIF 或 OLIF 与其他手术入路相比具有相对的安全性，但并非没有大的并发症风险。微创技术减小的手术入路仍然伴随着神经、肌肉和血管组织损伤的风险。此外，与任何基于器械的手术一样，使用的器械可能不是最佳匹配，或者全部没有效果。确定潜在的发病原因并了解可以优化微创治疗入路的管理策略非常重要。神经肌肉损伤、腰丛神经损伤、血管损伤和融合器下沉是需要考虑的一些重要并发症。

神经肌肉损伤和腰椎区神经病变

LLIF 和 OLIF 都对腰大肌内的腰骶神经丛构成独特的风险，此类损伤称为腰丛神经病变。LLIF 由于其本质上是经肌肉手术，因此其风险要高于采用腰大肌前方入路的 OLIF[7]。术后必须对患者的感觉和运动功能进行详细的临床检查。应关注患者症状的皮肤分布情况。肌肉无力应局限于特定的肌肉或一组肌肉。结合这些神经系统的发现，有助于查明腰丛的明确受伤部位。

生殖股神经肌支在 LLIF 术中特别容易受损伤，据报道发病率在 0 ~ 75%[8]。生殖股神经损伤所致的继发性损害通常表现为腹股沟前疼痛或麻木。如预期的那样，其潜在的损伤与其解剖结构有关。该神经起源于 L1-2 的根部，穿过腰大肌肌腹，并出现在 L3-4 水平的肌肉前表面。然后其分为两个不同的分支——股神经分支和生殖神经分支。前者在男性患者中提供股三角的前部皮肤支配，而后者在男性患者中提供提睾肌神经支配，在女性患者中提供阴阜和大阴唇皮肤支配。这些神经纤维可能会在 L3-5 的椎体前 1/4 处以及 L2-3 的椎体前半部附近遇到[5]。这种解剖位置使神经纤维易受直接伤害或继发于牵拉导致的间接损伤。一些学者还提出了生殖股神经功能紊乱可能归因于神经失用症或腰大肌的炎症反应。

在分离至腹膜后间隙时，髂腹下神经、髂腹股沟神经和股外侧皮神经分支也有受损伤的危险[5]。股外侧皮神经由腹侧支的背侧丛组成，术中在进入 L4-5 椎间隙时注意勿伤及此神经。此神经通常位于牵开器的后方，可以压在髂前上棘的前方或骶骨的前外侧。股外侧皮神经损伤的临床表现包括大腿外侧麻木或疼痛。

除了感觉缺失外，重要的是要注意神经损伤对运动带来的影响。损伤股神经，也就是腰神经丛的最大分支，可能会导致股四头肌无力或麻痹。股神经起源于腰丛后部的背侧分支，最终分支至包括股神经皮肤支。其相对靠后部的解剖位置为神经提供了一些额外的保护，使其免受直接创伤的伤害。尽管如此，仍有可能对神经造成间接伤害或炎症损害。如果损害持续存在，则会发展为明显的肌肉萎缩。Cahill 等[9]对 118 位患者进行的研究发现，股神经损伤的发生率为 4.8%，所有这些损伤都是在 L4-5 椎间隙手术后发生的。Anand 等[10]报道了 28 例接受 LLIF 的患者中有 2 例股四头肌麻痹。值得注意的是，所有患者的神经损害均在 6 个月内康复了。

分离腰大肌本身也可能导致下肢运动无力。破坏肌纤维的完整性以及对腰大肌的神经损伤至少会造成短暂的临床神经损害情况。Lee 等[11]使用数字式测力计评估了 33 位患者在接受 LLIF 中腰大肌肌肉损伤的程度[11]。该研究发现，手术侧屈髋肌肌肉力量的降低具有统计学意义。但是，在 2 周的随访之后，这些数值恢复到了术前水平。

尽管在 LLIF 术中神经肌肉组织处于危险之中，幸运的是，大多数损伤似乎可以在 6 个月内恢复。似乎存在着学习曲线，并且随着经验的增加，报道的神经损伤的发生率降低了[12]。外科医生已采取对应措施来降低这些风险。自发性肌电图和触发性肌电图已被用于监测腰大肌分离过程的神经电位变化。为了优化术中神经监测，有人在先前描述的使用自发肌电图（s-EMG）和周围刺激（触发 EMG: tEMG）的监测中增加了具有运动诱发电位（TESMEP）的经颅电刺激。Berends 等[13]报道，在 XLIF 手术中 TESMEP 对 s-EMG 和 t-EMG 具有格外意义：①能报告其他未注意到的事件，②确认并增加使用 s-EMG 测量的事件的额外信息[13]。

Uribe 等[14]报道，有症状的神经失弛缓患者的恢复时间明显长于无症状神经退行性疾病的患者（$P=0.031$）。逐级 logistic 回归显示，新的术后症状性神经失用症与总恢复时间（$P<0.001$）以及 t-EMG 阈值随时间的变化（$P<0.001$）之间存在显著正相关[14]。

此外，在横穿腰大肌时，椎间隙前方通道可能被证明是最安全的路径，从而减少了横穿或位于肌肉后方的神经直接受伤的风险。"斜"入路（OLIF）可保留更多的腰大肌肌纤维，因为通道位于腰大肌的前方，并避免横穿腰大肌肌肉。早期报道显示，使用腰大肌前方

入路的 OLIF 术比使用经腰大肌的 LLIF 术减少了腰丛神经病变的发生率[7]。必须特别注意直视检查手术区域并关注任何显露出的神经。术区可见到的神经与 EMG 分析相结合具有充分的理由，中止在该脊柱节段上的侧方融合，而采用另一种可选择的手术入路。重要的是，外科医生必须记住，可能存在腰丛神经的许多解剖变异。此外，应注意某些神经已超出了我们的 EMG 监控系统的能力范围。

血管损伤 [15-18]

与其他更具侵入性的前路手术相比，LLIF 和 OLIF 都避免直接扰动大血管，这是它们的一个主要优势。尽管如此，任何一种手术都可能对主动脉造成伤害。在手术操作过程中，如果前纵韧带受到损伤，则椎间融合器的前移会损伤相邻的主动脉。但是，这种现象非常罕见。血管损伤包括髂总静脉、髂腰静脉升支和节段动脉损伤。这些血管的出血可在术中通过夹闭或烧灼进行处理。也可能需要进行正式的血管修复手术，在极少数情况下需要对血管进行支架植入以控制出血。特别是如果出血被忽视或止血不充分时，腹膜后血肿可能在术后逐渐形成。通常，对腹膜后血肿应该进行密切观察，只有在较严重的情况下才需要由血管外科医生进行探查处理。幸运的是，这些血肿通常会自发吸收。

内植物沉陷

内植物沉陷定义为"沉入"相邻椎体或椎体下的椎间融合器。用 X 线片可以通过相对于术后即刻减少 2～3 mm 的椎间隙来衡量。这种现象可归因于多种因素，包括患者年龄、性别、体重指数（BMI）、骨质量、椎间融合器的设计和位置、生物制剂的使用以及手术方法[19, 20]。对于微创融合手术来说，内植物的沉陷特别令人困扰，该手术依赖于对椎间隙间接减压。

Le 等[21]评估了 140 例接受 L1 至 L5 微创椎体间融合的患者的椎间融合器下陷情况。聚醚醚酮（PEEK）椎间融合器中充满同种异体移植物（1.05～2.10 mg rhBMP-2 [Infuse，Medtronic，Minneapolis，MN]），每个间隙内装有混合骨填充剂羟基磷灰石和磷酸三钙（Formagraft, NuVasive）或 5 ml 异体松质骨混合骨间充质干细胞（Osteocel, NuVasive）。前一组 102 例，后一组 38 例。沉降定义为任何破坏椎体终板的情况。根据

这些标准，影像学发现融合器下沉的发生率为 14.3%，临床下陷发生率为 2.1%。宽 18 mm 的椎间融合器的沉陷率比宽 22 mm 的融合器的沉陷率高。

Malham 等[19] 使用 CT 成像评估了 128 例患者（178 个治疗节段）的微创 LIF 后椎间融合器的下陷率。融合器中装有以下任何一种：① AttraX（NuVasive, Inc., San Diego, CA），它是由 95% β- 磷酸三钙和 5% 羟基磷灰石组成的骨诱导性合成骨腻子，或② rhBMP-2（Infuse, Medtronic, Inc.）和 Mastergraft β -TCP 颗粒（Medtronic, Inc.）的组合材料。注射液的固定浓度为 1.5 mg/ml，每节段使用的剂量取决于融合器体积（融合器的内部体积等于注射液的体积，以毫升为单位）。他们使用了一个小的注射试剂盒（2.8 ml，提供 4.2 mg 剂量）。没有在融合器以外放置任何注入剂。任一终板的任何损害即被定义为融合器沉陷。该研究发现患者融合器下陷率为 10%（8% 在治疗的节段），其中 3% 表现出临床融合器下沉。在发生融合器沉陷的患者中，6 个月时假性关节炎的发生率在统计学上有显著增加。然而，该结果并没有在 12 个月后持续存在。

Marchi 等[20] 比较了两组接受 XLIF 的患者的内植物下陷率，其中 46 例患者（61 个腰椎节段）的融合器为 18 mm 宽，28 例患者（37 个腰椎节段）的融合器为 22 mm 宽。他们报道，骨移植材料包括磷酸钙骨移植材料，没有提及使用 rhBMP-2。使用站立的侧位 X 线片来明确融合器有无下陷，并根据椎间隙高度的丢失分类如下：0 级：0 ~ 24% 丢失；Ⅰ级：25% ~ 49% 丢失；Ⅱ级：50% ~ 74% 丢失；Ⅲ级：75% ~ 100% 丢失。该研究发现，在 6 周、3 个月和 12 个月时，两组队列之间的沉降差异显著。此外，在根据沉陷等级对患者进行分层时，性别和年龄是发生沉陷的危险因素。

降低融合器沉陷风险是微创手术干预措施的重要目标，因为这可能会导致减压不充分、整体序列失衡和假性关节病。为了防止 LLIF 术中发生内植物沉降，必须注意某些操作措施。脊柱外科医生应注意的术前因素包括：患者年龄、性别、BMI 和骨质量。根据这些标准正确选择患者，并排除较差的待手术患者。此外，必须仔细注意彻底清空椎间隙。终板的处理和保存是维持结构完整性并为融合提供最佳融合界面的重要步骤。使用 rhBMP-2 时，重要的是保存终板，因为根据推测，损害终板可能会导致 rhBMP-2 产生积极的破骨反应，从而削弱骨质，导致进一步内植物下陷的情况。特别是在有危险因素的患者中，外科医生应考虑用内固定器械来支撑移植物。此外，融合器的生物力学特性和设计也不能被忽视，尤其是更宽的融合器对下沉具有预防作用[20, 21]。

结果

早期研究报道的 LLIF 疗效和临床结果可靠。Isaacs 等[22] 前瞻性评估了 107 例行经椎腰大肌 XLIF 伴或不伴后路融合手术治疗退行性脊柱侧凸的患者。尽管在这些情况下需要使用 XLIF 治疗这些病例，但要增加辅助器械（前、外或后侧）实现直接减压，增加后路手术（使用开放式或微创技术），以及是否包括融合到 L5-S1 水平也是留给外科医生的选择。该队列的平均年龄为 68 岁，平均接受手术治疗的节段为 4.4 个。平均手术时间为 178 分钟，失血量为 50 ~ 100 ml，平均住院时间为 2.9 天（未分期）和 8.1 天（分期）。主要并发症发生率为 12.1%，其中内科疾病并发症发生率为 1.9%，外科手术相关的为 11.2%。

Anand 等[23] 评估了 71 例接受了成人脊柱畸形微创矫形术患者的术后 2 ~ 5 年预后。所有患者均接受了侧路椎体间融合术作为治疗的一部分。该队列的平均年龄为 64 岁，平均随访时间为 39 个月。平均失血量为 412 ml（1 期）和 314 ml（2 期）。平均手术时间为 291 分钟（1 期）和 183 分钟（2 期）。平均住院天数为 7.6 天。该研究报道平均的侧凸畸形 Cobb 角校正到 9.5°，术前平均为 24.7°，冠状平衡矫正到 11 mm，术前平均为 25.5 mm，矢状面校正到 10.7 mm，术前平均为 31.7 mm。在该队列中，有 14 例患者报告了不良事件，需要进行干预：4 假性关节形成，4 例存在持续椎管狭窄，1 例骨髓炎，1 例相邻节段出现椎间盘炎，1 例迟发伤口感染，1 例出现近端交界性后凸畸形，1 例螺钉脱出，1 例特发性小脑出血和 2 例伤口裂开。

Kotwal 等[24] 评估了 118 例接受微创 LLIF 并至少随访 2 年的患者。在临床疗效方面，视觉模拟量表（VAS）、Oswestry 残疾指数（ODI）和 Short Form-12（SF-12）的精神成分均有明显改善。包括椎间隙高度和各个节段的冠状角度以及 Cobb 角在内的影像学测量结果均显著改善。88% 的融合节段达到了成功融合。36% 的患者出现暂时性大腿疼痛，是最常见的并发症。

Silvestre 等[25] 报道了在一个中心中进行过 OLIF 治疗的 179 名患者。患者年龄为 54.1±10.6 岁，BMI 为 24.8±4.1 kg/m²。所有腰椎患者手术包括：4 个 L1-2、54 个 L2-3、120 个 L3-4、134 个 L4-5 和 6 个 L5-S1 节段。56 例患者为单节段，107 例患者为 2 个节段，16 例患者为 3 个节段。平均每个节段的手术时间和失血量分别为 32.5±13.2 分钟和 57±131 ml。有 19 例患者出现 1 种并发症，1 例有 2 种并发症，包括 2 例 L3-5 OLIF 出现术后神经根病患者。没出现腹部无力或疝的患者。

Kim 等[26] 报道了 29 例进行了 OLIF 手术的患者。所有患者都在俯卧位进行了经皮椎弓根螺钉固定，其中 3 例进行了额外的后路椎板切除术。在最后一次随访中，腰部/腿部的 VAS 评分平均从 6.3/6.5 改善到 3.1/2.1（两者均为 P<0.001）。平均 ODI 评分从术前的 50.4 改善到最后一次随访时的 27.2（P<0.001）。可在 CT 扫描证实融合的患者比例，术后 6 个月时占 57.0%，12 个月时占 92.9%。随访期间 29 例患者中的 37 个 OLIF 手术节段中有 8 个（21.6%）发生下陷。可观察到有 4 例（13.5%）腰丛神经病变患者：3 例（10.3%）出现短暂运动无力和 3 例（10.3%）出现麻木（2 例在感觉皮区 Ⅲ，1 例在 Ⅱ区）。术后 4 周内所有腰神经丛症状均得到缓解。在 4 名（13.5%）患者中发现了通过体格检查和数字红外热像检查发现的交感神经损伤的证据。

Woods 等[27] 报道了 137 例患者接受了 340 个节段融合术。总体并发症发生率为 11.7%。最常见的并发症是椎间融合器下陷（4.4%）、术后肠梗阻（2.9%）和血管损伤（2.9%）。仅在手术节段包括 L5-S1 的 OLIF 病例中发现了肠梗阻和血管损伤。没有患者遭受神经系统损伤。未见到输尿管损伤、影响下肢的交感神经切除术或内脏损伤的病例。融合成功率为手术节段的 97.9%。

Anand 等[7] 在另一份出版物中比较了他们的旧的手术流程的 TLLIF 入路手术，以及新的手术流程使用腰大肌前方入路手术（OLIF）。他们报道，使用腰大肌前方 OLIF 时，主要并发症和次要并发症均显著减少，并且没有发生股四头肌麻痹的情况，而经腰大肌入路 LLIF 手术的并发症发生率为 5%[7]。

先前研究的总体共识表明，影像学矫正和临床疗效均得到改善，发病率适中。需要进行更高证据水平的前瞻性研究才能对该微创术式的有效性做出更明确的结论。尽管如此，早期的研究结果是振奋人心的，这将推动该领域的进一步创新和进步。

结论

总体而言，微创脊柱外科是处于其相对发展初期的一个领域。最近的研究已经开始将这些入路（例如 LLIF）与更具侵入性的开放和混合入路手术进行比较。Haque 等[28] 比较了 184 例接受了微创手术（42 例）、混合手术（33 例）或开放手术（109 例）矫形的成人脊柱畸形患者。研究发现，与开放组相比，微创组的平均腰椎 Cobb 角、SVA 矫正值和术后胸椎后凸畸形明显更小。与混合组相比，微创组的矫形角度和骨盆入射角减去腰椎前凸角（PI-LL）不匹配的平均角度变化较小。值得注意的是，各组之间的临床结局指标无显著差异，与开放组相比，微创组的主要并发症的发生率更低。

这些发现强调了 LLIF 和 OLIF 逐渐向前发展的潜在好处和可能的缺点。至少，临床结果似乎可以与更具破坏性的手术入路相提并论。此外，微创理念也有内在的优势，包括减少失血量和改善外观效果。然而，使用微创技术实现矢状位平衡仍然是一个挑战。更重要的是，矢状面序列已被证明是患者预后的重要影像学指标[29]。

由于影像学上观察到矫形存在缺陷，许多外科医生将微创技术局限于轻度或中度畸形病例。近年来，许多学者已经做出努力来提高可达到的高标准。这样的新颖性之一是使用椎间融合器并获得额外的脊柱前凸角度，被称为"增大前凸的融合器"。这些植入物大概可以在节段性脊柱前凸中获得额外的角度改善，同时保持微创手术治疗方法的优势[30]。

外科技术的完善似乎也正在改善。TLIF 研究结果表明，通过使用悬梁臂效应并将椎间融合器放置在椎间盘间隙的前部，有更大的能力形成和维持腰椎前凸[31]。通过将椎间融合器谨慎地放置在多个节段的前方，OLIF 能够提供可靠的矢状面矫正和和谐的全序列的改善[6]。Anand 等[7] 策略性地通过分期方案对成人脊柱畸形进行环形微创手术治疗，最终矢状面平衡得到了显著改善。

学者们正在探索更细微、精巧的创新。融合器的设计、生物制剂和纳米技术的进步即将到来。技术创新，包括分期治疗的方案和棒外形的曲度，也正在逐渐提高中。随着该领域的进步，再加上学习曲线的不断提高，我们可能会大大拓宽微创融合手术的适应证和优势。在这些改进完成之后，诸如 LLIF 和 OLIF 的微创入路手术可能有一天会成为脊柱畸形矫形术的金标准。

（ Neel Anand, Jason Cohen, Ryan Cohen 著
姜　宇 译　孙垂国 审校 ）

参考文献

1. Lin N, Li Y, Bebawy JF, et al. Abdominal circumference but not the degree of lumbar flexion affects the accuracy of lumbar interspace identification by Tuffier's line palpation method: an observational study. *BMC Anesthesiol*. 2015;15:9.
2. Kim JT, Jung CW, Lee JR, et al. Influence of lumbar flexion on the position of the intercrestal line. *Reg Anesth Pain Med*. 2003;28:509–511.
3. Benglis Jr DM, Vanni S, Levi AD. An anatomical study of the lumbosacral plexus as related to the minimally invasive transpsoas approach to the lumbar spine: laboratory investigation. *J Neurosurg Spine*. 2009;10:139–144.
4. Moro T, Kikuchi S, Konno S, et al. An anatomic study of the lumbar plexus with respect to retroperitoneal endoscopic surgery. *Spine (Phila Pa 1976)*. 2003;28:423–428; discussion 427–428.
5. Uribe JS, Arredondo N, Dakwar E, et al. Defining the safe working zones using the minimally invasive lateral retroperitoneal transpsoas approach: an anatomical study: laboratory investigation. *J Neurosurg Spine*. 2010;13:260–266.
6. Anand N, Khandehroo B, Cohen J, et al. The influence of lordotic cages on creating sagittal balance in the CMIS treatment of adult spinal deformity. *Int J Spine Surg*. 2017;11:23.
7. Anand N, Cohen JE, Cohen RB, et al. Comparison of a newer versus older protocol for circumferential minimally invasive surgical (CMIS) correction of adult spinal deformity (ASD)—evolution over a 10-year experience. *Spine Deform*. 2017;5:213–223.
8. Pumberger M, Hughes AP, Huang RR, et al. Neurologic deficit following lateral lumbar interbody fusion. *Eur Spine J*. 2012;21:1192–1199.
9. Cahill KS, Martinez JL, Wang MY, et al. Motor nerve injuries following the minimally invasive lateral transpsoas approach. *J Neurosurg Spine*. 2012;17:227–231.
10. Anand N, Rosemann R, Khalsa B, et al. Mid-term to long-term clinical and functional outcomes of minimally invasive correction and fusion for adults with scoliosis. *Neurosurg Focus*. 2010;28:E6.
11. Lee YP, Regev GJ, Chan J, et al. Evaluation of hip flexion strength following lateral lumbar interbody fusion. *Spine J*. 2013;13:1259–1262.
12. Le TV, Burkett CJ, Deukmedjian AR, et al. Postoperative lumbar plexus injury after lumbar retroperitoneal transpsoas minimally invasive lateral interbody fusion. *Spine (Phila Pa 1976)*. 2013;38:E13–E20.
13. Berends HI, Journee HL, Racz I, et al. Multimodality intraoperative neuromonitoring in extreme lateral interbody fusion. Transcranial electrical stimulation as indispensable rearview. *Eur Spine J*. 2016;25:1581–1586.
14. Uribe JS, Isaacs RE, Youssef JA, et al. Can triggered electromyography monitoring throughout retraction predict postoperative symptomatic neuropraxia after XLIF? Results from a prospective multicenter trial. *Eur Spine J*. 2015;24(suppl 3):378–385.
15. Aichmair A, Fantini GA, Garvin S, et al. Aortic perforation during lateral lumbar interbody fusion. *J Spinal Disord Tech*. 2015;28:71–75.
16. Assina R, Majmundar NJ, Herschman Y, et al. First report of major vascular injury due to lateral transpsoas approach leading to fatality. *J Neurosurg Spine*. 2014;21:794–798.
17. Kueper J, Fantini GA, Walker BR, et al. Incidence of vascular complications during lateral lumbar interbody fusion: an examination of the mini-open access technique. *Eur Spine J*. 2015;24:800–8009.
18. Uribe JS, Deukmedjian AR. Visceral, vascular, and wound complications following over 13,000 lateral interbody fusions: a survey study and literature review. *Eur Spine J*. 2015;24(suppl 3):386–396.
19. Malham GM, Parker RM, Blecher CM, et al. Assessment and classification of subsidence after lateral interbody fusion using serial computed tomography. *J Neurosurg Spine*. 2015;1–9.
20. Marchi L, Abdala N, Oliveira L, et al. Radiographic and clinical evaluation of cage subsidence after stand-alone lateral interbody fusion. *J Neurosurg Spine*. 2013;19:110–118.
21. Le TV, Baaj AA, Dakwar E, et al. Subsidence of polyetheretherketone intervertebral cages in minimally invasive lateral retroperitoneal transpsoas lumbar interbody fusion. *Spine (Phila Pa 1976)*. 2012;37:1268–1273.
22. Isaacs RE, Hyde J, Goodrich JA, et al. A prospective, nonrandomized, multicenter evaluation of extreme lateral interbody fusion for the treatment of adult degenerative scoliosis: perioperative outcomes and complications. *Spine (Phila Pa 1976)*. 2010;35:S322–S330.
23. Anand N, Baron EM, Khandehroo B, et al. Long-term 2- to 5-year clinical and functional outcomes of minimally invasive surgery for adult scoliosis. *Spine (Phila Pa 1976)*. 2013;38:1566–1575.
24. Kotwal S, Kawaguchi S, Lebl D, et al. Minimally invasive lateral lumbar interbody fusion: clinical and radiographic outcome at a minimum 2-year follow-up. *J Spinal Disord Tech*. 2015;28:119–125.
25. Silvestre C, Mac-Thiong JM, Hilmi R, et al. Complications and morbidities of mini-open anterior retroperitoneal lumbar interbody fusion: oblique lumbar interbody fusion in 179 patients. *Asian Spine J*. 2012;6:89–97.
26. Kim JS, Choi WS, Sung JH. 314 Minimally invasive oblique lateral interbody fusion for L4-5: clinical outcomes and perioperative complications. *Neurosurgery*. 2016;63(suppl 1):190–191.
27. Woods KR, Billys JB, Hynes RA. Technical description of oblique lateral interbody fusion at L1-L5 (OLIF25) and at L5-S1 (OLIF51) and evaluation of complication and fusion rates. *Spine J*. 2017;17:545–553.
28. Haque RM, Mundis Jr GM, Ahmed Y, et al. Comparison of radiographic results after minimally invasive, hybrid, and open surgery for adult spinal deformity: a multicenter study of 184 patients. *Neurosurg Focus*. 2014;36:E13.
29. Schwab F, Patel A, Ungar B, et al. Adult spinal deformity-postoperative standing imbalance: how much can you tolerate? An overview of key parameters in assessing alignment and planning corrective surgery. *Spine (Phila Pa 1976)*. 2010;35:2224–2231.
30. Uribe JS, Smith DA, Dakwar E, et al. Lordosis restoration after anterior longitudinal ligament release and placement of lateral hyperlordotic interbody cages during the minimally invasive lateral transpsoas approach: a radiographic study in cadavers. *J Neurosurg Spine*. 2012;17:476–485.
31. Anand N, Hamilton JF, Perri B, et al. Cantilever TLIF with structural allograft and RhBMP2 for correction and maintenance of segmental sagittal lordosis: long-term clinical, radiographic, and functional outcome. *Spine (Phila Pa 1976)*. 2006;31:E748–E753.

第 13 章　L5-S1 节段经腰大肌前方（斜）外侧椎体间融合术

引言

腰椎的经腰大肌前方的斜外侧入路首先在 1997 年由 Mayer 等提出 [1]。当时，这种方法只针对 L2-5 椎间隙进行了描述，考虑到 L5-S1 椎间隙的解剖特点，作者建议采用前路经腹腔入路解决 L5-S1 节段的问题。主动脉分叉和髂腔血管交界通常发生在 L4 椎体水平或稍低于 L4 椎体 [2]，当髂血管从其发出点开始向外延伸时，它们通常覆盖 L5-S1 椎间隙的前外侧（图 13.1）。

在 Mayer 对斜外侧椎体间融合（oblique lateral interbody fusion, OLIF）的初步描述之后，文献中仅有与 OLIF 相关的零星报道，而其他替代的椎体间融合技术 [经椎间孔腰椎椎体间融合（TLIF）、前路腰椎椎体间融合（ALIF）、后路腰椎椎体间融合（PLIF）] 主要用于解决 L5-S1 节段的融合问题。直到 2012 年，一项对 179 名实施 OLIF 患者的回顾性研究 [3] 发表后才有了变化，该研究包括 6 例 L4-S1 两节段椎体间融合的患者。作者还介绍了一种"滑动窗口"微型切口技术，通过一个小切口到达多个椎间盘节段。据我们所知，这是文献中首次报道的 L5-S1 OLIF 技术，尽管后来其他作者为了更方便地显露 L5-S1 节段而修改了某些特定的技术细节 [3]。

2014 年，另一个团队 [4] 进行了一项尸体研究，试图从侧卧位到达 L2-S1 椎间盘。他们发现，在他们所有的 20 具标本中均能够从髂血管内侧进入 L5-S1 椎间隙，从而阐明了用于现代 L5-S1 OLIF 的外科入路。作者指出，这种技术的优点之一是能够保持患者在侧卧位的条件下达到 L2-S1 所有节段，而不需要术中改变体位。在本研究发表和这个入路被发现之后，文献中才开始出现单独的 L5-S1 OLIF 的报道。此外，至少有一家公司（Medtronic Inc., Memphis, TN）已经开始生产和销售专门为这一手术设计的拉钩和手术工具。

一篇个案报告描述了 2 例在 L5-S1 进行的结合后路固定的 OLIF，均获得了良好的疗效，且没有并发症。在其讨论中，作者支持这样的观点：能够在侧卧位到达 L1-S1 多个椎间盘并完成融合操作 [5]。另一篇个案报告介绍了在一个入路中进行 L2-3、L3-4、L4-5 和 L5-S1 的 OLIF，取得了良好的效果。该研究的作者也主张能够通过与其他节段相同的切口进行 L5-S1 椎体间融合 [6]。

从解剖学的角度来看，最近的一项回顾性磁共振成像研究 [2] 探讨了 L5-S1 的斜入路。作者将其描述为

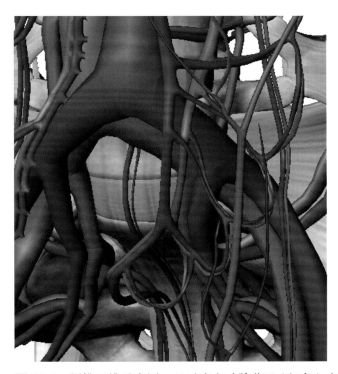

● **图 13.1**　腰椎三维示意图，显示腹主动脉分叉（红色）和髂总静脉汇合处（蓝色）覆盖着 L5 椎体的上部。在 L5-S1 椎间盘下方可以看到髂内动脉和静脉覆盖在椎间盘间隙的前外侧边缘 (Reprinted with the permission of Medtronic, Inc., Memphis, TN, USA © 2016.)

117

横向从 L5 下终板的中矢状线到左髂总血管的内侧边界，纵向至第一条穿过中线的血管结构。他们发现 69% 的患者可以有充足的解剖通道到达 L5-S1 节段，并观察到髂腔静脉连接处越低，存在足够通道的可能性就越小。该研究没有考虑到术中牵拉髂血管所获得的额外空间，但有趣的是，他们发现在 13% 的患者没有从前方进入 L5-S1 椎间盘的空间，而可以在腰大肌和髂血管之间划定一个斜入路，近似于 Silvestre 等先前描述的那样[3]。

L5-S1 OLIF 的益处可能比其他手术多很多。一些作者讨论了 OLIF 的腰大肌前方斜入路相较于侧方经腰大肌入路［侧方腰椎椎体间融合（LLIF）、极外侧 LIF（XLIF）/DLIF］的好处，OLIF 不需要剥离或劈开腰大肌。这在理论上可能减少术后疼痛，避免了对腰大肌和腰丛的损伤，还可能避免了对术中神经监测的需求[2]。特别是对于 L5-S1 节段，由于的髂峰的阻挡，非斜侧入路可能非常困难或不可能实现[7]。

与传统的 PLIF 相比，OLIF 避免了椎旁肌的剥离，降低了常见的硬膜损伤的风险，并消除了牵拉神经根的需要[8]。它还可能比 ALIF 有一些好处，ALIF 可能导致腹部内脏损伤、逆行射精和长时间的肠梗阻[8]，同时仍然有可能提供与其他入路类似的益处，如重建矢状面平衡和恢复椎间隙高度方面。

手术适应证

L5-S1 OLIF 具有与其他椎体间融合术相似的适应证，包括多种引起症状的病理改变，包括但不限于退行性椎间盘病伴椎间隙塌陷、腰椎滑脱、椎间盘炎和脊柱侧凸。其他节段的 OLIF 在文献中已经被报道用于翻修假关节形成[9]，因为它可提供良好的椎间隙视野。由于先前讨论的原因，OLIF 可以排在到达 L5-S1 椎间隙的其他方法之上，包括通过一个切口到达多个节段的能力，而且术中不必重新改变患者体位。

局限性

L5-S1 OLIF 存在一些潜在的局限性。血管解剖特点可能使某些病例的 L5-S1 入路颇具挑战性。正如前面所讨论的，低位的髂腔静脉连接处可能限制进入 L5-S1 间隙，并可以由手术医生通过术前影像进行评估。在有严重骨盆损伤的创伤患者中，可能禁止采用侧卧位。腹部或腹膜后疾病的患者可能首选可以避免接触腹膜的后入路。同样，对于血管病变导致下肢动脉供血不足的患者应首选可以避免髂血管牵拉的替代入路。

如果拉钩系统不足以适应从皮肤到脊柱的额外深度，手术医生可能很难在肥胖症患者中使用这种入路。然而，也可能有人认为，在肥胖症患者中这种入路的接触和暴露往往比传统的后入路或正前方经腹入路更容易，因为当患者被放置在侧卧位时，腹部倾向于向前"脱落"。根据作者的经验，中度和重度肥胖的情况确实如此，但在超级病态肥胖（BMI>50 kg/m^2）中开始失去其优势。我们建议在术前影像上沿着计划的入路轨迹进行测量，并将预期深度与拉钩系统的可用长度进行比较，以尽量减少入路问题的机会。应以"最佳猜测"的方式进行调节，以预期组织在术中定位和获得术前影像的典型仰卧位之间的转移。

虽然人们可以合理地假设手术的各个方面在非常瘦的患者中会更容易，但太瘦也可能会带来一些挑战，因为用于帮助进行暴露的正常腹膜后脂肪平面可能更难识别，可能会增加无意中进入腹膜或损伤其他腹膜后结构的风险。

虽然腰椎滑脱是 OLIF 手术的可靠指征，但手术医生应谨慎选择适当的 OLIF 病例，特别是在手术医生学习曲线的早期。作者建议不要尝试用这种技术治疗 III 度或更严重的腰椎滑脱。此外，当处理 L5-S1 时，我们建议避免选择发育不良/先天性腰椎滑脱，并伴有相关的解剖变异（如穹顶形或圆形 S1 上终板）的患者，除非手术医生有大量用其他技术治疗这些类型的腰椎滑脱的经验，以及在更常规的情况下使用 OLIF 的大量经验。

如前所述，OLIF 可能提供机会，通过一个单一的切口在多个节段上完成椎体间融合。然而，如果有必要在前路入路之外进行额外的固定，那么可能需要对患者行重新定位的额外切口。

更熟悉直接前侧和/或直接外侧入路的手术医生可能会发现，从斜角在椎间隙工作可能会使人迷失方向。使用术中图像导航和/或大量的透视可能是必要的，特别是在学习曲线的早期，以避免无意中进入椎管。然而，图像导航和广泛使用透视都有相关风险和与之相关的成本。

另一个令人望而却步的因素可能是技术的费用或是

否能拿到必要的设备。目前专门的拉钩系统只能通过一个设备制造商获得，并且可能存在有限的可用性、昂贵的价格或仅能用于个别病例的情况。同样，如果需要设计前路的钉板系统和特制的椎间融合器，它们也会面临同样的挑战。

手术技术

- 将患者置于右侧卧位（左侧向上），上部的髋关节伸展以方便到达 L5-S1 椎间隙。这与典型的经腰大肌入路是完全相反的，其要求上部的髋关节屈曲以放松腰大肌。患者被固定在可透射线的手术台上，并适当地固定（图 13.2）。手术医生应该站在患者腹侧，C 臂位于患者后面。然而，当将 C 臂旋转到前后位 (AP) 透视时，这种配置中的辐射源将在手术医生的一侧；由于存在散射辐射，我们强烈建议在进行前后位透视时应远离手术场。脉搏血氧计放置在双脚上，并在整个手术中进行监测，以确保髂血管的牵拉不会导致未发现的下肢缺血。
- 在透视下定位 L5-S1 椎间盘，并在椎间隙的正上方皮肤上画一条线。这条线向前延伸到患者的腹部。然后做一个 3 cm 的切口，在距髂前上棘前约 3 cm 处开始延伸（图 13.3）。如果还要做额外的节段，这个切口可能需要进一步延长。

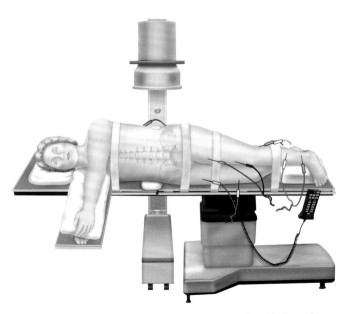

● **图 13.2**　患者处于右侧卧位，上部的髋关节伸直。神经监测是可选用的项目

- 显露腹外斜肌（图 13.4）或其筋膜，根据患者的解剖特点，以手指将其向前推开（图 13.5A）。在确认通过

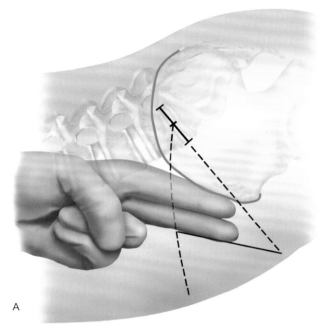

A

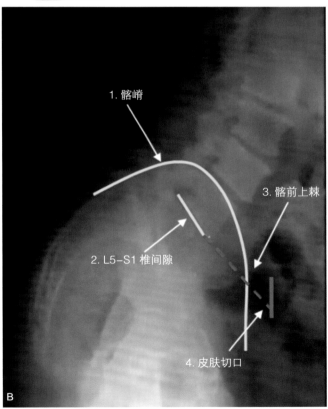

1. 髂嵴
2. L5-S1 椎间隙
3. 髂前上棘
4. 皮肤切口

B

● **图 13.3**　A. 皮肤切口的定位和标记。通过透视在 L5-S1 椎间隙上方标记一条线（实线）。这条线向前延伸（虚线直线）到腹部。然后标记切口（实线），从这条线旋转延伸，在髂前上棘存在大约两个手指的距离。B. 所描述的标记叠加在腰椎侧位平片上

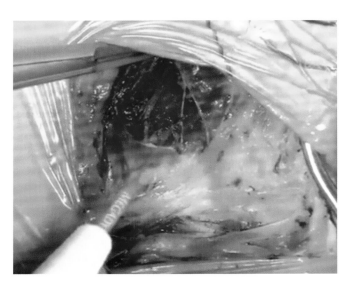

● **图 13.4**   术中照片显示腹外斜肌外露的切口

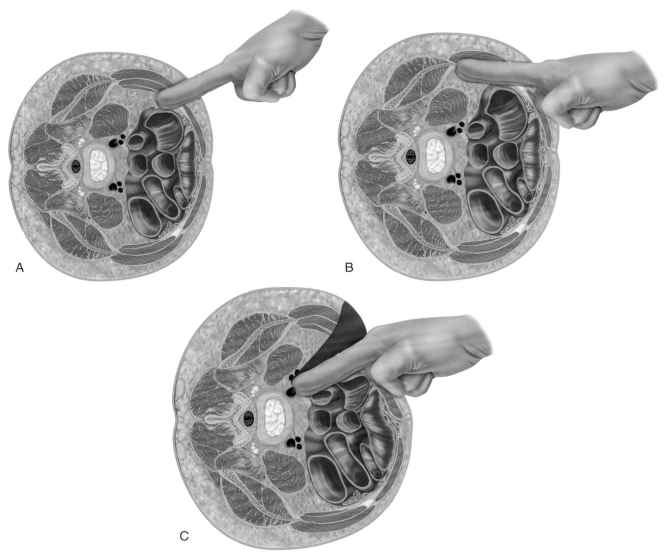

● **图 13.5**   腹膜后的逐层分离。A. 到腹外斜肌及其筋膜深度的层面。B. 一个手指触及髂前上棘下方，确认腹膜被推开。C. 触及髂总动脉和静脉的腹膜后层面

一根手指经髂前上棘和髂嵴下方松解开腹膜之后，使用两根手指钝性分离腹膜后，实现广泛的前后面的暴露（图 13.5B）。输尿管附着于腹膜后，应与腹膜一同小心前移。

- 继续沿腰大肌向前分离，触诊髂总动脉的搏动。髂总动脉可用作识别髂总静脉的标识，髂总静脉位于髂总动脉内侧、L5-S1 椎间隙的上方（图 13.5C）。

- 一旦确认到达了椎间盘，应使用轻柔的钝性解剖来移开覆盖它的外膜层，因为它附着在髂总静脉和纤维环上。这一层也可以包含部分交感神经链和上腹下丛。在此解剖过程中应高度小心避免静脉损伤，静

脉比动脉更容易因轻微操作而受到创伤。这两条血管必须在整个解剖过程和随后的椎体间处理过程中得到充分的保护。

- 然后插入内侧和外侧牵开器叶片，外侧叶片保护髂总血管，内侧叶片环绕到椎间隙的对侧（图 13.6）。过度牵拉内侧叶片可能导致对侧髂静脉和/或动脉损伤，应该注意避免。根据手术医生的个人习惯，侧刃可以固定在 L5 椎体或骶骨上，以稳定牵开器（图 13.7）。

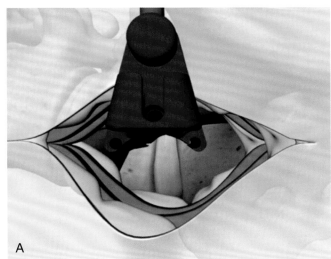

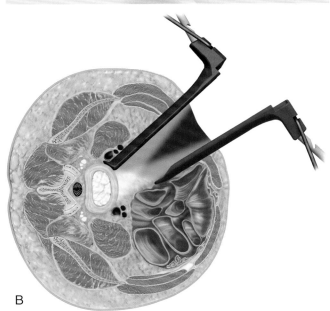

● **图 13.6**　A. 外侧（蓝色）牵开器叶片在外膜层游离后插入髂总静脉内侧。B. 内侧牵开器叶片（绿色）可用于在放置过程中直接显示血管结构

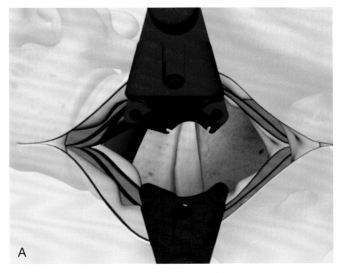

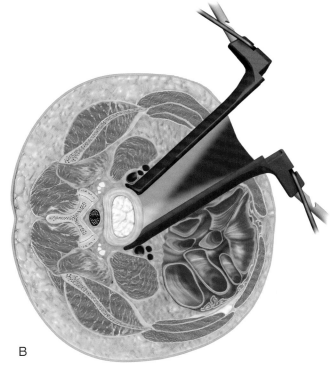

● **图 13.7**　A 和 B。内侧（绿色）牵开器叶片位于椎间隙对侧。侧方（蓝色）牵开器叶片可以根据手术医生的喜好固定在 L5 的椎体上

最后，将第三叶片旋转放置，并可固定在 L5 椎体上，以保护大血管的分叉。特别值得注意的是，这种牵开器叶片的结构与典型的颅尾牵开器叶片联合经腰大肌的侧方拉钩不同，OLIF 接近 L5 以上时拉钩完全位于血管的侧方。

- 椎间盘被很好地显露之后（图 13.8），就可以通过前后位透视确认并标记椎间隙的中线，以帮助保持方向。然后以标准方式行纤维环切开术（图 13.9）和椎间盘切除术（图 13.10），再行侧位透视确定手术工具相对纤维环后部和硬膜外间隙的深度[10]。

- 完成椎间盘切除术之后，手术医生可使用试模确定椎体间融合器的合适规格（图 13.11），这一步要在正式

置入椎间融合器前完成（图 13.12）。手术医生可酌情选择生物制品 / 植骨材料填充到 OLIF 融合器空腔内，应与其他椎体间融合术持有相同的考虑，包括考虑到不同产品的成本，以及每个患者的生物学特征和可能的假关节形成风险。作者通常使用同种异体骨植骨产品加自体骨髓。近年来，我们避免使用高效力的超适应证骨诱导剂，除非是罕见的假关节形成风险非常高的患者。使用带有自稳螺钉的装置可能会避免在特定的病例中另行固定，但此时手术医生可以自行决定植入前路钉板固定系统，还是在 OLIF 完成后另外加用

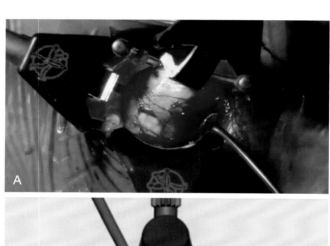

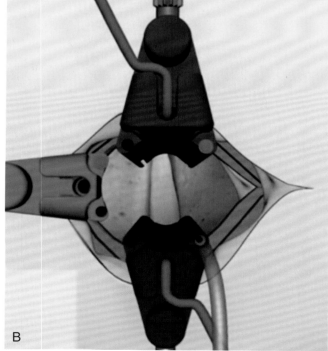

● **图 13.8** 所有拉钩安放到位后椎间隙很好地显露出来。(A) 术中照片和 (B) 相应示意图

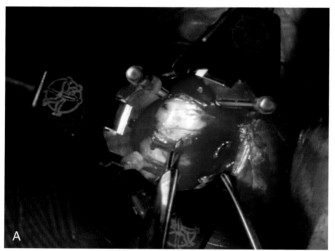

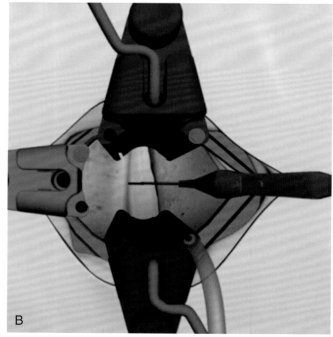

● **图 13.9** 在适当确定椎间盘中线后，行纤维环切开术。(A) 术中照片和 (B) 相应示意图

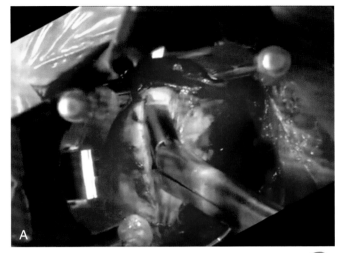

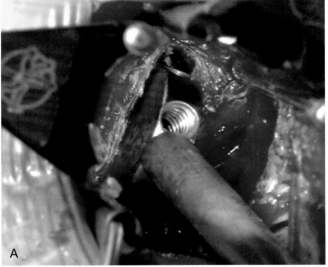

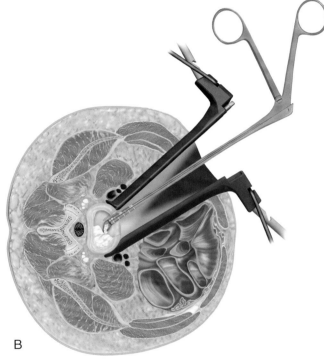

● 图 13.10　A 和 B。纤维环切开术和椎间盘切除术是在牵开器叶片辅助显露椎间隙的条件下在完全可视下以标准的方式进行的

某种后路固定系统。后路固定可在侧卧位或翻转患者改为俯卧位进行。在完成前外侧脊柱的所有操作后，在移除外侧叶片之前，先将头部叶片小心地移除，然后再移除内侧叶片，以确定有无潜在的出血点。

关闭切口

撤除牵引器并完成了止血之后，手术医生即可继

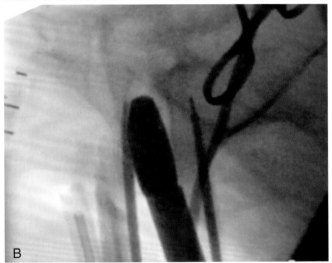

● 图 13.11　A. 术中照片显示通过放置一个试模测试椎间融合器的合适尺寸。B. 相应的侧位片。注意 L5 和骶骨中的固定钉，用于固定内侧和外侧牵开器叶片

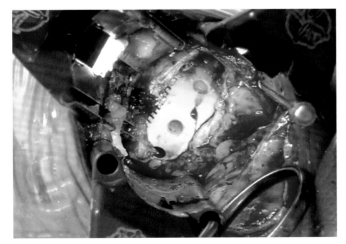

● 图 13.12　术中照片：在放置钛板之前、安放完毕椎体间融合器之后

续进行伤口闭合。如果之前无意中进入了腹膜腔，在最初的阶段还没有进行关闭，可以在这个阶段进行腹膜修复。我们通常用可吸收的缝线关闭腹外斜肌的筋膜。根据患者的身体条件，手术医生自行决定消除筋膜和皮肤之间任何的死腔。然后，手术医生可以根据他 / 她的习惯继续关闭皮肤。大多数情况下，我们通常使用一个关皮器联合局部皮肤黏合剂完成切口的关闭。

术后护理

我们建议术后常规复查 X 线片（图 13.13）作为未来比较的基线。但对畸形患者（如退行性侧凸患者）而言，普通 X 线片很难确定内植物放置的准确性，我们建议考虑常规行术后 CT 扫描，以更好地评估这些患者。尽管采用的是腹膜后入路，肠梗阻仍是一个常见的并发症，术后患者应该保持肠道休息与静脉营养，直到其肠鸣音恢复。由于髂动脉受到了牵拉移位，在手术后的第一个 24 小时内我们有护理人员进行双侧下肢的脉搏检查，根据我们机构的标准化血管方案，其检查频率逐渐降低。重度的侧腹部疼痛主诉可能是输尿管功能障碍继发肾积水的表现，须进行进一步检查。序贯压缩装置和早期活动应作为预防深静脉血栓形成的预防措施，从术后 24 小时开始，如果没有其他禁忌，我们用

皮下肝素加强抗凝。我们要求患者在出院前达到通常的标准，包括可独立行走、充分的疼痛控制、排尿排便、恢复正常的饮食。如有必要，患者可获得居家理疗咨询，以协助实现早期活动。除非患者有骨质不良或其他异常情况，我们通常建议患者佩戴支具。考虑到所有的患者做了融合术，我们建议术后 12 周之内避免剧烈运动，之后我们将复查 X 线片，然后再酌情解除所有限制措施。

并发症/副作用

L5-S1 OLIF 许多潜在的并发症尚未在文献中报道。这包括所有椎体间融合术或脊柱手术常见的并发症，如感染、失血过多、假关节形成、麻醉风险、邻近节段退变、神经结构损伤、内植物沉降和内植物移位 / 退出等。OLIF 还可能会发生文献中报告的腹膜后手术相关的多种并发症。腹腔和腰骶神经丛的操作可能继发肠梗阻，腹膜后解剖或牵拉可能导致输尿管损伤和肾积水或血管损伤（继发深静脉血栓形成、动脉供血不足或腹膜后血肿）。假性腹壁疝可能继发于腹壁的神经损伤（最常见的是髂下腹神经）延迟出现。虽然其中一些并发症已通过同行间的个人交流向我们报告，或通过个人经验观察到，但并没有系统研究与 OLIF 相关的并发症发生

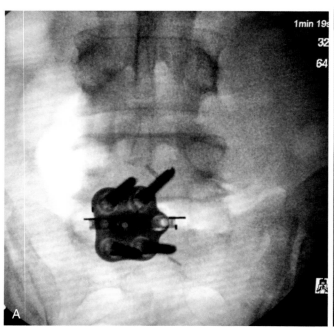
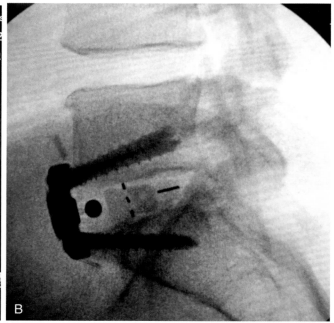

● **图 13.13**　接受 L5-S1 OLIF 的患者术后正位 (A) 和侧为 (B)X 线片显示其椎体间融合器和前方钛板固定系统的最终位置

率的文献，也没有任何关于 L5-S1 OLIF 相关并发症的具体文献。

结果

L5-S1 OLIF 手术的疗效在很大程度上是未知的，因为该技术最近才获得发展，报告的病例数还很少。其疗效似乎可能与其他前路或侧路椎体间融合技术相媲美，具有相似的融合率、恢复腰椎和节段前凸程度以及对生活质量的影响。临床的、影像学的和社会经济方面的疗效都是未来有待研究的领域。

结论

L5-S1 的斜侧入路椎体间融合术是一种相对较新的技术，目前只有少数已发表的病例报道。它似乎兼具前路或侧方入路的许多优点，同时可减少经腹腔或经腰大肌入路的并发症。最值得注意的是，它在多种腰椎入路中的独特之处是可以通过一个切口实现多节段的椎体间融合。

（Mark B. Frenkel，David J. Hart 著

孙垂国 译　钟沃权 审校）

参考文献

1. Mayer HM. A new microsurgical technique for minimally invasive anterior lumbar interbody fusion. *Spine (Phila Pa 1976)*. 1997;22(6):691–699; discussion 700.
2. Molinares DM, Davis TT, Fung DA. Retroperitoneal oblique corridor to the L2-S1 intervertebral discs: an MRI study. *J Neurosurg Spine*. 2015;9:1–8.
3. Silvestre C, Mac-Thiong J-M, Hilmi R, et al. Complications and morbidities of mini-open anterior retroperitoneal lumbar interbody fusion: oblique lumbar interbody fusion in 179 patients. *Asian Spine J*. 2012;6(2):89–97.
4. Davis TT, Hynes RA, Fung DA, et al. Retroperitoneal oblique corridor to the L2-S1 intervertebral discs in the lateral position: an anatomic study. *J Neurosurg Spine*. 2014;21(5):785–793.
5. Kanno K, Ohtori S, Orita S, et al. Miniopen oblique lateral L5-s1 interbody fusion: a report of 2 cases. *Case Rep Orthop*. 2014;2014:603531.
6. Wakita H, Shiga Y, Ohtori S, et al. Less invasive corrective surgery using oblique lateral interbody fusion (OLIF) including L5-S1 fusion for severe lumbar kyphoscoliosis due to L4 compression fracture in a patient with Parkinson's disease: a case report. *BMC Res Notes*. 2015;8(1):126.
7. Molloy S, Butler JS, Benton A, et al. A new extensile anterolateral retroperitoneal approach for lumbar interbody fusion from L1 to S1: a prospective series with clinical outcomes. *Spine J*. 2016;16:786–791.
8. Phan K, Rao PJ, Scherman DB, et al. Lateral lumbar interbody fusion for sagittal balance correction and spinal deformity. *J Clin Neurosci*. 2015;22(11):1714–1721.
9. Phan K, Mobbs RJ. Oblique lumbar interbody fusion for revision of non-union following prior posterior surgery: a case report. *Orthop Surg*. 2015;7(4):364–367.
10. *Medtronic OLIF51 Procedure [Internet]*. Memphis, TN: Medtronic Sofamor Danek USA, Inc; 2015.

第 14 章 腰椎椎板间固定融合术

引言

随着人口老龄化进程加快，腰椎管狭窄症的发病率逐渐升高。目前为止，对于腰椎管狭窄症，椎弓根螺钉固定、后外侧植骨融合被认为是治疗该类疾病的标准外科术式。该术式能够显著减轻腰背痛，融合退变节段，稳定脊柱，但同时存在多种并发症，如脑脊液漏、椎弓根骨折引起的螺钉移位刺激神经根、邻近节段退变等。此外，该术式具有手术时间长，损伤非融合节段关节突关节、椎旁肌肉等缺点，导致其在老年患者中并不适用。

对于多数病变不重的患者，如退行性腰椎病变合并腰背痛及下肢神经症状，伴或不伴有 I 度腰椎滑脱，椎弓根螺钉固定、后外侧融合可能是一种过度治疗，在解决问题的同时，增加了并发症的发生。但相反，若不进行脊柱融合，则无法解决该类患者的主要问题。因此，腰椎椎板间固定融合（interlaminar lumbar instrumented fusion, ILIF）应运而生，既能够避免椎弓根螺钉固定引发的一系列并发症，又可以融合脊柱，以最小的破坏程度实现脊柱稳定性。

适应证

对于同时存在需要减压及稳定脊柱的患者，可采用 ILIF 手术。最常见的适应证包括 I 度腰椎退行性滑脱和腰椎管狭窄症。考虑到椎弓根螺钉创伤较大，笔者通常在年龄较大的患者中选择该项技术。

禁忌证

ILIF 有很多限制因素。使用该类手术的患者，通常压迫位于棘间水平，若压迫存在于头侧或尾侧，需要切除棘突和大部分椎板才能减压的，不适用 ILIF。对于棘突被切除的翻修手术，椎体高度不稳定的患者，该术式不适用。重度骨质疏松者应用该术式需要格外小心，因为放置棘突间钢板时有可能导致棘突骨折。需要注意的是，对于 ILIF，骨融合表面积较小，关节突间可放置自体或异体骨，部分固定融合装置内部可填充融合材料。

手术步骤

1. 患者采用俯卧位于手术床上。该术式也可采用侧卧位（但笔者并不建议）。手术床可采用透视碳素床或非可透视手术床（图 14.1）。

2. 消毒铺单术区后，通常采用标准的椎板切除术切口，切口设计仅需显露棘突间隙，侧位透视通常位于椎间盘区域稍靠尾侧。通常 2.5 ~ 4 cm 切口即可。分离筋膜层，使用电刀进行骨膜下剥离，从头尾侧的棘突间隙进入椎板间连接部（图 14.2）。

3. 许多外科医生建议术中 ILIF 联合撑开式椎板成形术 [1, 2]，该术式最初由 O'Leary 和 McCance 描述，既能够撑开椎板，显露椎管，又能够降低安装植入物时棘突骨折的风险 [3]。同时，联合应用该术式可以最大限度地减少骨切除范围，保留双侧小关节突。使用 Kerrison 咬骨钳咬除融合节段的棘上韧带和棘间韧带（图 14.3）。若希望骨融合速度加快，可以咬除椎板和上位棘突的尾侧 1/3 以及下位棘突的头侧。该步骤有可能导致棘突骨折，因此并不是所有患者均需要。尽量保留关节囊。若患者小关节过于肥大，椎板间隙可能很狭小，可使用高速磨钻将表面打薄，便于之后安装椎板间撑开器。

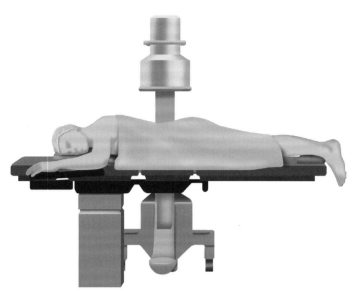

● **图 14.1**　患者俯卧于可透视手术床。术中透视有助于 ILIF 的安全开展

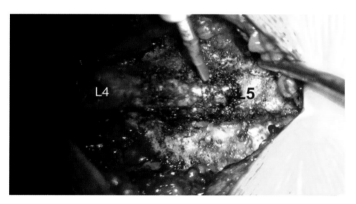

● **图 14.2**　切开皮肤后，分离筋膜层、椎旁肌，暴露棘突、椎板及 1/3 的小关节突。笔者通常将棘突周围附着软组织全部清除，以便更好地计划放置内植物位置，避免棘突骨折。可使用电刀灼烧标记 L4、L5 棘突

4. 手术医生的习惯及内植物的选择决定了下一步棘突间如何撑开。此步骤需要足够的视野，允许操作椎板成形术并完成相应的神经减压。笔者习惯于在经过处理的棘突顶部放置 Caspar，方便后续撑开器撑开。首先在头尾侧棘突上钻孔，插入 Caspar，进行节段性的撑开，方便进入椎板间隙而不需要过多切除棘突（图 14.4）。值得注意的是，插入 Caspar 固定钉时要彼此平行，避免医源性棘突骨折，同时减少彼此间成角度数，减少弯曲，最大程度减少对棘突的损害。如上所述，其他撑开器同样可以使用。撑开后，下一步可行双侧半椎板切除及内侧半关节突切除，解除神经压迫（图 14.5）。使用刮匙去除周围及上、下椎板附着黄韧带，Kerrison 咬骨钳咬除小关节突周围软组织。注意操作过程尽量不扰动硬脊膜。狭窄节段上位椎板的黄韧带可用带角度的刮匙部分或全部去除（图 14.6）。

5. 去除黄韧带后，对侧隐窝及神经根管进行减压。使用 Kerrison 咬骨钳进行减压，尽可能避免用力靠在棘突上，以减少骨折风险。此过程与传统开放手术类似。

6. 当完成椎板成形撑开后，可看到黄韧带被完全切除，棘突、小关节突功能得到最大程度的保留，后方椎板完整（除了中线椎体间隙上下小部分开窗）（图 14.7）。使用高速磨钻，对椎板进行打薄去皮质。清除关节突表面软组织，同时进行关节突间融合。

7. 椎板间和棘突间融合采用 ASPEN 系统（Zimmer Biomet, Denver, Company），该系统与其他公司内植

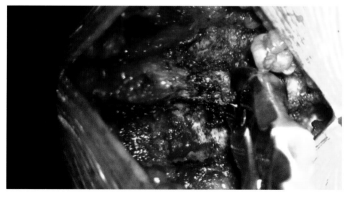

● **图 14.3**　可使用咬骨钳咬除棘上、棘间韧带。可以咬除部分尾端棘突骨质（L4 为例），方便观察棘间空间

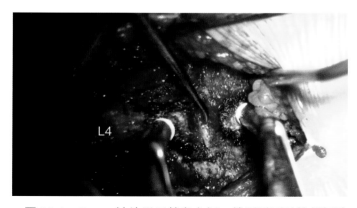

● **图 14.4**　Caspar 被放置于棘突之间，撑开后可见椎板间隙及黄韧带

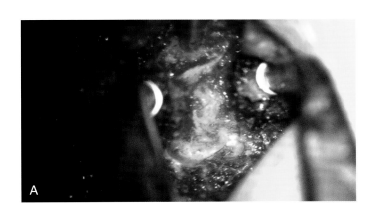

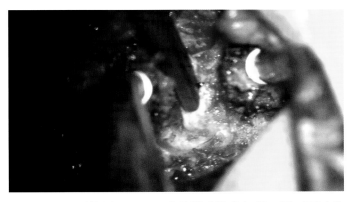

● **图 14.6**　可使用 Kerrison 咬骨钳咬除黄韧带。同时可咬除侧隐窝中过度生长的骨及韧带组织，完成椎间孔扩大

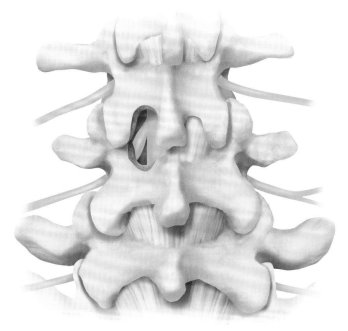

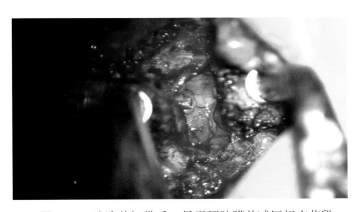

● **图 14.7**　咬除黄韧带后，暴露硬脑膜并减压相应节段

B

● **图 14.5**　A. 分离暴露椎板间隙后，进行半椎板切开术和小关节切除术，可将头侧部分椎板下缘切除。B. 在 L4 节段行双侧半椎板切除术以及椎板成形术后，可观察到黄韧带

物系统相似（包括 Nuvasive 和 Globus）。尽管不同种类内植物操作方式稍有不同，但置入技术基本相同。首先采用锉刀清除骨表面软组织（图 14.8）。尽量撑开棘突，可放置撑开器。撑开器可根据撑开距离测量植入物尺寸。尽可能撑开但不要过度追求撑开程度，避免棘突骨折（图 14.9）。

8. 选择合适的椎板间融合器尺寸。椎板间融合器参数需要参考锉刀尺寸及撑开器撑开距离。选取标准为保持椎板间适当的撑开。笔者通常选用 ASPEN 系

统桶状植入物（图 14.10）。其他系统椎板间植入物也有类似功能，例如聚醚乙酮（PEEK）植入物，甚至是加工过后的同种异体骨。选取长度基于局部的解剖结构。若局部小关节突过于肥大限制了植入物安装，则选用中等长度融合器，选取融合器必须能够恰好嵌在头尾侧棘突上，而无需进一步上下延伸空间（图 14.11）。由于 ASPEN 系统的外展式设计，可用于包括 S1 的所有节段固定。由于已切除棘上韧带，可将植入物直接从中线或旁正中置入棘突间。此时可以适当撑开以便于放置。如果从旁正中方向放置，可将植入物在矢状面旋转 45°，置入椎板间后旋转至正常位置。调整合适位置后，安装锁定板，固定桶状植入物（图 14.12）。安装完成后，在假体头尾侧进行加压，将螺钉固定于头尾侧棘突（图 14.13）。透视无误后，拧紧螺钉。操作中避免施加

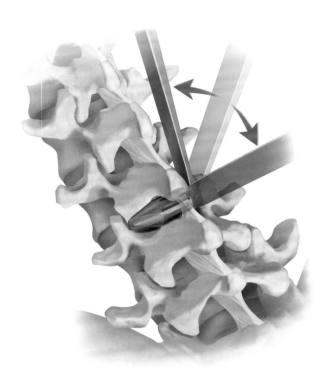

● **图 14.8** 减压完成后，用锉刀清除棘突表面软组织，并准备植入内植物

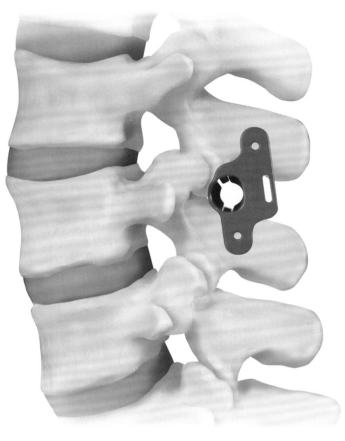

● **图 14.10** 根据撑开器选取桶状植入物型号。如图所示，桶状植入物可以保证棘突间撑开

过大压力，导致棘突骨折。

9. 将自体骨置入植入物及去皮质椎板和小关节突附近。笔者倾向于使用患者切除的部分棘突及椎板，若骨量不够，则可使用异体骨补充。

关闭伤口

使用 1-0 或其他可吸收线关闭筋膜层。皮下和真皮层使用 2-0 可吸收线。使用 4-0 可吸收线关闭皮肤，最后使用外科免缝胶带固定伤口。

术后护理

术后患者可立即下地，通常第二天可办理出院。具体的术后注意事项根据术者术中情况制订。但通常需

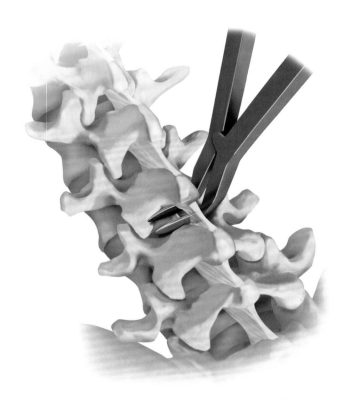

● **图 14.9** 棘突间放置撑开器，尽量撑开后，在阻力较大时停止，根据撑开器读数选取植入物尺寸

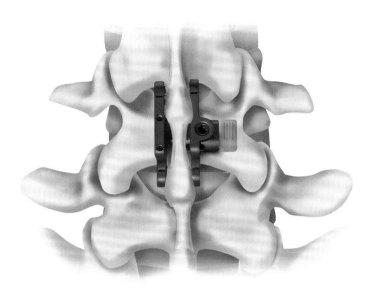

● **图 14.11**　选取棘突板至关重要。棘突板需要最大程度地覆盖头尾两侧棘突，但不应超过两个棘突

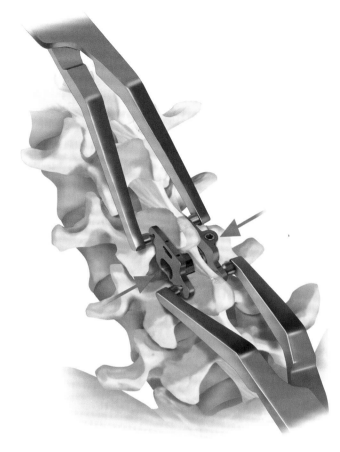

● **图 14.13**　在植入物头尾部施加压力，拧紧螺钉，固定至棘突上

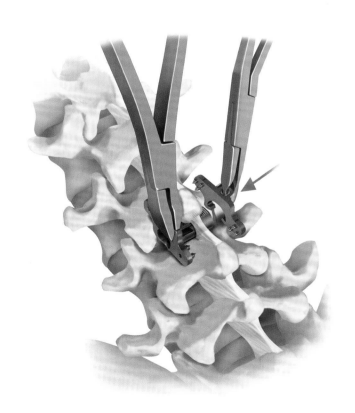

● **图 14.12**　选择合适尺寸的植入物，安装完毕后，最后在植入物上安装锁定板

要 4～6 周的腰围固定，限制弯曲；以及理疗促进局部恢复。

并发症

　　与其他脊柱手术不同，椎板间固定术有一些特有的并发症，但大多数并发症可以通过规范的手术操作所避免。例如，过度撑开、植入物过大、过多地去除局部椎板以及过度加压所导致的棘突骨折，最终导致植入物背侧移位。

　　植入物尺寸不合适（过大或过小）、植入物背侧移位、加压锁紧不充分会导致固定松动。长度选择以能够充分覆盖棘突骨表面为准。植入物必须向前放置，如果太靠后，就可能会发生棘突骨折。

　　Cuellar 等 [2] 报道了椎板间融合各类并发症，包括 1 例硬膜囊撕裂、1 例神经功能受损（6 周后恢复）、1 例植入物植入失败以及 1 例确诊癌症。

手术疗效

临床疗效

ILIF 相比于传统的腰椎固定联合后外侧融合具有一些不可比拟的优点，包括维持椎间孔高度，在椎管和硬膜表面提供了保护性支撑及覆盖，并降低了硬膜粘连的可能。在未来可能发生的翻修手术中，降低了暴露过程中硬膜囊切开的风险。如果植入物带有异体骨，就可以提供棘突和椎板间充分融合的足够骨量。与传统后外侧融合相比，该术式可以通过不扩大切除组织（后外侧融合需要大范围切除关节突、横突已提供植骨床）而提供较好的植骨床。这在使用 "H" 型内植物置入椎板间并加压后得到验证。虽然与椎弓根螺钉相比，提供稳定性稍弱，但放置的椎板间融合支撑物也能够很好地增加棘突间的稳定性。Postacchini 等 [4] 在 25 例患者的回顾性研究中发现，椎板及棘突间融合率达到了 84%。

尽管 ILIF 拥有较多优点，但该术式并不适用于所有患者。其禁忌证包括 II 度腰椎滑脱及峡部不连（因 ILIF 不能为此类患者提供很好的脊椎稳定性）。骨量减低及骨质疏松患者同样不适用该手术方式，因为此类患者棘突骨折的风险显著升高。

研究成果

随着手术技术、理念的发展及越来越多的脊柱外科医生对 ILIF 手术的兴趣增加，有关该术式的报道逐渐增加。Pradhan 等 [1] 对 ExtenSure H2（NuVasive，Inc.，San Diego，CA，USA）ILIF 装置进行了生物学研究。该装置由预制的同种异体骨联合棘突板组成。作者发现，在屈伸位时，双侧椎弓根螺钉联合减压比 ILIF 装置更加坚固，但两者在结构上具有类似的刚度。横向弯曲测试中，ILIF 装置刚度与单侧椎弓根螺钉联合减压的刚度类似，同时，上述两种装置刚度均强于完整的脊柱。值得注意的是，在各种运动体位时，除了屈伸位，双侧椎弓根螺钉均可提供更多的活动度。

此外，Postacchini 等 [4] 还对 25 名 I 度腰椎退行性滑脱、脊柱不稳的患者采用 ExtenSure H2 ILIF Affix

（NuVasive，Inc.）联合棘突板进行手术治疗。该团队采用 Peek 棘间固定装置，使用自体骨装填融合。ILIF 和植骨平均手术时间 21 min，出血量 19.7 ml。若需使用髂骨骨块，则平均手术时间为 37.4 min，出血量为 46.2 ml。在 7 个月随访时，84% 的患者达到了骨性融合。4 例骨不融合的患者中，1 例表现为滑脱增加，伴有严重的脊柱不稳；2 例表现为轻度的脊柱不稳；1 例表现为中度的脊柱不稳。评分方面：腰痛 VAS 评分下降 64.5%，下肢 VAS 评分下降 80.4%；ODI 评分下降 52.6%；SF-36 身体疼痛和身体功能得分分别提高了 53.7% 和 58.9%。对于形成假关节的患者，只有下肢 VAS 评分有所改善。最终的平均随访时间为 34.4 个月，所有患者均未行翻修手术，内固定位置良好。

Cullear 等 [2] 同样研究了 ExtenSure H2 ILIF Affix 联合棘突板的手术疗效，手术采用预成形的同种异体骨填充。该项研究为前瞻性、多中心研究，纳入对象为 37 名 40 岁以上的单节段腰椎间盘退变性疾病患者。纳入标准为：退变节段位于 L1-5；腰椎间盘塌陷；腰椎管狭窄诱发神经源性跛行且保守治疗 6 个月无效；或保守治疗期间出现进行性神经功能下降。作者报道平均手术时间为 84 min（包括撑开椎板成形术），平均住院时间为 2 天。围术期并发症包括 1 例硬膜切开，1 例围术期疼痛延长住院时间，1 例内植物失败，1 例皮下积液及 1 例术后轻度神经功能损伤（6 周后恢复）。在第 12 个月随访时，68%（23/34）的患者腰痛 VAS 评分下降超过 2 分，65%（22/34）的患者下肢 VAS 评分下降超过 2 分，59%（20/33）的患者 ODI 评分至少提高 12.8%，74%（25/34）的患者 ZCQ-SS 改善超过 0.5 分，71%（24/34）的患者 ZCQ-PF 改善超过 0.5 分；第 24 个月随访时，67%（22/33）的患者腿痛 VAS 评分和下肢 VAS 评分下降超过 2 分，73%（24/33）的患者 ODI 评分至少提高 12.8%，74%（25/34）的患者 ZCQ-SS 改善超过 0.5 分，73%（24/34）的患者 ZCQ-PF 改善超过 0.5 分。此外，在第 24 个月随访时，94% 的患者不再服用止痛药，94% 的患者表示对手术满意以及 88% 的患者表示若再次发生该类疾病，可行 ILIF 手术。值得注意的是，52% 的患者自感活动较前明显提高，只有 12% 的患者自感活动水平下降。17 例术前神经功能障碍的患者中，14 例（82%）在术后 6 周内症状缓解，只有 2 例表现为同术前类似的持续神经功能障碍（第 24 个月随访时）。72%（23/32）的患者第 24 个月随访时达到了骨性融合，97% 的患者符合脊柱稳定的标准。

结论

ILIF 的手术效果及生物力学数据证明了该术式可以实现以较低的并发症，达到较高的融合率，并能够为因轻度脊柱不稳定而导致的椎管狭窄提供较好的手术疗效。此外，生物力学实验还证明了在发生骨性融合之前，ILIF 可以提供较好的刚度维持脊柱稳定性。随着 ILIF 的临床应用不断增加，有关 ILIF 的长期随访结果及更大患者群体的样本研究将会越来越多。

（ Vincent J. Alentado, Michael P. Steinmetz 著

王龙杰 译　孙卓然 审校 ）

参考文献

1. Pradhan BB, Turner AWL, Zatushevsky MA, et al. Biomechanical analysis in a human cadaveric model of spinous process fixation with an interlaminar allograft spacer for lumbar spinal stenosis: laboratory investigation. *J Neurosurg Spine*. 2012;16(6):585–593. https://doi.org/10.3171/2012.3.SPINE11631.
2. Cuéllar JM, Field JS, Bae HW. Distraction laminoplasty with interlaminar lumbar instrumented fusion (ILIF) for lumbar stenosis with or without grade 1 spondylolisthesis: technique and 2-year outcomes. *Spine (Phila Pa 1976)*. 2016;41(suppl 8):S97–S105. https://doi.org/10.1097/BRS.0000000000001484.
3. O'Leary PF, McCance SE. Distraction laminoplasty for decompression of lumbar spinal stenosis. *Clin Orthop*. 2001;384:26–34.
4. Postacchini F, Postacchini R, Menchetti PPM, et al. Lumbar interspinous process fixation and fusion with stand-alone interlaminar lumbar instrumented fusion implant in patients with degenerative spondylolisthesis undergoing decompression for spinal stenosis. *Asian Spine J*. 2016;10(1):27–37. https://doi.org/10.4184/asj.2016.10.1.27.

第 15 章　腰椎内镜下椎体间融合术

引言

自 20 世纪初以来，脊柱融合术被作为一种治疗创伤性和退行性脊柱疾病的方法。腰椎椎体间融合术（LIF）已被证明是多种情况下的一种有效的治疗方法，可提高患者的活动能力和生活质量[1]。随着神经外科学的发展，更新的和更好的手术方法不断涌现，以减少与此手术相关的发病率和并发症。在今天的主流的腰椎椎体间融合技术中，经椎间孔腰椎椎体间融合（TLIF）是侵入性最小的路径之一，避免了其他腰椎椎体间融合技术的一些潜在的陷阱[2]。

自 1990 年代以来，TLIF 越来越受欢迎，特别是作为一种微创手术（MIS）方法。然而，虽然 MIS-TLIF 避免了前路（ALIF）损伤腹部结构的风险和后路（PLIF）刺激神经的风险，它仍然需要开放的肌肉剥离，从而面临开放手术的并发症[3]。因此，大量学者继续努力进一步减少 MIS-TLIF 的手术创伤和显露。

为此，本章介绍了腰椎内镜下椎体间融合（endoscopic lumbar interbody fusion, EndoLIF）方案，详细介绍此手术的适应证 / 禁忌证、手术技术、疗效和术后护理。

适应证

内镜下融合的适应证主要是典型的开放或 MIS-TLIF 的适应证，但有细微的变化（表 15.1）。主要适应证包括一个或两个节段的退行性疾病、腰椎滑脱、复发性椎间盘突出、退变性脊柱关节病[4, 5]。其失血量少、麻醉依赖度低和术后恢复时间短也扩大了适用患者的范围，包括老年人和那些有严重合并症可能无法进行常规手术的患者[6]。由于 TLIF 涉及较少的神经牵拉，可以在 L2 水

平或以上节段进行，L2 是脊髓圆锥末端的部位。该技术也适用于 PLIF 的翻修，因为它不涉及以前的入路和瘢痕组织[2]。

相对禁忌证包括严重的双侧椎管狭窄或中央管狭窄、骨质疏松和先天性神经根共根畸形。选择手术方式时必须权衡每个患者独特的解剖和病理改变，包括考虑其椎间孔大小、椎间盘异常或突出的形状以及髂骨的大小和相对于目标节段的位置[7]。这些解剖因素可以限制内镜下融合术的手术入路。

局限

现代内镜器械的发展和患者对改善术后恢复的持续需求，使内镜脊柱手术领域取得了快速进展。到目前为止，文献中已报告的经验包括极外侧椎间盘突出、腰

表 15.1　镜下融合的适应证和禁忌证

适应证	禁忌证
1. 主要适应证： • 退变性椎间盘病 • 腰椎滑脱 • 复发性椎间盘突出 • 脊柱骨性关节炎 • 腰椎畸形 2. 特殊适应证： 　可用于 L2 或以上节段 　PLIF 术后翻修 3. MIS 的益处： • 减少出血量 • 降低麻醉需求 • 缩短恢复时间	1. 相对禁忌证： • 共根畸形 • 重度椎管狭窄 • 严重骨质疏松 2. 解剖考量因素： • 椎间孔的大小 • 椎间盘突出的形态特征 • 髂嵴的方向

MIS, 微创手术；*PLIF*, 后路腰椎椎体间融合术

椎间盘突出复发、腰椎滑脱（不超过Ⅱ度）、椎间盘源性疼痛和脊柱肿瘤的治疗。一些外科医生发现腰椎内镜手术可以更好地治疗严重肥胖的和高龄的患者。

大多数外科医生采用的腰椎内镜手术是斜向经椎间孔入路。鉴于内镜手术和非内镜手术的最大区别是其可视化方法（即二维与三维），Kambin 三角区的变形或退变会提高该手术的难度。尽管目前针对内镜下融合还没有明确的禁忌证，但学术界普遍认可Ⅱ度以上的滑脱、严重的侧弯或椎体旋转畸形可能不是接受内镜下融合术的适宜对象。

当神经解剖特点与微创脊柱手术的最大可达性相矛盾时，会存在一定的局限性。通过椎间孔入路移除中线位置的病变是更具挑战性的，但可以用椎板间入路来处理。如果脱出的椎间盘有明显的头端或尾端方向的移位，可能就不适合采取内镜手术。有学者主张，如果脱出的椎间盘延伸到下位椎弓根中部以下，或延伸到上位椎弓根下缘，则不适合采用内镜手术治疗[7]。

另一个具有挑战性的情况是重度退变。不论在哪个节段，增生的小关节或变形的上关节突可能阻止内镜工作通道顺利到达椎间盘。有些时候，这可以通过使用镜下磨钻、骨刀或调整进入角度来处理。然而在极端情况下，二维视野下的椎间孔和关节突结构的畸形可能导致手术疗效欠佳。

高髂嵴也可能是一个问题，特别是对于较低的腰椎间盘节段。在 Yue 和 Long 的研究报告中，建议在侧位片上髂嵴的上缘不应超过手术节段椎间盘上位椎弓根的中部[7]。在 L4-5 或 L5-S1 水平接受内镜手术的男性患者值得特别关注，因为男性解剖特征更多表现为较为陡峭和直立的骨盆结构。

手术技术

麻醉

微创内镜下椎体间融合术可在全麻或局麻 + 镇静下进行。全麻的主要优点包括更好地保护气道并降低对手术时间的限制。保留意识的镇静可提供更多与患者的交互反馈，从而减少伤及神经结构的风险。

体位

患者可以处于俯卧位，另外也有一些医生喜欢使用侧卧位。侧卧位有一些优点，包括降低腹部和静脉的压力，减少患者的气道压力，以及在清醒手术过程中更好地与患者互动。侧卧位的缺点是对解剖定位的熟悉程度相对较低，定位所需操作时间会增加。

如果手术是在全麻下进行，建议使用包含四点支撑系统的手术台（例如 Jackson 台、Allen 台），其目的是获得一个融合之后的更好的腰椎前凸。而对于接受清醒手术的患者而言，四点支撑架通常会导致患者不安全，舒适度也较低。在这种情况下，可以使用拱形框架（例如 Wilson 框架）。在清醒手术的设置中，透明的外科无菌巾利于更好地监测和与患者沟通（图 15.1）。应注意降低 Wilson 框架，以尽量减少腰椎屈曲。

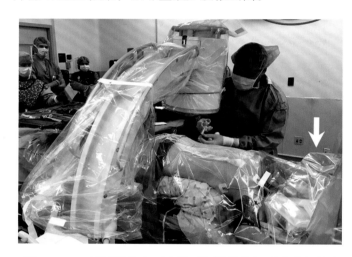

● 图 15.1　一例清醒状态下内镜下腰椎椎体间融合术的体位。注意术者、患者和 C 臂机的相对位置。清醒手术中使用透明的外科无菌巾（箭头）有助于同患者进行更好的沟通和监测

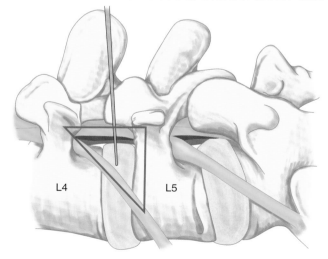

● 图 15.2　经椎间孔入路 Kambin 三角的示意图。Kambin 三角的三个边分别是出口根（外侧边）、走行根的外侧缘（内侧边）和下位椎体的上终板（尾端边）

皮肤切口

经椎间孔入路的目标是从关节突的侧面通过 Kambin 三角进入目标椎间盘（图 15.2）。皮肤切口在中线旁开 6~12 cm。Kambin 三角由三个边组成：出口神经根（外侧边）、走行神经根外侧缘（内侧边）和下位椎体的上终板（尾端边）。人们普遍认为，根据尸体测量，从 L1-2 到 L4-5 都有安全三角区。有多种方法可以确定切口与后正中线之间的距离。尽管文献中提出了几种方法，简言之可以将切口定在距中线 9~11 cm。一些外科医生喜欢在术前计算机断层（CT）扫描或磁共振成像上测量长度[8]，另一些外科医生主张在透视的基础上进行更具体的术中测量，其中在侧位像上测量从目标椎间盘中心到皮肤表面的距离，并将这个距离作为切口旁开距离[9]。无论采用哪种方法，建议皮肤切口向腹侧不超过侧位像上显示的小关节后缘连线，以避免伤及腹膜

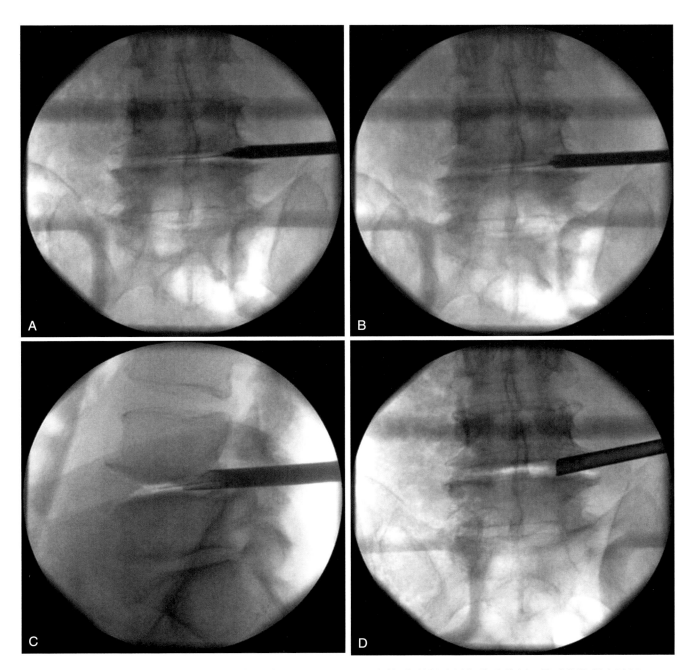

● **图 15.3**　术中透视展示安放内镜工作通道的过程。A~C，不同规格的扩张导杆依次使用，最后移除所有导杆（D）

结构[7]。工作套管方向在冠状面的角度从 25° 到 35° 不等，这取决于手术节段和具体病变的解剖位置（即孔内与孔外；中央、外侧与极外侧）[7, 9–11]。

用 1% 利多卡因浸润皮肤、皮下组织、工作通道和小关节周围软组织。一根 18 号穿刺针是一个有用的工具，用于初始定位和估计轨迹，以及注射利多卡因。局部麻醉完成后，可以做穿刺切口。切口的长度应该刚好足以通过工作套管，通常为 7~8 mm。然后将 18 号穿刺针调整并推进到所需的位置，该位置在椎间盘水平上位于椎弓根之上、关节突关节之外。此时，一些医生使用靛蓝胭脂红或其他不透射线的造影剂进行术中椎间盘造影，以更好地区分神经组织和退化的髓核[11]。

工作套管的安放

通过穿刺放置一根导丝，然后移除穿刺针（图 15.3）。然后沿着导丝置入逐级扩张导杆，最后引入工作内镜即完成这一步骤。在建立工作通道的过程中，一些工具（如铰刀、磨钻和骨刀）可能是必要的，以处理增生肥大的关节突或骨刺。

内镜定位的常用方法有两种。一种是将其放入椎间盘内（盘内法），另一种是将内镜停靠在椎间孔的尾侧，并在纤维环外工作（盘外法）。盘内法允许减压更多的内侧病变，但会伤及正常的椎间盘结构。盘外法避免了这种创伤，但只能允许较少的通道进入椎管（图 15.4）。必须做好准备处理椎间盘空间周围丰富的血管。可以通过内镜下电凝、大量灌注和 / 或止血剂来止血。

对于外科医生来说，非常重要的是要意识到一旦内镜通道建立起来，大部分的操作都被限制在内镜的线性轨迹内，最有效的操作手段是旋转工作通道。然而，工作通道和内镜的斜面尖端（30°~60°）使外科医生能够看到周围的环境。而弯曲的工具（探子）允许外科医生"感觉"到通道外的结构（图 15.5 和图 15.6）。这种反馈可能特别有助于确定椎间盘切除的充分性。

神经减压

大多数神经减压是通过清除全部的突出椎间盘和通过扩大椎间隙间接减压来实现的。"传统的"切除椎板、关节突和黄韧带较为困难，可以被认为是一种更高阶的技术。这部分是由于在镜下实现多个平面上操作的困难、神经牵拉的挑战以及切除骨或软组织的困难。因此，严重的中央管狭窄可能是其相对禁忌证。

椎间盘切除术和椎体间融合器的放置

椎间盘的切除通常是使用微型髓核钳完成的。在切除过程中，可以通过烧灼减少软骨的体积。为了有一个良好的融合表面，可以通过使用大号钻头、带膨胀叶片的铰刀（将钻头轨道扩大到 15 mm）和反咬工具（图 15.7）来提高椎间盘切除的效率。终板的准备可以通过电动椎间盘刷来完成，以去除残留和松散的椎间盘组织。此时，可以用不透射线的造影剂充填一个气囊，以评估终板处理的空腔大小和程度（图 15.8）。

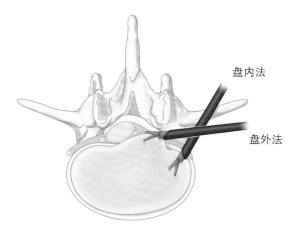

● **图 15.4**　经椎间孔内镜下椎间盘切除术不同方法的示意图

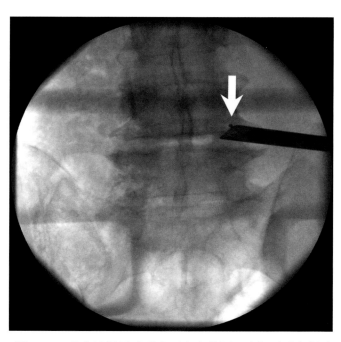

● **图 15.5**　术中透视显示手术医生在使用一个探子进行触诊

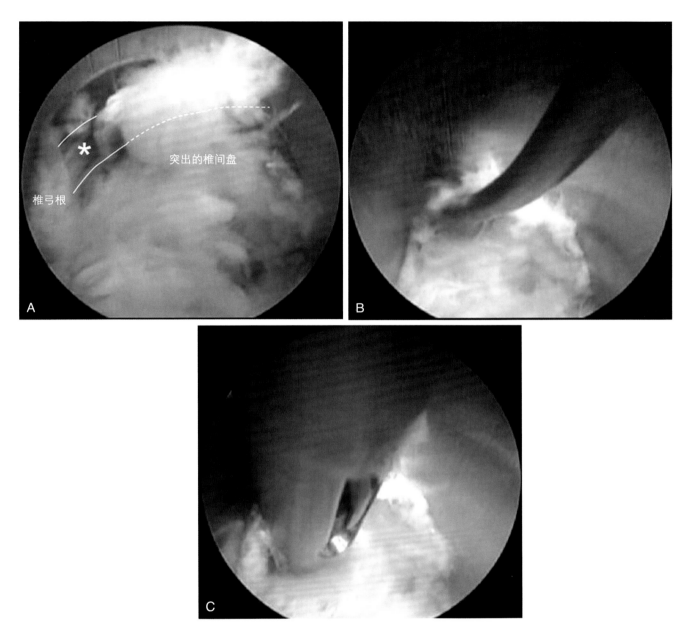

● **图 15.6**　减压过程的镜下所见。A. 镜下解剖标志的概况。可以辨认出走行根（星号）并以弯头探子触诊。B. 截图显示正在以弯头探子触诊椎弓根和神经根。很多时候可以用这个工具把游离的髓核组织勾出来。C. 使用镜下髓核钳取出椎间盘髓核组织

　　一个可撑开的椎体间融合器是必要的，因为工作通道限制了置入传统的椎间融合器。骨生物制剂通常可用于促进骨融合。

经皮椎弓根螺钉置入

　　通过放置经皮螺钉完成融合。单独正位（AP）透视技术是最常用的技术之一。在这一技术中，每一个要进行操作的椎骨的"真实正位"透视是至关重要的。在此正位透视下，标记皮肤切口位置并进行穿刺切口。将 Jamshidi 针皮下插入并固定在横突根部。沿适当的方向（平行于上终板，10°~12° 的内倾角）将 Jamshidi 针推进约 2 cm 到一个点，其中 Jamshidi 针的尖端位于椎弓根的基底部。正位透视，这时应该在椎弓根阴影的横向上到内侧的 1/2 或 2/3（图 15.9）。一旦 Jamshidi 针到位，可以用导丝取代 Jamshidi 针，并再继续前进 1.5~2 cm。这一步也很重要，医生可以通过触诊松质骨来确

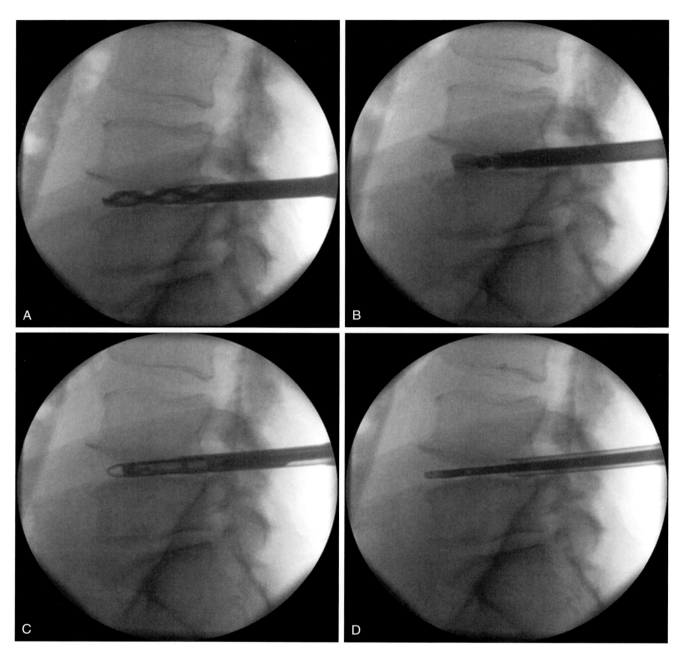

● **图 15.7**　椎间盘切除术过程中透视所见。A. 使用钻头切除大部分的髓核组织。B. 使用宽刃刮刀扩大椎间盘切除范围。C. 使用镜下咬骨钳取出髓核碎片。D. 使用反向咬骨钳进一步清除剩余的软骨

认穿刺方向。此后，可以完成椎弓根穿刺，然后完成螺钉和棒的安放（图 15.10 ）。

切口闭合及术后护理

　　在内固定完成并通过透视确认后，冲洗手术切口（内镜工作套管切口和螺钉置入的切口），可以很容易地以 8 字缝合方式关闭。由于该手术的创伤极小，一般不

建议手术引流或导尿以避免术后尿潴留的风险。加巴喷丁、曲马多和对乙酰氨基酚经常被应用，有利于骨融合。有效的疼痛管理对患者减少焦虑，促进早期活动具有重要意义。建议采用腰椎支具保护。

　　应提醒患者避免弯腰或负重。应定期随访复查 X 线片。任何急性症状或神经功能恶化的迹象都应该引起警惕。在这种情况下，应进行急诊检查评估，如 CT 或 MRI。

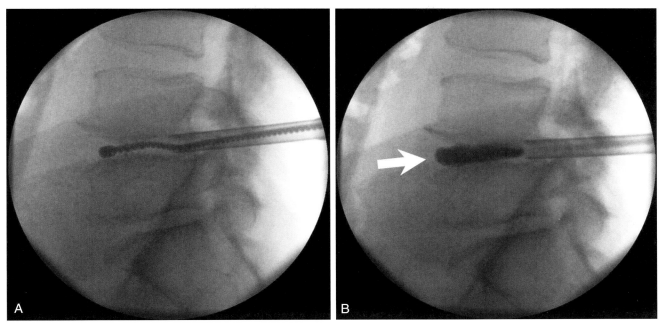

● **图 15.8**　A. 使用一个电动的椎间盘刷进行终板的准备。B. 椎间盘切除完毕后，使用一个气囊填充造影剂评估椎间盘切除的范围和终板处理的情况

疗效

内镜手术的优点已在许多研究中进行了阐述。这包括其局部麻醉避免了全身麻醉的风险、比显微镜辅助的微创手术更小的切口和组织损伤、住院时间更短、早期行走、失血更少、经验丰富的外科医生手术时间减少、无椎管内瘢痕组织，以及其全身性并发症的风险较低。其缺点包括对开展这些新技术的外科医生来说，其学习曲线陡峭、术中止血困难，而且（在发生硬膜损伤的情况下）很难修复硬膜[3, 6, 12]。总体而言，接受内镜下融合术的患者的满意度为 85% ~ 93%[12–14]。

虽然文献中缺乏与标准 MIS 或开放的腰椎间盘手术的比较，但好几个单臂病例系列在内镜辅助腰椎椎体间融合术后已经显示出满意的结果，包括临床参数的显著改善，以及良好的人口学和影像学结果。在这些病例系列中，腿痛和腰痛都显著减轻，术后视觉模拟评分（VAS）和 Oswestry 残疾指数（ODI）评分都显著改善。术后患者报告的生活质量通常得到改善[3]。术中失血量少，手术时间较短，住院时间缩短。大多数患者在术后第一天出院[3, 14]。影像学检查结果也令人满意，其融合是确切的（文献报告的融合率为 95.8% ~ 100%）[3, 13–15]。

并发症/副作用

经皮内镜 TLIF 可能会发生围术期并发症，一般可见于镜下切椎间盘、椎体间融合或经皮螺钉固定等手术步骤。在一项来自日本的全国性回顾性研究中，内镜下的脊柱手术，包括椎间盘切除术、椎板切除术、椎间孔扩大术在内，总的并发症发生率为 2.1%[16]。这些并发症包括硬膜撕裂（占所有并发症的 75%）、马尾或神经根损伤（5.3%）、小关节骨折（5.3%）、血肿形成（4.5%）、节段错误（4.5%）和侧别错误（0.8%）。然而，总的风险仍然保持在很低的水平[16, 17]。

术中转为开放手术或显微镜辅助的 MIS 手术也是一种可能的术中并发症，但从未见文献报道。根据气管插管的要求，将局部麻醉转为全身麻醉也是内镜下 TLIF 的潜在风险之一。在这种情况下，俯卧位的气道管理显然是困难的，可能会产生严重的后果。为了避免这一重大风险，应在有限的时间内快速完成手术[3]。

其他全身性围术期并发症可能包括卒中、急性冠状动脉事件、肺栓塞、深静脉血栓形成（DVT）、呼吸道并发症（如肺炎、术后呼吸障碍或呼吸衰竭）、尿路感染、急性肾衰竭、脓毒症等。腔镜手术后伤口感染也是可能的。然而，据报道，与传统的开放椎间盘切

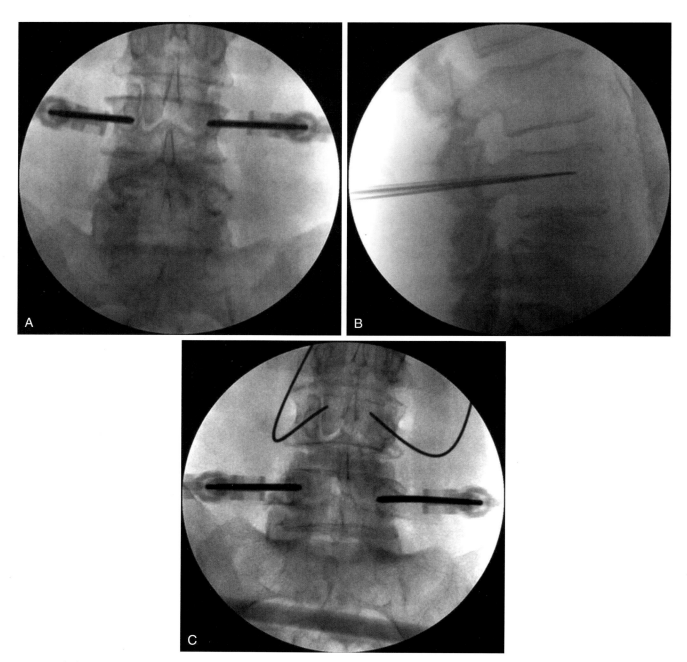

● **图 15.9** 术中透视所见显示经皮螺钉置入的过程。(A) 调整 Jamshidi 穿刺针到达理想方位，然后以导丝置换 (B) 在其他节段进行相同的操作 (C)。为了提高效率，在安放完所有的导丝后一并敲击并置入螺钉

除术相比，接受内镜下椎间盘切除术的患者全身并发症发生率显著降低（0.8% vs 1.3%，P=0.01），伤口感染率显著降低（0.1% vs 0.2%，P=0.02）[18]。

文献报道了内镜下腰椎椎体间融合术后椎间盘突出复发、翻修手术和椎间融合器下沉等并发症 [6, 13, 19]。经皮内镜下腰椎间盘切除术后椎间盘突出复发不是一种罕见并发症，但只有一项中国研究报告了一例 L4-5 融合

在镜下椎体间融合术后 4 个月后，椎间盘突出复发，随后通过椎板切除术和椎间盘切除术进行了翻修 [19]。在某些情况下，如相邻节段退变、假关节形成或椎间融合器移位等，翻修术是必要的。由于一个小直径的工作通道和极小的创伤是内镜下腰椎椎体间融合术的标志，必须认真考虑椎间融合器的大小。Jacquot 和 Gastambide 对 57 例进行了内镜下腰椎椎体间融合术，其中 2 例发

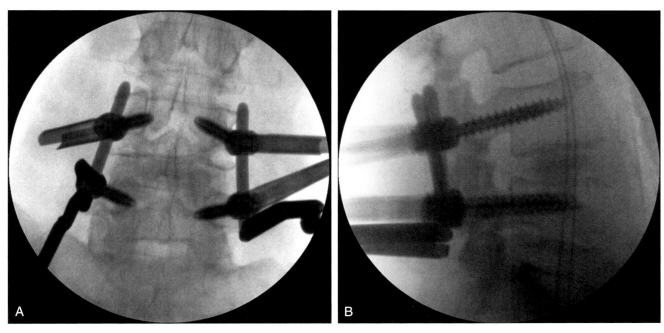

●**图 15.10**　正位 (A) 和侧位 (B) 透视显示内固定的最终位置

生无症状的椎间融合器移位，13 例（占本组 22.8%）发生有症状的移位并需要常规再手术。此外，另 8 例患者（占本组 14%）发生了围手期神经根损伤伴术后麻痹和疼痛综合征。鉴于本组中 36% 的患者发生了与内镜技术相关的并发症，作者不推荐这种方法。作者特别考虑了其病例组中高比例的融合器移位，因为其他病例报告并没有类似的结果 [6]。他们认为，通过内镜通道置入的刚性钛质椎间融合器，并以磷酸钙填充可能是其原因。

最近的病例报告采用了可撑开的椎间融合器，如可撑开网状椎间融合器 [3]（OptiMesh Cage，Spineology），钛质可撑开融合器 [15]（Opticage, Interventional Spine Inc.,Irvine, CA, 美国）和 B-twin 可撑开脊柱填充物 [13, 19, 20]（Disc-O-TechMedical Technologies Ltd., Herzliya, 以色列）进行椎体间融合。这些报告中的大多数病例在平均随访期为 12 ~ 38 个月中没有发生融合器移位，仅有 1 例融合失败后的融合器移位 [13]。已有报道在使用了 B-twin 可撑开脊柱填充物后发生了椎间融合器的沉降 [13, 20]，在 2 组共计 147 例中有 4 例。

各种微创技术，包括 MIS-TLIF、DLIF 或 XLIF、经皮螺钉固定和内镜技术，主要在术中透视引导下进行。相关辐射暴露一直是患者和医务人员都关注的问题。有多项研究聚焦于微创手术和内镜手术的辐射暴露

问题。根据内镜下腰椎间盘切除术的两项研究，手术期间患者的辐射暴露量很小，类似于全职的航空公司机组人员（每年约 2 mSv），并且低于美国人平均每年的暴露（6 mSv）。然而，在 L5-S1 节段手术的病例和最初开始治疗的病例中，暴露量可能会增加。到目前为止，还没有关于医务人员在腰椎内镜手术过程中辐射暴露的报告。

虽然这种内镜技术已经证明了它的短期可行性，但它是一种新的和发展中的技术，为了确保其安全性，有必要进一步对其远期并发症进行观察分析。除了上述并发症外，特定工具或生物材料的某些超适应证用途，如可撑开椎间融合器、重组人骨形态发生蛋白 -2 和脂质体长效局部麻醉剂等，都需要对其副作用进行长期观察。

总结

内镜下腰椎椎体间融合术一直在不断发展，并持续显示着其相对于传统显微镜下融合手术的独特优势，包括无需全麻即可实现椎体间融合、术后快速康复、更少的腰椎手术创伤。这是一种真正的微创手术，并可以与正在进行的研究和新技术相结合，包括术中 CT 扫描、通过同轴的长手术器械的人体工程学设计以及脊柱机器

人技术。尽管内镜手术的现有疗效与未来的发展看上去前途光明，但外科医生必须始终保持头脑清醒，困难和风险一直都会存在，特别是处于学习曲线期间。

（ Peng-Yuan Chang, Hsuan-Kan Chang, John Paul G. Kolcun, Michael Y. Wang 著

孙垂国 译　钟沃权 审校）

参考文献

1. Eck JC, Sharan A, Ghogawala Z, et al. Guideline update for the performance of fusion procedures for degenerative disease of the lumbar spine. Part 7: lumbar fusion for intractable low-back pain without stenosis or spondylolisthesis. *J Neurosurg Spine*. 2014;21(1):42–47.
2. Talia AJ, Wong ML, Lau HC, et al. Comparison of the different surgical approaches for lumbar interbody fusion. *J Clin Neurosci*. 2015;22(2):243–251.
3. Wang MY, Grossman J. Endoscopic minimally invasive transforaminal interbody fusion without general anesthesia: initial clinical experience with 1-year follow-up. *Neurosurg Focus*. 2016;40(2):E13.
4. Wang MY. Minimally invasive transforaminal lumbar interbody fusion (MIS TLIF). In: Baaj AA, Mummaneni PV, Uribe JS, et al., eds. *Handbook of Spine Surgery*. New York: Thieme; 2012:341–347.
5. Wang YT, Wu XT, Chen H, et al. Endoscopy-assisted posterior lumbar interbody fusion in a single segment. *J Clin Neurosci*. 2014;21(2):287–292.
6. Jacquot F, Gastambide D. Percutaneous endoscopic transforaminal lumbar interbody fusion: is it worth it? *Int Orthop*. 2013;37(8):1507–1510.
7. Yue JJ, Long W. Full endoscopic spinal surgery techniques: advancements, indications, and outcomes. *Int J Spine Surg*. 2015;9:17.
8. Ruetten S, Komp M, Merk H, et al. A new full-endoscopic technique for cervical posterior foraminotomy in the treatment of lateral disc herniations using 6.9-mm endoscopes: prospective 2-year results of 87 patients. *Minim Invasive Neurosurg*. 2007;50(4):219–226.
9. Yeung AT, Tsou PM. Posterolateral endoscopic excision for lumbar disc herniation: surgical technique, outcome, and complications in 307 consecutive cases. *Spine (Phila Pa 1976)*. 2002;27(7):722–731.
10. Ahn Y. Transforaminal percutaneous endoscopic lumbar discectomy: technical tips to prevent complications. *Expert Rev Med Devices*. 2012;9(4):361–366.
11. Tsou PM, Alan Yeung C, Yeung AT. Posterolateral transforaminal selective endoscopic discectomy and thermal annuloplasty for chronic lumbar discogenic pain: a minimal access visualized intradiscal surgical procedure. *Spine J*. 2004;4(5):564–573.
12. Cong L, Zhu Y, Tu G. A meta-analysis of endoscopic discectomy versus open discectomy for symptomatic lumbar disk herniation. *Eur Spine J*. 2016;25(1):134–143.
13. Yao N, Wang W, Liu Y. Percutaneous endoscopic lumbar discectomy and interbody fusion with B-Twin expandable spinal spacer. *Arch Orthop Trauma Surg*. 2011;131(6):791–796.
14. Osman SG. Endoscopic transforaminal decompression, interbody fusion, and percutaneous pedicle screw implantation of the lumbar spine: a case series report. *Int J Spine Surg*. 2012;6:157–166.
15. Morgenstern R, Morgenstern C. Percutaneous transforaminal lumbar interbody fusion (pTLIF) with a posterolateral approach for the treatment of degenerative disk disease: feasibility and preliminary results. *Int J Spine Surg*. 2015;9:41.
16. Matsumoto M, Hasegawa T, Ito M, et al. Incidence of complications associated with spinal endoscopic surgery: nationwide survey in 2007 by the Committee on Spinal Endoscopic Surgical Skill Qualification of Japanese Orthopaedic Association. *J Orthop Sci*. 2010;15(1):92–96.
17. Gadjradj PS, van Tulder MW, Dirven CM, et al. Clinical outcomes after percutaneous transforaminal endoscopic discectomy for lumbar disc herniation: a prospective case series. *Neurosurg Focus*. 2016;40(2):E3.
18. Ohya J, Oshima Y, Chikuda H, et al. Does the microendoscopic technique reduce mortality and major complications in patients undergoing lumbar discectomy? A propensity score-matched analysis using a nationwide administrative database. *Neurosurg Focus*. 2016;40(2):E5.
19. Zhang X, Wang Y, Xiao S, et al. [Preliminary clinical results of endoscopic discectomy followed by interbody fusion using B-Twin expandable spinal spacer]. *Zhongguo Xiu Fu Chong Jian Wai Ke Za Zhi*. 2011;25(10):1153–1157.
20. Morgenstern R, Morgenstern C, Jane R, et al. Usefulness of an expandable interbody spacer for the treatment of foraminal stenosis in extremely collapsed disks: preliminary clinical experience with endoscopic posterolateral transforaminal approach. *J Spinal Disord Tech*. 2011;24:485–491.

第 16 章　椎体间融合的植入物选择

引言

在腰椎退变性疾病的治疗中，融合技术已经变得越来越普遍了[1]。随着这股热潮的兴起，椎体间植入物的使用率也在增加，不管是否带有传统后外侧的置入器械。椎体间融合器的使用增加是由于椎体间融合所提供的可能优势，包括更高的融合率和更好的临床效果。此外，椎体间植入物显著降低了后方内植物器械在脊柱屈曲时的压缩负荷，而这些负荷是内固定松动的常见原因[1,2]。

然而，要获得任何理论上的优势，椎体间植入物必须为脊柱节段提供早期稳定性，而一旦发生骨融合，又能限制植入物对脊柱的不良影响。此外，椎体间融合器的刚度需要找到一个平衡点，刚度过大可能导致应力遮挡，增加内植物下沉，随后可能需要翻修手术，但是刚度过小可能导致生物力学失败和（或）形成假关节。这些重要的特性受到许多因素影响，包括融合器的大小、形状和材料成分。因此本章的目的是向读者提供椎体间植入物的选择信息，并描述最为理想的植入物，以获得最佳融合率和临床效果。

一般原则

获得坚强融合，一般认为椎体间的活动限制得越多越好。因此，任何椎体间植入装置的目的都是提供骨性融合时前柱的机械强度。此外，椎体间植入物可以直接维持手术中增加的椎体间盘空间和椎间孔高度，从而减轻对神经根的压迫。而且，许多植入物的设计是可以增加手术节段的前凸，从而改善整体的矢状面平衡。

从生物力学上讲，消除两个椎体之间运动的最有效方法是通过椎体间隙起作用，而不是通过关节突关节，像进行后外侧融合那样。正如 Wolff 定律所指出的，如

果将移植物置于压缩状态下，融合潜力会增强。椎体间融合将植骨块放置在脊柱前中柱的承重位置，支撑 80% 的脊柱负荷并提供 90% 的骨表面积，从而最大限度地增加融合的可能性[2]。相反，后外侧结构移植物承载 20% 的脊柱压缩负荷，占据 10% 的骨表面积。此外，椎体间隙比后外侧隙的血供更为丰富，增加了融合的机会。

植入物下沉

下沉是椎体间融合过程中的一种正常现象，可出现于骨形成的早期、正常生长及溶骨性阶段。随着时间的推移，如果出现过度的下沉，融合器则可能陷入椎体终板。如果发生明显的下沉，可能会导致前柱支撑和节段性前凸的丢失，以及降低手术中间接椎间孔减压的效果。这些变化可能导致不利的生物力学环境，这可能导致假关节形成和可能的神经结构受压。这一点在腰椎的屈曲中尤为明显，因为植入物的下沉将减少前缘楔形变，并在这个运动范围内降低结构的刚性强度[3]。

下沉在一定程度上取决于终板的局部强度、椎骨质量、固定器设计、终板处理过程中的切除程度以及辅助固定的应用。事实上，椎弓根螺钉内固定可以降低椎体间植入物的下沉率[4]。理想情况下，融合器应放置在与终板突起环接触的地方，并尽可能使其接触表面积最大[5]。这一点在经椎间孔椎体间融合（TLIF）和后路腰椎椎体间融合（PLIF）中尤为重要，因为这些手术只能插入一个较小的椎体融合器，只能在植入物和椎体终板之间较低的接触面积间进行受力分布。

此外，终板破坏与骨密度降低呈线性相关。因此，骨质疏松症被认为是椎体间融合的相对禁忌证，因为它有可能导致终板塌陷和内植物下沉。然而，当椎体间植入物放置在骨量减少或骨质疏松患者中时，尽量扩大接

触表面积是很重要的。这有助于通过更大面积去消散轴向载荷，并减少终板骨折和沉降的可能性。

植入物大小

植入物的大小对其所处脊柱节段的生物力学有许多影响。纤维环的张力是节段稳定性的重要组成部分，主要受融合器高度的影响。内植物高度过大会导致纤维环张力增加，这可能会提高局部结构的刚性。研究发现，与较小的融合器相比，较高的融合器增加了扭转和侧向弯曲的刚度[6]，但是，较大的融合器不会增加屈曲或伸展时的刚度。这可能是由于不同的融合器虽然高度不同，但是保持的接触表面是相同的。然而，较大的融合器并不总放到最佳的放置，所以需要保证在给定的节段中放置适合的最大融合器。

融合器直径对节段稳定性也有重要影响。直径较小的融合器更直接地将载荷施加到终板放置的部位，因此，更重要的是将这些融合器放置在终板最坚固的地方，以减少下沉的机会[5]。可能是因为这些融合器无法将载荷分布到更大的终板表面积上。最宽的椎体间融合器只能通过前路腰椎体间融合（anterior lumbar interbody fusion, ALIF）手术放置在前方，而较窄的椎体间融合器则可以在 PLIF 和 TLIF 手术中放置，这表明了在这些后路手术中植入物放置的重要性。

植入物设计

大量制造商设计出多种多样的腰椎椎体间植入物。融合器有各种形状，包括圆形、圆柱形、渐变锥形和矩形，为匹配终板形态而带有或不带有弧面曲度。还有一些设计特点，如辐射、终板交错结合、集成螺钉或钉刺样的。其他的是模块化或个性化的，因此可以定制以适应患者独特的椎体间解剖结构。此外，现在市面上大多数植入物都可以增加节段性前凸。下面介绍常见融合器的设计及其固有优点和缺点。

椎体间融合器的形状

椎体间融合器的形状对其置入椎体间节段有重要的生物力学意义。早期的融合器设计呈矩形，倾向于使椎体终板平行排列，从而限制节段性前凸以及改善矢状面

平衡。为了通过这些融合器获得节段性前凸，后方骨性结构需要切除或压缩后方椎体间隙空间，后者可导致后路融合器的塌陷。这些设计的一个缺点是椎体间隙后方高度降低会导致椎间孔变窄。因此，更现代的植入物包括锥形设计，以便于插入，并实现节段性前凸，同时保持椎间孔的撑开空间。

Bagby[7]、Ray[8] 和 Brantigan 等[9] 所描述的椎体间融合器是早期设计的代表。BAK（Spine Tech, Inc., Minneapolis, MN）融合器是一种中空、多孔、方形、螺纹圆柱形的钛合金植入物。它的设计类似于另一个圆柱形螺纹钛质椎体间融合器，RTFC（Surgical Dynamics, Norwalk, CT）融合器。圆柱螺纹融合器作为独立的 PLIF 器械，受到了短暂的欢迎。然而，其临床应用的并发症率高，包括节段性腰椎前凸丢失等，导致临床实践中独立使用此融合器进行后路椎间融合的做法消失了。此外，最近的研究表明，螺纹融合器与无螺纹融合器相比，虽然结构刚度相似，但螺纹融合器会产生更多的应力遮挡[10]。此外，前凸度受其设计的限制。在现代的椎体间植入物时代，对这些融合器的主要改进是采用了锥形设计。市场上第一个锥形融合器是用于 ALIF 手术的 LT（Medtronic, Memphis, TN）融合器。

可替代圆柱形螺纹融合器的产品有垂直形状的椎体间环或盒，如 Harms（DePuy Acromed, Cleveland, OH）钛网融合器、Brantigan（DePuy Acromed）碳纤维融合器和同种异体股骨环（femoral ring allograft, FRA）（Synthes, Paoli, PA）的间隔器。在直形融合器的设计中，融合器的形状和终板覆盖率对荷载失效和结构刚性有显著影响。融合器的设计，最好能优化接触终板的最强部分，包括三叶草形和大圆形融合器，两者都能接触周边终板。生物力学研究表明，在相同的终板覆盖量下，与肾形或椭圆形相比，三叶草形更易出现平均失效载荷[11]。此外，与其他融合器设计相比，三叶草形结构提供了更高的结构刚度。与只有 20% 终板覆盖的三叶式设计相比，提供 40% 终板覆盖的三叶式设计具有更高的失效荷载[11]。然而，终板覆盖的量不影响结构刚度。再有就是，融合器形状不影响旋转刚度，因为其更多地受到椎体间植入物与终板交错结合的影响[3, 11]。

Kettler 等[3] 研究了不同融合器形状之间的生物力学差异。他们比较了一个带有两固定钩的长方形钛笼、一个子弹形聚醚醚酮（PEEK）笼和一个圆柱形螺纹钛

笼。他们发现长方体和圆柱形融合器在屈伸和侧向弯曲运动范围内与正常脊柱相比是稳定的，而子弹形融合器与正常脊柱相比是不稳定的[3]。此外，作者注意到只有螺纹圆柱形融合器在轴向旋转中是稳定的，因为在这个运动范围内，融合器与终板的交错结合是主要的稳定因素。在 40 000 次轴向压缩循环后，长方体植入物的中位下沉量为 0.9 mm，子弹形植入物为 1.2 mm，螺纹圆柱形植入物为 1.4 mm。循环加载后，三种融合器的初始稳定性均有下降。稳定性损失最大的是螺纹圆柱形植入物，可能与其更高的下沉量有关。循环载荷导致非破坏性压缩，同时穿透了融合器的表面结构，如融合器上的螺纹。因此，周期性载荷可能破坏了 Ray 融合器的螺纹，导致融合器松动。

空心与实心的融合器

椎体间植入物的设计使得融合的成骨潜能来自植入物基质，该基质可以被塞进一个空心融合器中，或紧紧地塞在一个实心融合器周围。对于多孔植入物，只要融合器的设计为终板提供足够的结构支撑，大孔径的更好。与相同尺寸的空心融合器相比，实心融合器的平均最大失效载荷更高[5]。因此，应使用允许的最大直径空心融合器，以减少终板下沉的风险，同时为骨移植材料留出更多空间，最大限度地提高融合潜能。

目前有多种方式可以在植入物从后入路放置时改善其"转向"。这种操作得益于可调节融合器的植入器的方向可调，外科医生可以在融合器置入椎体间隙的过程中进行调整。例如，在 TLIF 过程中，这种增加的功能允许融合器被更精确地放置到椎体间隙内的期望区域。可膨胀融合器在优化融合器的适配方面提供了多功能性。这些特点尤其适用于增加节段性前凸，而椎体间隙后方空间比前方空间窄得多的情况。虽然可膨胀的融合器效果较好，但它们通常也比较昂贵。此外，尽管不是完全不可能，但也是很难将融合器中填满基质填充物，因为它被插入到塌陷的间隙位置内，继而在椎体间隙内膨胀扩展，就无法再向融合器内添加基质了。

植入物材料

在站立体位时，80% 的脊柱负荷通过前柱传递[2]。椎体间植入物必须能够承受这些负荷，以便实现融合。

最初，自体双皮质的髂骨块移植加螺钉和垫圈是椎体间植入物的金标准。然而，单用自体髂骨块可观察到较高的假关节形成率、移植物塌陷和移位率以及稳定性丧失。相对而言，椎体间融合器在术后提供即刻的机械支持和稳定性，使融合器内的移植物材料形成坚强融合块。

有许多可供选择的植入材料，包括含皮质骨的同种异体骨、带血管的自体移植物、合成骨、垂直网笼、碳纤维笼、圆柱螺纹笼、钛笼和 PEEK 笼。融合器的刚度已经被证明会影响融合率。理想的融合器应具有与椎骨相似的弹性模量，以优化融合器与邻近椎体之间的载荷传递，并减少应力遮挡对融合器内移植物材料的影响。

骨移植

早期椎体间植骨包括使用从髂嵴获取的双皮质或三皮质骨块间隔物。髂骨移植的安全性和有效性已得到充分证明。然而，当单独使用时，这些移植物容易出现支撑失效、生物力学矫正丢失和假关节形成[12]。此外，髂骨自体移植的患者可出现高达 25% 的取骨部位并发症[12]。

由于自体髂骨移植的缺点，三皮质的同种异体骨移植获得了广泛的应用。同种异体骨的优点包括：同种异体骨比新鲜的自体骨强度更高，并且不存在取骨并发症。FRA 解除了对自体皮质骨的需要，并提供了一个具有显著抗压强度的支柱，最终融入宿主骨。FRA 由机器制造出多种大小型号，允许针对特定的椎体间隙选择最合适大小的移植物。此外，可以同种异体或自体的松质骨放置在皮质环的中心以增强融合。遗憾的是，其中一些移植物无法提供足够的结构支持，从而导致当今金属和聚合物结构的融合器更常用于环周融合。

金属融合器

直到 20 世纪 90 年代末，大多数融合器都是由钛制成的。钛植入物有很长的成功历史，因为这种金属能很好地促进骨的长上（ongrowth）和长入（ingrowth）。先前的动物研究表明，多孔钛网块在植入后 14 天就显示出骨小梁的长入[13]。此外，3 周后，骨与金属纤维之间有着紧密的接触，并有深入的骨渗透。此外，临床研究还表明，即使不补充使用自体骨片，钛植入物在局部骨中仍有很高的结合率[14]。

金属融合器明显超过了椎骨的硬度。不锈钢和钛植入物的杨氏弹性模量分别为 200 GPa 和 110 GPa，而椎骨小梁和皮质骨的杨氏弹性模量分别为 2.1 GPa 和 2.4 GPa[15]。这种弹性差异可能使得骨质疏松患者的融合器下沉入椎体终板。此外，微运动可能导致笼状物在融合节段中排异碎骨质，导致细胞反应，随后导致骨和植入物界面松动[16]。除了上述限制外，致密的金属植入物在成像时，由于其不透射线和散射电位的影响而产生伪影，从而限制了术后融合进度的评估。

在过去的几年里，各种金属椎体间融合器涌入市场。其中包括不同密度的 3D 打印钛笼（例如 Styker-Tritanium 椎体间融合器）、还原钛加工表面技术（例如 Titan 脊柱内骨骼椎体间融合器）以及钛涂层 PEEK 融合器（例如 Nanovis FortiCore）。这些类型的融合器的优点包括：由于融合器密度的降低，与计算机断层扫描和磁共振成像的兼容性更好，并能提高骨的整合度。有助于后者的材料比其他融合器（如 PEEK）提供了一定的优势，PEEK 融合器没有骨长入的潜力。理论上，这些金属融合器可以提高初始阶段及后期融合器 - 终板界面的稳定性，从而提高融合率。

据称，3D 打印钛笼的优点包括孔径与同种异体骨和随机化的孔径接近，这两种孔径都被认为能促进细胞附着、细胞和血管增殖以及长入。在类似的情况下，通过还原处理形成的多孔钛表面也被认为可以促进骨的生长，而不必担心用钛涂层 PEEK 时的分层现象。此外，还有很多研究是关于羟基磷灰石（磷酸钙）纳米涂层（喷涂在小于 100 nm 处）技术的，这些技术可以促进组织的长入和骨整合。

聚合物融合器

由碳纤维和聚醚醚酮制成的聚合物融合器更接近骨骼的弹性。这些材料也可以无限量供应。通过具有与骨相似的弹性模量，这些融合器可以防止载荷分布的变化，并防止随后椎体终板和椎体间植入物之间界面处骨的不良重塑。此外，这些融合器是放射状的，可以改善骨融合的可视化。先前指出过 PEEK 和其他合成融合器的一个缺点是它们不参与融合过程。具体来说，这种融合器不具备骨传导作用，只作为一个间隔器。

碳纤维融合器可以完全由碳纤维或碳纤维嵌入复合材料（如 PEEK）制成，以防止其破裂和降解。碳纤维植入物的生物力学缺点是其相对脆性，这会导致碎裂、微运动和复合材料失效[17]。为避免这种情况，较新的碳纤维植入物设计包含螺纹或带脊界面，从而最大限度地减少滑动和移动。

可透放射的聚醚醚酮融合器是 20 世纪 90 年代末首次引入的。聚醚醚酮是一种半结晶、芳香族疏水性聚合物，提供结构支持而无成骨作用。PEEK 融合器由于其相似的骨弹性模量而备受欢迎。PEEK 的杨氏弹性模量为 3.6 GPa，而皮质骨的杨氏弹性模量为 2.4 GPa。放射线标记点成功地应用于融合器的腹侧和背侧，以便外科医生能在放射照片上看到植入物。此外，PEEK 还与磁共振成像和计算机断层成像兼容，在这些成像中不会产生明显的内植物伪影。

Vadapalli 等[15] 从生物力学角度研究了使用钛或 PEEK 融合器时的终板应力和应力遮挡量。与 PEEK 融合器相比，使用钛质融合器时，终板上的应力增加了 2.5 倍。侧弯时应力最大，在附加后路固定器械的情况下，钛质间隔物的应力为 48 MPa，PEEK 间隔物为 20 MPa。PEEK 融合器中松质骨移植材料的应力在后伸和轴向旋转时是钛笼的 9 倍，屈曲时是钛笼的 11 倍，侧向弯曲方面是钛笼的 15 倍。这些数据表明，与钛笼相比，使用 PEEK 融合器时下沉和应力遮挡的风险更低。

手术入路

每种特定的腰椎椎体间融合技术的独特优势和风险在本文的其他章节中都有更详细的描述。而下面将简要介绍与手术入路相关的椎体间植入物的设计含义。

PLIF 融合器

第一个腰椎椎体间融合器是螺纹 PLIF 融合器。螺纹 PLIF 融合器的优点包括提供前柱支撑，将融合器放置在更靠近椎体旋转轴的位置，以及减少对移植骨量的需求。现代的 PLIF 融合器通常是锥形的弹头形状，便于改善节段性前凸和易于插入椎间隙。

ALIF 融合器

ALIF 技术的建立是为了实现椎体间融合的同时减少 PLIF 相关的并发症。腹侧入路更容易恢复节段性前凸，因为纤维环的环周松解可以更有效地恢复椎体间隙的高度，并且可以在高度和宽度上插入更大的融合器[2]。此外，这些融合器可以有不同的前凸角度。

前路腰椎椎体间融合可通过单独的椎体间融合器或辅以后方内固定来实现。单纯前路融合器有利于保留后方结构，避免了椎旁肌肉分离和后方内固定相关的围术期并发症。当然，后方器械固定增加了稳定性，创造了一个更有利于融合的环境。然而，已经开发出结合固定器械的前路 ALIF，既局限化前方的暴露范围，同时保留有固定的好处。

TLIF 融合器

与 PLIF 相比，经椎间孔椎体间融合术可以降低并发症的发生率，同时避免前后联合入路进行同一手术。从椎体间植入物的角度来看，TLIF 融合器具有与 PLIF 植入物相似的局限性。定位于后外侧的 TLIF 融合器使结构的稳定性最大化。这种位置的缺点是，它可能会增加融合器回缩到椎管中的可能性。

LLIF 融合器

侧入路腰椎椎体间融合是最近的一种腰椎椎体间融合技术。与必须通过背侧入路插入的较小融合器相比，通过侧方入路插入的融合器提供了更好的压缩稳定性，因为 LLIF 允许使用由终板边缘支撑的较宽的植入物。ALIF 和 LLIF 都有利于较厚融合器的放置，但如果前纵韧带能被松解，就更容易获得节段性前凸。

OLIF 融合器

斜侧椎体间融合（OLIF）最早由 Michael Mayer[18]于 1979 年提出。当患者处于侧卧位时，该入路利用腹膜后入路，融合器斜向放入椎体间隙中。融合器是从腰大肌前方进入，因此不会损伤到腰大肌或腰丛神经。

轴向腰椎椎体间融合器

轴向腰椎椎体间融合（Axial lumbar interbody fusion，AxiaLIF）利用骶旁小切口和骶前入路到达 L5-S1 和 L4-5 间隙。将一个管状的通道锚定在 S1 椎体的前下部，一个穿骨隧道被穿入到目标椎体间盘内。此时，间盘切除工具在椎体间隙中旋转，以切除间盘成分并为融合准备椎体间隙。在处理完 L5-S1 间隙后，可以在 L4-5 间隙内进行重复操作。然后通过管状通道从尾侧插入一个螺纹融合器，并锚定到邻近的椎体中，跨越要处理的椎体间隙。

尽管人们对这项技术的新颖性有些热情，但它并没有成为主流。显然，与典型的椎体间融合器相比，轴向放置的植入物不能提供相同的轴向生理载荷能力。此外，由于暴露有限，通常很难实现椎体间隙的良好处理。最后，肠穿孔的并发症报告，也使得这项技术从早期就降低了吸引力。

总结

椎体间植入物的大小、形状、材料和整体设计在椎体间融合过程中对其功能有显著影响。椎体间融合器的理想特征包括：有一个足够大的中空区域，可以填充骨移植或骨移植替代物；同时，理想的植入物应结构坚固，以便能够承受术后即刻对其施加的巨大载荷；再者，它应具有与椎骨相似的弹性模量，以优化融合，避免下沉；还有就是，它应该有嵴、有齿或螺钉整合，以限制向前移位或向后退至椎管内。它应该是可透射线的，以便在放射片上看到融合情况。如果从背侧入路插入，应为锥状，以便于改善节段性前凸并插入椎体间隙。未来的椎体间植入装置将继续朝着实现这些目标和改善临床效果的方向发展。

（ Vincent J. Alentado, Michael P. Steinmetz 著

钟沃权 译　王　辉 审校 ）

参考文献

1. Weiner BK, Fraser RD. Spine update lumbar interbody cages. *Spine (Phila Pa 1976)*. 1998;23(5):634–640.

2. Mummaneni PV, Haid RW, Rodts GE. Lumbar interbody fusion: state-of-the-art technical advances. Invited submission from the Joint Section Meeting on Disorders of the Spine and Peripheral Nerves, March 2004. *J Neurosurg Spine*. 2004;1(1):24–30. https://doi.org/10.3171/spi.2004.1.1.0024.

3. Kettler A, Wilke HJ, Dietl R, et al. Stabilizing effect of posterior lumbar interbody fusion cages before and after cyclic loading. *J Neurosurg*. 2000;92(suppl 1):87–92.

4. Ambati DV, Wright EK, Lehman RA, et al. Bilateral pedicle screw fixation provides superior biomechanical stability in transforaminal lumbar interbody fusion: a finite element study. *Spine J*. 2015;15(8):1812–1822. https://doi.org/10.1016/j.spinee.2014.06.015.

5. Lowe TG, Hashim S, Wilson LA, et al. A biomechanical study of regional endplate strength and cage morphology as it relates to structural interbody support. *Spine (Phila Pa 1976)*. 2004;29(21):2389–2394.

6. Goh JC, Wong HK, Thambyah A, et al. Influence of PLIF cage size on lumbar spine stability. *Spine (Phila Pa 1976)*. 2000;25(1):35–39; discussion 40.

7. Bagby GW. Arthrodesis by the distraction-compression method using a stainless steel implant. *Orthopedics*. 1988;11(6):931–934.

8. Ray CD. Threaded titanium cages for lumbar interbody fusions. *Spine (Phila Pa 1976)*. 1997;22(6):667–679; discussion 679–680.

9. Brantigan JW, Steffee AD, Lewis ML, et al. Lumbar interbody fusion using the Brantigan I/F cage for posterior lumbar interbody fusion and the variable pedicle screw placement system: two-year results from a Food and Drug Administration investigational device exemption clinical trial. *Spine (Phila Pa 1976)*. 2000;25(11):1437–1446.

10. Kanayama M, Cunningham BW, Haggerty CJ, et al. In vitro biomechanical investigation of the stability and stress-shielding effect of lumbar interbody fusion devices. *J Neurosurg*. 2000;93(suppl 2):259–265.

11. Tan J-S, Bailey CS, Dvorak MF, et al. Interbody device shape and size are important to strengthen the vertebra-implant interface. *Spine (Phila Pa 1976)*. 2005;30(6):638–644.

12. Noshchenko A, Hoffecker L, Lindley EM, et al. Perioperative and long-term clinical outcomes for bone morphogenetic protein versus iliac crest bone graft for lumbar fusion in degenerative disk disease: systematic review with meta-analysis. *J Spinal Disord Tech*. 2014;27(3):117–135. https://doi.org/10.1097/01.bsd.0000446752.34233.ca.

13. Galante J, Rostoker W, Lueck R, et al. Sintered fiber metal composites as a basis for attachment of implants to bone. *J Bone Joint Surg Am*. 1971;53(1):101–114.

14. Leong JC, Chow SP, Yau AC. Titanium-mesh block replacement of the intervertebral disk. *Clin Orthop*. 1994;300:52–63.

15. Vadapalli S, Sairyo K, Goel VK, et al. Biomechanical rationale for using polyetheretherketone (PEEK) spacers for lumbar interbody fusion—a finite element study. *Spine (Phila Pa 1976)*. 2006;31(26):E992–E998. https://doi.org/10.1097/01.brs.0000250177.84168.ba.

16. Steffen T, Tsantrizos A, Fruth I, et al. Cages: designs and concepts. *Eur Spine J*. 2000;9(suppl 1):S89–S94.

17. Tullberg T. Failure of a carbon fiber implant. A case report. *Spine (Phila Pa 1976)*. 1998;23(16):1804–1806.

18. Mayer MH. A new microsurgical technique for minimally invasive anterior lumbar interbody fusion. *Spine*. 1997;22(6):691–699.

第 17 章　椎体间融合的生物学选择

引言

椎体间融合器的目的是在相邻椎体之间进行骨融合时提供前柱支撑。无论用于结构支撑的材料是什么，根据确切的手术技术，应把补充的植骨材料放置在融合器内和／或其周围，以实现坚强融合。坚强的关节融合直接关系到远期的临床效果和长久维持。脊柱生物制剂可以通过增强特定的细胞和分子活性来改变现有的环境，从而有助于促进关节融合。因此，近年来生物制剂领域迅速扩展，不仅包括自体骨移植，还包括同种异体骨、脱钙骨基质、陶瓷载体、重组生长因子和组织工程疗法。

理想的骨移植替代物具有三个明显的特性：成骨、骨传导和骨诱导。成骨移植物含有能直接成骨的成骨祖细胞或成骨前体细胞。骨诱导是刺激这些前体细胞分化为成熟成骨细胞的机制，而骨传导材料提供生物相容性的物理结构或支架，支持新骨的形成（表 17.1）。骨移植的另一个特点是骨整合，这在颌面外科中更为常见。这是指植入物在没有任何干预组织的情况下与骨结合的能力[1]。外科医生应评估相应融合部位的生物学要求，并根据这些特性选择骨移植物。

自体移植物

自体髂嵴骨移植包含了骨形成的所有三种特性，由于其具有许多优点，因此仍然是融合手术的"金标准"。根据手术方式的不同，可以前方或后方通过同一切口或单独切口取得。它具有成本-效益高、易得、无抗原性风险的生物相容性。其使用的主要缺点是取骨区并发症，包括疼痛、感觉异常、血肿和感染，在某些病例组中发病率高达 50%[2]。在一项多中心前瞻性研究中，

Sasso 等发现 31% 的患者在术后 2 年内仍有疼痛，这表明在许多患者中，疼痛持续时间并不是短暂的。值得注意的是，在比较前方切口和后方切口时，疼痛评分没有显著差异[3]。

一种替代髂嵴骨移植（iliac crest bone graft, ICBG）而减少取骨相关并发症的方法是局部自体骨移植。这可以在开放和微创手术中从棘突、椎板和小关节中获得。一项临床研究的系统回顾表明，局部自体骨移植的融合率与 ICBG 相似，分别为 79% 和 89%[4]。局部自体骨移植的一个主要局限是可能存在骨量限制，特别是单节段融合术。Sengupta 等在一项回顾性研究中比较 ICBG 与局部自体骨移植，发现在单节段融合术中愈合率相似；然而，在多节段融合术中，局部自体骨移植的融合率显著降低，与 ICBG 相比分别为 20% 和 66%（P=0.029）[5]。因此，许多骨移植补充剂应运而生，旨在弥补这种与容量相关的限制。

表 17.1	各种骨移植替代物和衍生物的骨诱导、骨传导和成骨特性研究进展		
骨移植物	骨诱导	骨传导	成骨
自体移植物	√	√	√
同种异体骨		√	
脱钙骨基质	√	√	
陶瓷		√	
重组人骨形态发生蛋白	√		
血小板		√	
间充质干细胞			√

同种异体移植物

同种异体骨是从人类供体获得的骨，用作骨传导剂，为骨形成提供支架。同种异体骨通过冷冻干燥处理或冷冻保存。为了降低了疾病传播、抗原性和感染的风险，在处理过程中需要清除骨细胞，移植物的成骨潜能也就被牺牲了。因此，建议同种异体骨移植应与自体骨移植或其他骨诱导剂联合应用于腰椎手术。尽管如此，同种异体骨可以做成多种形式，包括粉末、骨条、骨芯片和笼型的样式。股骨环同种异体骨移植历来是腰椎前路椎体间融合术最常用的材料之一。Thalgott 等在一项前瞻性随机研究中比较了来自单一制造商的冻干和冷冻的同种异体移植骨，至少随访 24 个月，冷冻骨在 −70℃下冷却和储存，并通过冷冻干燥脱水，而冻干骨在室温下储存。他们发现冻干的同种异体骨更容易在术中断裂，也更可能因为假关节形成而需要再次手术治疗（P=0.026）。超过 85% 的翻修手术是在冻干组发生的；然而，这些患者中的大多数都是吸烟者。尽管存在这种差异，但 Oswestry 残疾指数（ODI）、生活质量量表（SF-36）和疼痛量表评分没有差异 [6]。

脱钙骨基质

脱钙骨基质（demineralized bone matrix, DBM）是以人尸体骨为原料，采用酸萃取法制备的植骨材料。这一过程产生了一个含有 I 型胶原骨架的基质，此外还有一些生长因子，如骨形态发生蛋白、转化生长因子 -β（TGF-β）、胰岛素样生长因子和成纤维细胞生长因子。这些成分使 DBM 既具有骨诱导性又具有骨传导性。然而，DBM 有多种配方形式，50 多种商用 DBM 产品可用于腰椎手术。Bae 等 [7] 评估了不同产品中骨形态发生蛋白（BMP）的含量，以及同一制造商不同批次 BMP 的差异。利用酶联免疫吸附试验，他们鉴定了 BMP-2、BMP-4 和 BMP-7。BMP-2 和 BMP-7 在所有 DBM 产品中均为低浓度（20～200 ng/g）的，而 BMP-4 均未检测到。此外，同一 DBM 制剂不同批次 BMP 浓度差异甚至高于不同 DBM 制剂之间的浓度差异。

尽管能否提供持续的骨诱导作用受到怀疑，但文献中有证据支持在后外侧腰椎融合手术中使用 DBM 作为骨移植补充剂 [8]。然而，应注意的是，DBM 缺乏腰椎椎体间融合手术所需的结构稳定性，基于这种情况，DBM 应与结构性间隔物结合使用。Thalgott 等报道了 50 例行前路腰椎椎体间融合的患者，他们使用钛笼、珊瑚羟基磷灰石和 DBM 作为环周融合的一部分，融合率达 96%[9]。

陶瓷

陶瓷基骨移植是一种具有骨传导性的人工骨移植，支持新骨的生长，但缺乏任何骨诱导潜能。它们具有许多优点，包括供应充足，容易灭菌，无免疫原性，因为它们在生物学上是惰性的，一般不会引起炎症反应。缺点包括其脆性结构和低拉伸强度，发生融合之前无法承受过大的力。硫酸钙在植入后的几周内就被吸收，因此不应作为腰椎融合术的支架。理想情况下，支架应促进骨性生长，然后随着融合的发展再吸收。因此，更常用的化合物包括 β- 磷酸三钙和羟基磷灰石。β- 磷酸三钙在数月内被重新吸收，使其更适合用于腰椎融合，而羟基磷灰石需要数年才被重新吸收 [10]。在最近对 1332 名患者的系统回顾中，陶瓷基移植物在腰椎的整体融合率为 86.4%。所有的椎体间融合研究包括后路内固定，随后被归类为环周融合，包括前方、后方和经椎间孔技术。椎体间融合的总融合率与后外侧技术无统计学差异，分别为 88.8% 和 85.6%（P=0.64）[11]。本文认为陶瓷基支架是每种技术中有效的骨移植补充剂；然而，评估融合状态的多样性和包括患者的数量可能导致两组之间缺乏差异。

骨形态发生蛋白

骨形态发生蛋白属于生长因子的 TGF-β 超家族。它们通过丝氨酸 - 苏氨酸激酶受体起作用，并通过 SMAD 途径转导信号（图 17.1）[12]。这随后通过间充质前体细胞向成骨细胞分化、成熟和增殖诱导骨形成。报道有超过 20 种类型的 BMP，但只有 2 种形式可商业化用于临床：重组人骨形态发生蛋白 -2（rhBMP-2；Infuse）和 rhBMP-7（OP-1）。这种蛋白质家族最早是在 1965 年由 Marshall Urist 博士发现的，但直到 2002 年美国食品和药品管理局（FDA）才批准在临床上应用。具体来说，rhBMP-2 的使用近期被批准作为钛笼的一个组成部分，用于前路腰椎椎体间融合。尽管有 FDA 批准的只有这个单一的适应证，rhBMP-2 经常被用于许多非适应证病例中，包括后外侧脊柱融合、PLIF、TLIF 和颈椎手术。

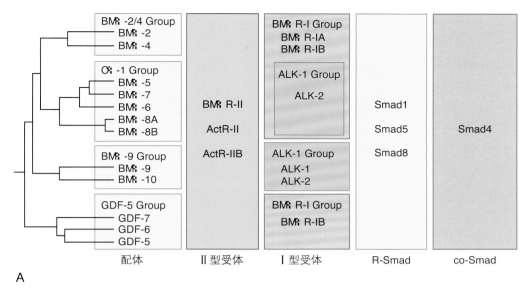

A

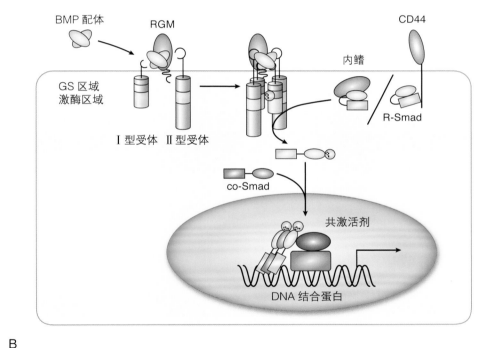

B

● **图 17.1** BMP 受体和 Smads 12 的信号转导。A. 丝氨酸 - 苏氨酸激酶受体（Ⅰ型和Ⅱ型）与 Smad 蛋白在信号转导中的关系。B. Smads 从细胞膜上骨形态发生蛋白（BMP）受体向细胞核传递信号。ActR，激活素受体；ALK，激活素受体样激酶；BMPR，骨形态发生蛋白受体；RGM，受体导向分子

只有两种商业形式的重组 BMP 可用于临床：rhBMP-2（Infuse）（Medtronic, Memphis, TN）和 rhBMP-7（OP-1）（Stryker, Kalamazoo, MI）。这些蛋白质是水溶性的，单独使用时会迅速从手术部位弥散。因此，需要基质载体或支架来减少其弥散到应用部位之外。目前最常用的载体是 1 型可吸收胶原海绵，它是可变形的，可以很

容易地插入到椎体间融合器内。2002 年，Burkus 等在 FDA 规范的多中心前瞻性随机研究中，报告了 279 名患者使用两个锥形钛螺纹融合器进行前路腰椎椎体间融合的结果[13]。rhBMP-2 组在临床结果方面显示了统计学上的显著改善，包括背痛和腿痛评分以及 ODI 的改善。此外，ICBG 组中 32% 的患者在 2 年随访时仍有取

骨部位不适。在一项系统性回顾研究中，Galimberti 等同样显示出 rhBMP-2 在腰椎前路椎体间融合手术中良好的效果，可显著提高融合率。然而，在 PLIF 和 TLIF 融合率上，未显示出任何统计学意义的改善。应当指出，这些结论受到 rhBMP-2 的剂量不同以及证据水平不同的影响 [14]。

早期的证据显示，使用 rhBMP-2 时，可以提高关节融合术率和降低再手术率，结果令人鼓舞。随后，不良反应的报道使 rhBMP-2 应用的势头变得缓和，不良反应包括椎体前肿胀、血肿形成和癌症风险增加等。其他并发症包括神经根炎、异位骨化、骨溶解、浆膜瘤和逆行射精 [15]。这最终导致了一项由行业赞助的临床试验（耶鲁开放数据访问项目），该试验由 York 大学和俄勒冈州健康与科学大学的两个研究小组执行 [16]，两个小组的结论是，rBMP-2 确实能在腰椎病例中提高融合率，但与 ICBG 相比，在背痛和腿部评分方面没有显著差异。

近来，对哪一种 BMP 性价比最高以及其临床适应证存在争议。为各种临床情况确定合适的载体，对于减少重组蛋白的花费和潜在并发症至关重要。目前正在做进一步的研究，希望通过改善载体的特性来降低关节融合术所需生长因子的浓度。亲肽分子（PA）是一种很有前途的替代物，由纳米纤维结构组成，模拟细胞外丝状结构，在其表面显示细胞再生的生物迹象。Lee 等研发了一种新的方法，即 PA 系统能够结合内源性和外源性 BMP-2。在大鼠模型中使用该技术，对 BMP-2 具有特异性结合亲和力的 PA 在低于所需治疗剂量 10 倍的剂量下产生了有效的融合率。此外，即使不使用外源性 BMP-2，融合率也达到 42%[17]。

血小板浓缩物

血小板源性生长因子（platelet-derived growth factor, PDGF）和 TGF-β 等生长因子的释放促进间充质干细胞的分化和增殖，进而促进骨愈合。因此，已经开发出将这些生长因子从患者血液中的浓度增加到自体生长因子（autogenous growth factor, AGF）浓缩物中的方法。AGFs 通常与凝血酶、ICBG、局部自体移植或同种异体移植联合应用。AGFs 的骨传导性和无免疫原性特点使其成为一个吸引人的选择；然而，获得它需要术前抽血，然后进行处理，这可能增加手术时间。

Hee 等进行了一项前瞻性研究，评估 AGF 在 TLIF 固定术中的疗效。他们发现 AGF/ICBG 与 ICBG 单独治疗的假关节率分别为 4% 和 6%，没有显著差异。然而，他们确实注意到，AGF 可能有助于更快的融合，因为 AGF 组 96% 的患者术后 6 个月时在 X 线片上显示出骨融合，而对照组仅有 64% 的患者出现（$P<0.05$）[18]。根据目前的证据，在自体脊柱后外侧和椎体间融合中加入血小板浓缩物似乎对融合率没有任何好处。此外，关于血小板凝胶产生成骨作用所需的必要浓度值，资料有限 [19]。

间充质干细胞

间充质干细胞（mesenchymal stem cells，MSCs）是具有向多细胞系分化能力的多能干细胞。在适当的环境下，MSCs 可以分化为成骨细胞，促进腰椎融合。骨髓、骨膜、肌肉和脂肪组织中都有 MSCs。自体骨髓抽吸物（BMA）可从椎体或髂骨中获取。BMA 缺乏结构支撑，需要与合适的载体如陶瓷或同种异体骨结合。Neen 等评价骨髓抽吸物在胶原 / 透明质酸（HA）基质的效果，并与自体骨在前方及后外侧脊柱融合进行比较，他们发现，当采用后外侧入路时，融合率相当，但在前路椎体间融合中，BMA 低于自体骨 [20]。总的来说，如 Khashan 等在一个系统性回顾研究中所述，有限的证据支持，将 BMA 或 MSCs 与合成材料或同种异体材料一起，用作自体骨移植的替代物或补充物 [21]。

与自体干细胞相比，有关同种异体间充质前体细胞（MPCs）应用的数据似乎很有希望。尽管有技术试图集中骨髓的细胞成分，产生足够数量的祖细胞仍然是个问题。近年来，免疫选择技术的进展实现了供体骨髓中 MPCs 的分离纯化。在最近的一项羊研究中，Wheeler 等评估同种异体 MPCs 在骨传导性支架上的融合能力 [22]。通过手动触诊、功能性放射照相、X 射线、计算机断层扫描和融合部位组织学分析的结果表明，MPCs 的成功融合与自体髂骨移植没有区别。此外，无论剂量如何，均无全身或局部不良反应的迹象。未来的研究可能会证明这是脊柱融合术的可行选择。

总结

成功的脊柱融合是一个多因素的过程，取决于所选择的植骨类型以及影响愈合反应的许多局部和系统因素。尽管自体髂骨移植被认为是"金标准"，但因其潜在的并发症导致了许多替代方案的发展，每个方案都有各自的优缺点（表 17.2）。这些材料的疗效在文献报道中有很大的不同，在植入前应进行严格的评估。尽管有

潜在的增加成本 [23] 和副作用（表 17.3），骨移植替代物可能在促进骨愈合方面发挥作用，特别是在更严格的生物环境中，如吸烟者和骨质疏松症患者。对外科医生来说，评估每位患者的生物环境，并确保所有必要的元素促进骨愈合是至关重要的。

表 17.2　骨移植物的优缺点

骨移植物	优点	缺点
自体骨	金标准，生物相容性好	取骨区并发症，取骨量有限
同种异体骨	供应量充足，降低抗原性，多种形态	降低了成骨活性
脱钙骨基质	多种形态，骨传导	组分可变性
重组人骨形态发生蛋白	提高融合率，易获得，骨诱导	费用高，浆膜瘤，神经根炎，异位骨化，骨溶解
陶瓷	易获得，无免疫原性，抗压强度大	低拉伸强度而存在潜在脆性，可变吸收
间充质干细胞	可成骨，易获得	无结构支撑性，骨髓细胞存在差异性
血小板	无免疫原性，易获得	术前采血耗时，不清楚成骨剂量

表 17.3　不同骨移植物的费用及副作用

生物性	费用	副作用
同种异体骨		感染，传染病，宿主排异
同种异体松质骨（切片 / 冻干）	376 美元 /30 ml	
同种异体皮质骨（股骨干）	530 ~ 1681 美元 /3 ~ 20 ml	
脱钙骨基质（Grafton/Allomatrix）	726 ~ 1225 美元 /10 ml	宿主排异，组分可变
陶瓷		可变吸收，潜在脆性，低拉伸强度，骨折
硫酸钙（骨水泥）	655 美元 /10 ml	
磷酸钙（CopiOs）	1520 美元 /10 ml	
磷酸三钙（Vitoss, Orthovita）	875 美元 /10 ml	
重组人骨形态发生蛋白 (Infuse)	3500 美元（小）~ 4900 美元（大）	异位成骨、过敏反应、椎前肿胀、可致癌性、逆行射精、浆膜瘤、骨溶解

（Marco C. Mendoza, Brett D. Rosenthal, Wellington K. Hsu 著　钟沃权 译　王　辉 审校）

参考文献

1. Branemark PI. Osseointegration and its experimental background. *J Prosthet Dent.* 1983;50:399–410.
2. Silber JS, Anderson DG, Daffner SD, et al. Donor site morbidity after anterior iliac crest bone harvest for single-level anterior cervical discectomy and fusion. *Spine (Phila Pa 1976).* 2003;28:134–139.
3. Sasso RC, LeHuec JC, Shaffrey C, et al. Iliac crest bone graft donor site pain after anterior lumbar interbody fusion: a prospective patient satisfaction outcome assessment. *J Spinal Disord Tech.* 2005;18(suppl):S77–S81.
4. Hsu WK, Nickoli MS, Wang JC, et al. Improving the clinical evidence of bone graft substitute technology in lumbar spine surgery. *Global Spine J.* 2012;2:239–248.
5. Sengupta DK, Truumees E, Patel CK, et al. Outcome of local bone versus autogenous iliac crest bone graft in the instrumented posterolateral fusion of the lumbar spine. *Spine (Phila Pa 1976).* 2006;31:985–991.

6. Thalgott JS, Fogarty ME, Giuffre JM, et al. A prospective, randomized, blinded, single-site study to evaluate the clinical and radiographic differences between frozen and freeze-dried allograft when used as part of a circumferential anterior lumbar interbody fusion procedure. *Spine (Phila Pa 1976)*. 2009;34:1251–1256.

7. Bae HW, Zhao L, Kanim LE, et al. Intervariability and intravariability of bone morphogenetic proteins in commercially available demineralized bone matrix products. *Spine (Phila Pa 1976)*. 2006;31:1299–1306; discussion 1307–1308.

8. Kang J, An H, Hilibrand A, et al. Grafton and local bone have comparable outcomes to iliac crest bone in instrumented single-level lumbar fusions. *Spine (Phila Pa 1976)*. 2012;37:1083–1091.

9. Thalgott JS, Giuffre JM, Klezl Z, et al. Anterior lumbar interbody fusion with titanium mesh cages, coralline hydroxyapatite, and demineralized bone matrix as part of a circumferential fusion. *Spine J*. 2002;2:63–69.

10. Jamali A, Hilpert A, Debes J, et al. Hydroxyapatite/calcium carbonate (HA/CC) vs. plaster of Paris: a histomorphometric and radiographic study in a rabbit tibial defect model. *Calcif Tissue Int*. 2002;71: 172–178.

11. Nickoli MS, Hsu WK. Ceramic-based bone grafts as a bone grafts extender for lumbar spine arthrodesis: a systematic review. *Global Spine J*. 2014;4:211–216.

12. Miyazono K, Kamiya Y, Morikawa M. Bone morphogenetic protein receptors and signal transduction. *J Biochem*. 2010;147:35–51.

13. Burkus JK, Gornet MF, Dickman CA, et al. Anterior lumbar interbody fusion using rhBMP-2 with tapered interbody cages. *J Spinal Disord Tech*. 2002;15:337–349.

14. Galimberti F, Lubelski D, Healy AT, et al. A systematic review of lumbar fusion rates with and without the use of rhBMP-2. *Spine (Phila Pa 1976)*. 2015;40:1132–1139.

15. Tannoury CA, An HS. Complications with the use of bone morphogenetic protein 2 (BMP-2) in spine surgery. *Spine J*. 2014;14: 552–559.

16. Fu R, Selph S, McDonagh M, et al. Effectiveness and harms of recombinant human bone morphogenetic protein-2 in spine fusion: a systematic review and meta-analysis. *Ann Intern Med*. 2013;158: 890–902.

17. Lee SS, Hsu EL, Mendoza M, et al. Gel scaffolds of BMP-2-binding peptide amphiphile nanofibers for spinal arthrodesis. *Adv Healthc Mater*. 2015;4:131–141.

18. Hee HT, Majd ME, Holt RT, et al. Do autologous growth factors enhance transforaminal lumbar interbody fusion? *Eur Spine J*. 2003;12:400–407.

19. Padilla S, Orive G, Sanchez M, et al. Platelet-rich plasma in orthopaedic applications: evidence-based recommendations for treatment. *J Am Acad Orthop Surg*. 2014;22:469–470.

20. Neen D, Noyes D, Shaw M, et al. Healos and bone marrow aspirate used for lumbar spine fusion: a case controlled study comparing healos with autograft. *Spine (Phila Pa 1976)*. 2006;31:E636–E640.

21. Khashan M, Inoue S, Berven SH. Cell based therapies as compared to autologous bone grafts for spinal arthrodesis. *Spine (Phila Pa 1976)*. 2013;38:1885–1891.

22. Wheeler DL, Fredericks DC, Dryer RF, et al. Allogeneic mesenchymal precursor cells (MPCs) combined with an osteoconductive scaffold to promote lumbar interbody spine fusion in an ovine model. *Spine J*. 2016;16:389–399.

23. Roberts TT, Rosenbaum AJ. Bone grafts, bone substitutes and orthobiologics: the bridge between basic science and clinical advancements in fracture healing. *Organogenesis*. 2012;8:114–124.

第 18 章　一体化螺钉 / 钢板椎体间融合器

引言

椎体间融合器的目的是恢复椎体间隙高度，建立或维持节段性前凸，保持矢状面平衡，在骨性融合的同时恢复前柱的负重作用。目前有许多种融合器，包括需要联合后路固定的融合器和独立的融合器，后者中部分没有集成固定装置，也有部分集成了螺钉和（或）前钢板来固定。

联合后路固定的椎体间融合器通常比单独的椎体间融合器有更高的融合率，但需要除外那些用 LT 型融合器和骨形态发生蛋白 -2（BMP-2, Medtronic, Memphis, TN）的融合率。然而，额外的固定可能会增加手术的发病率和入路相关的并发症。因此，最近人们对独立的椎体间融合器越来越感兴趣。

尽管独立的融合器减少了与联合后路固定相关的并发症率，生物力学研究表明，没有任何固定方式的独立椎体间融合器的抗剪切能力最弱，在骨性融合前，不能充分增加轴向旋转或伸展的刚度。缺乏坚强的固定可能会降低融合率。虽然附加的前钢板是有效的，但它们需要更多的暴露，而较大的显露面可能导致软组织和血管损伤。

为了获得单一入路的好处并消除增加钢板所需的额外暴露，已经开发出具有集成骨固定的椎体间装置。这些装置通常由一个聚醚醚酮（PEEK）椎体间融合器和 3 个或 4 个集成锁定螺钉，穿过融合器并进入相邻上下椎体。这减少了前移的发生，增加了生物力学强度，理论上增加了融合能力。

在这一章中，我们从生物力学和临床学的角度讨论目前可用的一体化椎体间装置。

前路腰椎椎体间融合术

大多数集成的椎体间融合装置都是为前路腰椎椎体间融合术（Anterior Lumbar Interbody Fusion, ALIF）而开发的。术后，ALIF 装置对初始椎体节段稳定性和载荷传递对融合率和邻近节段病变的发展起着至关重要的作用。ALIF 加强和稳定前柱，恢复椎体间盘和椎体间孔高度，增加节段性前凸。

在发展一体化椎体间融合器之前，独立融合器是由脊柱的压缩力固定的。然而，在 ALIF 术中植入椎体间装置时需要切断前纵韧带，这是伸展运动中的主要稳定结构。如果没有这个前方张力带，上位椎体可以在伸展运动时在独立椎体间装置上"抬起"。非整合式椎体间器械使得旋转刚度缺乏，从而使得产生类似的运动。为了满足前张力带修复的需要，已经开发了带有内置钢板和螺钉的独立融合器（图 18.1）。

表 18.1 中列出了使用一体化 ALIF 在临床的研究总结。

SynFix-LR

SynFix-LR（DePuy-Synthes，West Chester，PA）一体式 ALIF 融合器是迄今为止研究最多的一体式椎体间融合器。该装置是一个梯形 PEEK 椎体间融合器集成一块前方钛合金稳定板和 4 个钛合金固定角度螺钉，这些螺钉锁定到上下终板中。该融合器和集成的螺钉、钢板完全在椎体间隙内，最大限度地减少了前方暴露需求。

一些文章已经对 SynFix-LR 装置的生物力学特性进行了研究。Schleicher 等[1] 发现，与正常的脊柱相比，SynFix LR 装置显著降低了屈伸、侧弯和轴向旋转的活

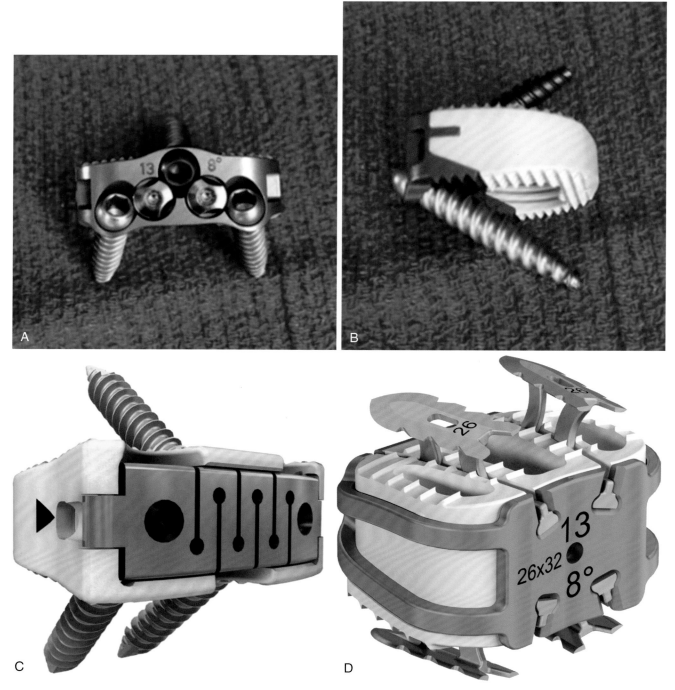

● **图 18.1**   A. 球面独立前路腰椎椎体间融合植入物允许将 3 个螺钉置入椎体。该装置可以旋转 360° 以适应局部解剖。具体来说，可以一个螺钉置入头端而两个螺钉置入尾端，或者可以旋转使得两个螺钉置入头端而一个置入尾端。用锁紧螺钉将螺钉锁定在板上。可提供平行角度和前凸角度的植入物。B. 该装置内有很大的空间可供植骨。C. Stryker SPINE 提供的 Anchor L 融合器。与球面独立型装置相似，可一个螺钉在头端或尾端，两个螺钉在另外一端。它可以旋转以适应任何一种螺钉策略。其聚醚醚酮（PEEK）材料中间也有一个大小合适的孔来容纳植骨材料；它有多种长度、宽度，以及平行和前凸角度的植入物。它有一个固定在植入物前部的钢板，以防止螺钉脱落。D. Stryker Aero AL 融合器。这种 PEEK 集成植入物在锁定机制是独特的。一旦 PEEK 移植物被放置在椎体间隙，4 个单独的锚定片将通过移植物中的凹槽嵌入椎体中

表18.1　一体化 ALIF 装置的临床研究特点

装置	作者	研究设计	患者数	随访	植骨基质	融合率	疗效	相关注释
SynFix-LR	Seipe et al.	前瞻性	71	12个月以上	PEEK	97.3%	显著改善 VAS 及 ODI	节段性前凸从 16.1° 提高到 26.7°，2 例患者行翻修手术
	Cho et al.	回顾性	28	平均 27.3 个月	PEEK	86.7%	显著改善腰腿痛 VAS 及 ODI	SynFix-LR 与 Stabilis 比较，随访时只有 SynFix-LR 能维持椎间盘及椎间孔的高度
	Strube et al.	前瞻性	80	平均 47 个月	PEEK	70.6%	显著改善 VAS 及 ODI	SynFix-LR 与联合椎弓根螺钉的 ALIF 术比较，SynFix-LR 满意率更高，出血量更少、手术时间更短
	Schimmel et al.	回顾性	95	平均 47.7 个月	PEEK	76%	初次手术后 ODI 有改善，翻修手术后改善不多	
	Behrbalk et al.	回顾性	25	平均 16.7 个月	PEEK 加 BMP-2	90.6%	无	16.7 个月时植入物沉降率 15.6%
STALIF	McCarhty et al.	回顾性	85	平均 19 个月	PEEK	65%	无	STAFLIF 与联合椎弓根螺钉的 ALIF 比较，单节段和双节段的不融合率分别为 23% 和 60%。
ROI-A	Allain et al.	前瞻性	65	12个月	PEEK	96.3%	显著改善 VAS、ODI 及 SF-36	融合器后方固定手术，1 例融合器下沉，1 例存在持续性 L5 支配区感觉障碍，1 例上方钢板移位
	Flouzat-Lachaniette	回顾性	51	12个月	PEEK ICAG vs. rhBMP-2	ICAG 组 88.7%；BMP-2 组 71%	未报道	
Hartshill Horshoe	Madan et al.	回顾性	56	平均 36 个月	钛金属加 ICAG	100%	满意率 85.2%	3 年没有沉降病例，满意率 85.2%，1 例因螺钉影响出现坐骨神经痛

BMP-2，骨形态发生蛋白 2；ODI，Oswestry 功能障碍指数；PEEK，聚醚醚酮；VAS，视觉模拟评分法；ICAG，自体髂骨移植。

动度（ROM）。Cain 等[2]也注意到了相同的生物力学优势，并且发现与正常脊柱相比，受累椎体间节段的中间区和弹性区减少。与此相反，作者发现，不带一体化螺钉的前路椎体间融合器，尽管加上后路经关节突螺钉，在伸展或轴向旋转时并没有显著降低 ROM、中性区或弹性区。另外，作者确实注意到，与单纯 SynFix-LR 装置相比，SynFix-LR 装置加上经关节突螺钉在脊柱中具有更高的稳定性，但这并不具有统计学意义。类似的情况是，SynFix-LR 装置在统计学上等同于联合后路椎弓根螺钉固定的前路椎体间融合器。与上述研究一致的是，Choi 等[3]还发现 SynFix-LR 与后路椎弓根螺钉固定的前路椎体间融合器相比，具有相似的 ROM。作者指出，尽管与带椎弓根螺钉的前路融合器相比，SynFix-LR 确实引起了更多相同节段小关节面应力，但是 SynFix-LR 装置还是导致了上下节段 ROM 类似的减少。有趣的是，与 SynFix-LR 装置相比，带椎弓根螺钉的前路融合器在相邻节段的小关节突关节处造成了更多的小关节应力。此外，SynFix-LR 的负荷分布更符合解剖特性，而前后联合入路与正常脊柱相比具有更多的后负荷分布。

有多项研究比较了 SynFix-LR 和 Stabilis（Stryker, Kalamazoo, MI）椎体间装置。Stabilis 是一种更早的、非集成的、独立的 ALIF 装置，由一个钛笼组成，钛笼形状像一个螺纹圆柱，由脊柱的压缩力锚定在相邻的椎体上。Chen 等[4]发现 SynFix-LR 装置在骨质疏松症和正常骨的屈曲 / 伸展、侧弯和轴向旋转方面比 Stabilis 装置更稳定。此外，与 Stabilis 相比，SynFix-LR 在所有运动中对纤维环产生的应力更少，应力分布更均匀。而且，SynFix-LR 在伸展和轴向旋转过程中产生的小关节接触力较小。值得注意的是，作者确定，与正常骨相比，在骨质疏松症中使用 SynFix-LR 装置时 ROM 的限制平均减少了 15.9%，其中最显著的减少发生在伸展过程中。作者指出，该装置可能更适合年轻患者和骨密度较高的患者。

除了前面提到的关于 SynFix-LR 的生物力学研究外，多个研究已经检查了该装置的临床效果。Siepe 等[5]发现，在平均 35.1 个月的随访中，接受单独 SynFix-LR 治疗的患者的视觉模拟评分（VAS）和 Oswestry 残疾指数（ODI）评分显著改善。总的来说，77.5%（55/71）的患者对他们的手术表示满意。作者注意到节段性前凸

从术前的 16.1° 显著增加到术后的 26.7°。36/37（97.3%）的病例有充分的影像学随访资料证明获得融合。1 例因背痛需要翻修手术，2 例术后出现 S1 神经根病，1 例出现一过性的 L5 神经根病。

Cho 等[6]回顾性研究了 28 例应用 Stabilis 或 SynFix-LR 治疗 L5-S1 腰椎椎间孔狭窄的患者。两种器械的临床结果相似，在平均 27.3 个月的随访中，两种器械的 ODI、VAS 背痛和 VAS 腿痛评分均得到改善。然而，作者指出，尽管两种装置在术后即刻都显著增加了椎体间盘高度和椎间孔高度，但只有 SynFix-LR 装置在随访时仍得以保持。

Strube 等[7]前瞻性比较了 40 例接受独立 SynFix-LR 和 40 例接受经椎弓根内固定的 ALIF 患者的预后。作者发现，两组的 VAS 和 ODI 评分都有显著改善，而在 12 个月随访中 SynFix-LR 组改善更多且存在统计学差异。此外，SynFix-LR 组有更高的满意度、更少的失血量和更短的手术时间，存在统计学差异。而两组的融合率相似。

与上述研究中的良好结果相比，Schimmel 等[8]对 95 例 SynFix-LR 治疗的患者进行了调查，报告 26 例（27%）患者需要再次手术，平均于术后 47.7 个月。再手术多为症状性假关节形成。作者指到，在初次手术后，患者 ODI 平均得分显著提高，但再次手术后则没有改善甚至更差。作者认为 PEEK 材料刚度较低和疏水特性导致其初始稳定性不足，未能为独立 SynFix-LR 融合器的骨性桥接创造最佳条件。相比之下，Behrbalk 等[9]研究了 SynFix-LR 结合重组人骨形态发生蛋白 -2（rhBMP-2）治疗患者的预后，发现 32 个节段独立 SynFix-LR 的融合率为 90.6%。5 例（15.6%）在平均随访 16.7 个月时出现移植物下陷，其中 3 例因骨不连而需要翻修手术。该组患者没有 rhBMP-2 相关的并发症。

多项研究报道了与 SynFix-LR 植入装置相关的并发症。Thaler 等[10]报道了 2 例在 L5-S1 水平使用 SynFix-LR 的患者，术后发生右侧及左侧上腹部下动脉出血。作者指出，与不加钢板的标准 ALIF 相比，SynFix-LR 的发散螺钉需要更广泛的操作活动范围，从而损伤周围结构。此外，Lastfogel 等[11]报道了用 SynFix-LR 治疗峡部裂性腰椎滑脱的 L5-S1 ALIF 术后发生 3 例骶骨骨折。3 例均发生在术后 45 天内。作者注意到有一个垂直于骶骨终板的轴向压缩力和一个平行于它的剪切力。

此外，骶骨终板的倾斜面导致 SynFix-LR 植入方向中上螺钉位于冠状面，下螺钉位于轴向面。在这种情况下，下终板承受垂直于螺钉插入的轴向载荷，这可能导致骶骨骨折。Kwon 等[12] 报道了一例用 SynFix-LR 装置治疗退行性腰椎滑脱 L3-4 椎体间融合后的 L4 椎体骨折病例。作者认为，退行性小关节突关节的失稳导致了前方的过度压缩和剪切载荷，导致了融合器的失效。作者建议对退行性腰椎滑脱需要手术治疗的患者加用椎弓根螺钉固定。

Stalif

两项研究调查了名为 Stalif（Surgicraft Ltd., Redditch, UK）的 ALIF 椎体间装置。Stalif 是一个 PEEK 椎体间融合器并留有非整合螺钉拧入的空间。在一项生物力学研究中，Schleicher 等[1] 发现，在伸展、屈曲和轴向旋转时，Stalif 的表现在统计学上与 SynFix-LR 相似，但 SynFix-LR 在这些运动中固定强度更大。此外，作者发现 SynFix-LR 装置在侧向弯曲上固定强度更大且有统计学差异。

McCarthy 等[13] 调查了 37 名应用 Stabilis 装置行 ALIF 手术的患者，发现 5/22（23%）接受单节段和 9/15（60%）接受双节段 ALIF 的患者形成假关节，而 30 名联合椎弓根螺钉和 ALIF 融合器的患者则都发生了融合。

ROI-A

多项研究调查了 ROI-A（LDR Medical, Troyes, France）一体式 ALIF 装置。ROI-A 装置包括一个带有内锁定系统（VerteBRDIGE, LDR-Medical）的 PEEK 材料融合器。这种锁定系统的优点在于，它比带骨螺钉的融合器需要更少的暴露，因为骨螺钉需要大角度的轨迹来拧入。

Freeman 等[14] 研究了 ROI-A 一体化融合器的生物力学性能，发现与正常脊柱相比，ROI-A 一体化融合器显著减少了屈曲、伸展和侧向弯曲的运动。但轴向扭转刚度上没有明显增加。此外，作者发现，整合板的添加并没有显著增加融合器的刚性。而且，与单独应用 ROI-A 相比，联合椎弓根螺钉和棒会显著降低各个平面上的运动。

Allain 等[15] 对 ROI-A 进行了调查，发现 52/54 名

患者（96.3%）在 1 年内实现了融合。此外，在 12 个月的随访中，ODI 评分显著提高，88.7% 的患者对手术表示满意，80.4% 的患者表示若重新决定，还会选择手术治疗。与椎体间融合器相关的并发症包括 1 例上钢板移位，1 例显示椎体间融合器下沉，1 例需要增加后路内固定，1 例术后有持续的 L5 支配区感觉异常。

Flouzat-Lachaniette 等[16] 研究了 rhBMP-2 与自体髂骨移植在 ROI-A 装置行 ALIF 治疗患者中的比较，发现接受髂骨移植的患者中 88.7% 实现了融合，而接受 rhBMP-2 治疗的患者中只有 71.0% 实现了融合（$P=0.001$）。此外，接受髂骨移植的患者的骨质量明显更好，而接受 rhBMP-2 的患者中 98.1% 的融合体存在中心空隙，而髂骨移植组中的出现比例为 44.4%。

其他集成的 ALIF 设备

多个研究报道了许多其他一体化 ALIF 装置。大多数研究的对象是 PEEK 材质融合器加上内固定螺钉。

Voronov 等[17] 研究了 PILLAR SA(Orthofix, Lewisville, TX) 一体化 PEEK-ALIF 装置，发现与生理预负荷为 400 N 的完整脊柱节段相比，一体化椎体间融合器减少了屈曲、伸展、侧向弯曲和轴向旋转的范围，双侧椎弓根螺钉及棒的加入更是明显减少了运动。此外，作者还发现，在屈曲、伸展和侧弯方面，带后路器械的 ALIF 融合器组成的 360° 融合术比单用 PILLAR SA 器械更为坚固。然而，两组间的轴向旋转相似。

类似地，Kornblum 等[18] 调查了一个一体化 PEEK 材料的 ALIF Cage，为 Brigade 独立 ALIF 系统（NuVasive, Inc., San Diego, CA）。生物力学测试表明，在 Brigade 装置中添加 3 个嵌入螺钉比不使用螺钉时更稳定，而增加第 4 个螺钉并未能显著增加强度。此外，该装置在侧向弯曲和轴向旋转的稳定性方面，与联合后方固定的 ALIF 装置等同。然而，与附加前路钢板固定的 ALIF 融合器和附加椎弓根螺钉固定的 ALIF 融合器相比，带有一体化螺钉固定的 Brigade 系统出现更多的屈曲、伸展活动。另外，作者还确定，一体化融合器联合棘突钢板固定后，在屈曲和伸展方面产生最大的活动限制，这在统计学上与单纯 ALIF 融合器联合双侧椎弓根螺钉固定的情况相似，后者减少了更多的侧弯活动，而两组在轴向旋转方面的减少程度相似。

在另一项一体化 PEEK-ALIF 装置的生物力学研究

中，Drazin 等[19]证明，Independence（Globus Medical, Inc., Audubon, PA）集成装置优于带后路椎弓根螺钉的前方间隔器和带有前路张力带钢板和螺钉的前方移植物。一体化的间隔物处没有下沉现象，倒是在骨-螺钉界面出现了。作者认为，这一优越的结果是由于螺钉以 30°~45°插入终板，而不是平行于终板。因此，这些螺钉想必是切割骨质而失效。作者注意到随着骶骨倾斜角的增加，固定的刚度降低，并建议不在骶骨倾斜角大于 40°的患者中使用独立融合器。

Beaubien 等[20]研究了一种带有螺钉整合的研究型 PEEK 固定器，发现与正常脊柱相比，该装置在屈曲、伸展、侧向弯曲和轴向扭转方面均减少了 ROM。一体化螺钉最大的贡献在于限制扭转运动和拔出。作者发现，该研究型装置类似于螺纹钛笼，但更好地防止融合器前移。

一位作者研究了另一种结合新型固定系统的 PEEK-ALIF 装置。Yeager 等[21]研究了 Solus PEEK 椎体间融合器，该融合器具有集成的对旋固定叶片（Alphatec Spine, Carlsbad, CA）。他们发现该集成装置联合棘间夹钳可显著减少横向弯曲和轴向扭转活动，而非集成 PEEK 椎体间融合器联合棘间夹钳却做不到。

在前面提到的研究中，Chen 等[4]还研究了 Latero（A-Spine ASIA）一体化 ALIF 装置，该装置包括在冠状面上插入椎体的弯曲钢片，以固定钛质梯形融合器。作者发现，Latero 与联合后路椎弓根螺钉的单纯 ALIF 融合器在限制 ROM 上相似。此外，与 SynFix-LR 一体化融合器相比，Latero 在屈伸方面具有更高的限制强度。然而，Latero 与 SynFix-LR 在双侧轴向旋转和左侧弯曲方面刚性相似，而在右侧弯曲方面刚性更小。侧方弯曲的差异性表面上看是由于 Latero 模型的不对称设计导致，但实际是因为钢片是从左侧插入而造成的。作者还注意到，在骨质疏松的脊柱中 Latero 产生的硬度降低，并在右侧弯曲中尤其普遍。此外，Latero 装置产生的纤维环应力最小，在屈曲和伸展方面优于 SynFix-LR 装置，而在所有 ROM 中与联合后路器械的 ALIF 融合器类似。此外，Latero 装置在伸展时向同节段小关节分配的力很小，在双侧轴向旋转时关节面的接触力与 SynFix-LR 相似。值得注意的是，Latero 模型中上终板在轴向旋转时比其他模型承受的应力更大，这可能是由于 Latero 融合器的接触面更小。此外，在所有运动中，

SynFix-LR 装置对固定螺钉产生的应力比 Latero 装置对固定钢片产生的应力都高。

另一位作者研究了一种单独的集成钛 ALIF 装置。Madan 等[22]研究了 29 名 Hartshill 马蹄形融合器，该融合器通过植入物的孔插入螺钉来稳定。所有患者在平均 3 年的随访中实现了融合，且未发生植入物下沉。23 例（85.2%）对手术结果满意。有一位患者因螺钉影响而出现坐骨神经痛。

股骨环同种异体骨（FRAs）是人工椎体间装置的常用替代品。它们是垂直的环，随着时间的推移，会合并到融合块中。为了在更便宜的 FRA 中获得集成装置的好处，Kuzhupilly 等[23]进行了一项生物力学研究，研究 FRA（Musculoskeletal Transplant Foundation, Edison, NJ）集成或不集成前交叉螺钉的情况。作者发现，与一体化装置相比，完整的脊柱具有更僵硬的屈曲，在统计学上与无螺钉 FRA 相似。然而，与无螺钉 FRA 相比，一体化 FRA 在伸展方面限制性更强。侧方弯曲运动上，一体化 FRA、无螺钉 FRA 和正常标本之间的活动度相似。相反，与正常脊柱相比，一体化 FRA 和无螺钉 FRA 更能限制扭转活动。

侧路椎体间融合

极外侧椎体间融合（XLIF）技术是最新的椎体间融合技术之一。XLIF 入路允许切除大量的椎间盘，并在强度最强的骨骺环处放置一个大而稳定的椎体间植入物。此外，这种方法允许保留前纵韧带和纤维环，并提供一个大的融合表面积。由于这是一种相对较新的技术，因此一体化椎体间装置的开发暂受限制。

一体化侧方装置（图18.2）

迄今为止，只有两项研究对一体化侧方装置进行了研究。Basra 等[24]研究了一种新型的侧方椎体间植入物，该植入物由 PEEK 间隔物、集成钛板和两个羟基磷灰石涂层钛骨螺钉组成。作者发现，与正常脊柱相比，该装置在屈伸、侧弯和轴向旋转方面提高了稳定性。增加单侧椎弓根钉棒并没有显著增加强度。然而，增加双侧椎弓根钉棒则显著增加了屈曲、伸展的稳定性。相比之下，在 XLIF 装置上增加双侧小关节螺钉显著降低了屈伸和轴向旋转的 ROM。

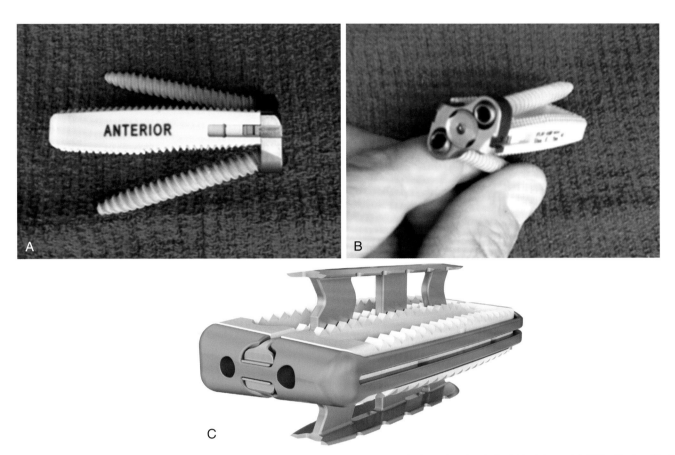

● **图 18.2**　A-B. 该种球面洲际／通用型的侧方一体化植入物有多种长度、宽度和节段性成角（前凸）。两个螺钉通过一体式钢板置入椎体中。一个螺钉在前面，另一个在后面。用锁紧螺钉将螺钉锁定在板上。在已有椎弓根螺钉的节段中允许应用该融合器，羟基磷灰石螺钉也可用于其中。C. Stryker 公司的 Aero LL 植入物由 PEEK 材料和其周围的钛环组成。它有各种长度、宽度和前凸角度。一旦埋入到位，两个锚定片，头尾端各一个，通过融合器中的凹槽嵌入椎体，将其锁定在适当的位置

在前述研究中，Freeman 等[14] 还研究了 ROI-A Oblique（LDR Medical）器械，发现与正常脊柱节段相比，它在屈曲、伸展或侧弯方面没有显著减少运动，反而在器械放置时由于切开纤维环而增加了轴向扭转运动。然而，在 ROI-A Oblique 融合器和 ROI-A ALIF 融合器之间，刚性没有显著差异。与 ROI-A ALIF 融合器相似，在 ROI-A Oblique 装置上集成钢板时，脊柱节段的刚度没有显著差异。然而，椎弓根钉棒的加入可显著降低各平面的运动。

TLIF

一体化经椎间孔腰椎椎体间融合（TLIF）的融合器没有一体化 ALIF 或 XLIF 融合器那么被关注，因为固定装置的插入点在椎体中心，那里的骨质最为薄弱。此外，这种放置部位创造了一个小杠杆臂，以限制运动。

一体化 TLIF 装置

由于一体化 TLIF 装置固有的局限性，目前还缺乏相关的研究。然而，Keiler 等[25] 研究了一种原型钢 TLIF 融合器（DePuy Synthes, West Chester, PA），它可以通过两个固定螺钉固定到相邻的头尾侧终板上。与正常脊柱相比，单独的 TLIF 融合器，无论有无螺钉固定，在侧弯或屈曲、伸展方面都没有减少 ROM。此外，在轴向旋转中，与正常状态相比，独立的 TLIF 笼导致 ROM 显著增加。但是，与没有螺钉的融合器相比，一体化螺钉融合器的放置显著减少了侧向弯曲和屈曲、伸展活动，但在轴向旋转方面没有差异。

总结

许多一体化椎体间融合器可用于腰椎手术。许多这

样的装置可以达到充分恢复椎间盘高度、节段性前凸及恢复生理性负重，这是所有椎体间装置的目标。此外，这些装置具有单一手术入路的优点，并且不需要额外的钢板和固定装置。未来的设备将继续提高本章节提出的一体化椎体间融合器的效用。

（Vincent J. Alentado, Michael P. Steinmetz 著
钟沃权 译　王　辉 审校）

参考文献

1. Schleicher P, Gerlach R, Schär B, et al. Biomechanical comparison of two different concepts for stand alone anterior lumbar interbody fusion. *Eur Spine J.* 2008;17(12):1757–1765. https://doi.org/10.1007/s00586-008-0797-4.
2. Cain CMJ, Schleicher P, Gerlach R, et al. A new stand-alone anterior lumbar interbody fusion device: biomechanical comparison with established fixation techniques. *Spine (Phila Pa 1976).* 2005;30(23):2631–2636.
3. Choi K-C, Ryu K-S, Lee S-H, et al. Biomechanical comparison of anterior lumbar interbody fusion: stand-alone interbody cage versus interbody cage with pedicle screw fixation—a finite element analysis. *BMC Musculoskelet Disord.* 2013;14(1):220. https://doi.org/10.1186/1471-2474-14-220.
4. Chen S-H, Chiang M-C, Lin J-F, et al. Biomechanical comparison of three stand-alone lumbar cages—a three-dimensional finite element analysis. *BMC Musculoskelet Disord.* 2013;14:281. https://doi.org/10.1186/1471-2474-14-281.
5. Siepe CJ, Stosch-Wiechert K, Heider F, et al. Anterior stand-alone fusion revisited: a prospective clinical, X-ray and CT investigation. *Eur Spine J.* 2015;24(4):838–851. https://doi.org/10.1007/s00586-014-3642-y.
6. Cho C-B, Ryu K-S, Park C-K. Anterior lumbar interbody fusion with stand-alone interbody cage in treatment of lumbar intervertebral foraminal stenosis: comparative study of two different types of cages. *J Korean Neurosurg Soc.* 2010;47(5):352–357. https://doi.org/10.3340/jkns.2010.47.5.352.
7. Strube P, Hoff E, Hartwig T, et al. Stand-alone anterior versus anteroposterior lumbar interbody single-level fusion after a mean follow-up of 41 months. *J Spinal Disord Tech.* 2012;25(7):362–369. https://doi.org/10.1097/BSD.0b013e3182263d91.
8. Schimmel JJP, Poeschmann MS, Horsting PP, et al. PEEK cages in lumbar fusion: mid-term clinical outcome and radiologic fusion. *Clin Spine Surg.* 2016;29:E252–E258. https://doi.org/10.1097/BSD.0b013e31826eaf74.
9. Behrbalk E, Uri O, Parks RM, et al. Fusion and subsidence rate of stand alone anterior lumbar interbody fusion using PEEK cage with recombinant human bone morphogenetic protein-2. *Eur Spine J.* 2013;22(12):2869–2875. https://doi.org/10.1007/s00586-013-2948-5.
10. Thaler M, Mayr E, Liebensteiner M, et al. Injury of the right and left inferior epigastric artery during the implantation of a stand-alone ALIF cage through a left retroperitoneal approach: a case report. *Arch Orthop Trauma Surg.* 2010;130(1):31–35. https://doi.org/10.1007/s00402-009-0848-2.
11. Lastfogel JF, Altstadt TJ, Rodgers RB, et al. Sacral fractures following stand-alone L5-S1 anterior lumbar interbody fusion for isthmic spondylolisthesis. *J Neurosurg Spine.* 2010;13(2):288–293. https://doi.org/10.3171/2010.3.SPINE09366.
12. Kwon Y-K, Jang J-H, Lee C-D, et al. Fracture of the L-4 vertebral body after use of a stand-alone interbody fusion device in degenerative spondylolisthesis for anterior L3-4 fixation. *J Neurosurg Spine.* 2014;20(6):653–656. https://doi.org/10.3171/2014.3.SPINE121018.
13. McCarthy MJH, Ng L, Vermeersch G, et al. A radiological comparison of anterior fusion rates in anterior lumbar interbody fusion. *Glob Spine J.* 2012;2(4):195–206. https://doi.org/10.1055/s-0032-1329892.
14. Freeman AL, Camisa WJ, Buttermann GR, et al. Flexibility and fatigue evaluation of oblique as compared with anterior lumbar interbody cages with integrated endplate fixation. *J Neurosurg Spine.* 2016;24(1):54–59. https://doi.org/10.3171/2015.4.SPINE14948.
15. Allain J, Delecrin J, Beaurain J, et al. Stand-alone ALIF with integrated intracorporeal anchoring plates in the treatment of degenerative lumbar disc disease: a prospective study on 65 cases. *Eur Spine J.* 2014;23(10):2136–2143. https://doi.org/10.1007/s00586-014-3364-1.
16. Flouzat-Lachaniette C-H, Ghazanfari A, Bouthors C, et al. Bone union rate with recombinant human bone morphogenic protein-2 versus autologous iliac bone in PEEK cages for anterior lumbar interbody fusion. *Int Orthop.* 2014;38(9):2001–2007. https://doi.org/10.1007/s00264-014-2301-6.
17. Voronov LI, Vastardis G, Zelenakova J, et al. Biomechanical characteristics of an integrated lumbar interbody fusion device. *Int J Spine Surg.* 2014;8. https://doi.org/10.14444/1001.
18. Kornblum MB, Turner AWL, Cornwall GB, et al. Biomechanical evaluation of stand-alone lumbar polyether-ether-ketone interbody cage with integrated screws. *Spine J.* 2013;13(1):77–84. https://doi.org/10.1016/j.spinee.2012.11.013.
19. Drazin D, Hussain M, Harris J, et al. The role of sacral slope in lumbosacral fusion: a biomechanical study. *J Neurosurg Spine.* 2015;23(6):754–762. https://doi.org/10.3171/2015.3.SPINE14557.
20. Beaubien BP, Freeman AL, Turner JL, et al. Evaluation of a lumbar intervertebral spacer with integrated screws as a stand-alone fixation device. *J Spinal Disord Tech.* 2010;23(5):351–358. https://doi.org/10.1097/BSD.0b013e3181b15d00.
21. Yeager MS, Dupre DA, Cook DJ, et al. Anterior lumbar interbody fusion with integrated fixation and adjunctive posterior stabilization: a comparative biomechanical analysis. *Clin Biomech (Bristol, Avon).* 2015;30(8):769–774. https://doi.org/10.1016/j.clinbiomech.2015.06.015.
22. Madan SS, Harley JM, Boeree NR. Anterior lumbar interbody fusion: does stable anterior fixation matter? *Eur Spine J.* 2003;12(4):386–392. https://doi.org/10.1007/s00586-003-0543-x.
23. Kuzhupilly RR, Lieberman IH, McLain RF, et al. In vitro stability of FRA spacers with integrated crossed screws for anterior lumbar interbody fusion. *Spine (Phila Pa 1976).* 2002;27(9):923–928.
24. Basra S, Bucklen B, Muzumdar A, et al. A novel lateral lumbar integrated plate-spacer interbody implant: in vitro biomechanical analysis. *Spine J.* 2015;15(2):322–328. https://doi.org/10.1016/j.spinee.2014.09.020.
25. Keiler A, Schmoelz W, Erhart S, et al. Primary stiffness of a modified transforaminal lumbar interbody fusion cage with integrated screw fixation: cadaveric biomechanical study. *Spine (Phila Pa 1976).* 2014;39(17):E994–E1000. https://doi.org/10.1097/BRS.0000000000000422.

第 19 章　腰椎棘突板固定

引言

腰椎椎体间融合适用于很多腰椎退变性疾病的治疗，如椎管狭窄、滑脱、创伤和盘源性腰痛。腰椎椎体间融合的成功与否很大程度上取决于植骨融合情况。一些手术入路通常被用于前柱的椎体间融合，包括后路腰椎椎体间融合术（PLIF）、经椎间孔腰椎椎体间融合术（TLIF）、前方入路腰椎椎体间融合术（ALIF）和极外侧椎体间融合术（XLIF）。

椎体间 Cage 通常需要辅以后路内固定以增加术后早期机械性强度，并促进骨性融合。固定方法的选择受许多因素影响，包括是否存在不稳定、骨骼质量、患者的活动水平以及以前的干预措施。双侧椎弓根螺钉固定为目前腰椎椎体间融合术使用内固定的"金标准"。椎弓根螺钉提供多平面稳定性，在辅助固定中有最长的临床应用历史。但是，椎弓根螺钉固定也会存在风险。脑脊液漏（占 4%）、短暂性神经功能障碍（占 2%）、永久性神经根损伤（占 2%）、伤口深部感染（4%～5%）和内固定松动（3%～12%）是经椎弓根固定的常见并发症 [1, 2]。此外，一些作者认为经椎弓根固定后引起的邻近节段椎间盘压力增加和继发失稳可能是导致邻近节段退变的主要因素 [3]。

相比于经椎弓根固定出现的相对较高的并发症和不良预后发生率，通过固定板进行棘突间固定可以在较低风险下增加稳定性。并且，采用与一些椎体间融合术式相同的侧卧位放置棘突板（spinous process plates, SPPs），可避免由于需要辅以经椎弓根固定而重新摆放体位。另外，与椎弓根螺钉固定相比，棘突板可缩短手术时间，减少失血和对手术室团队的放射线暴露。

手术适应证

棘突板固定的主要指征是为任何类型的椎体间融合提供辅助固定（图 19.1）。

局限性

棘突板的使用有很多局限性。最重要的是要考虑完整棘突的存在，这将限制其在多数脊柱翻修手术中使用，以及应用于创伤性棘突骨折的患者。由于 S1 棘突相对较小，通常无法将棘突板放置在 L5-S1。一些专门为适应 S1 结构而设计的棘突板，如 Aspen 装置（Zimmer Biomet, Denver, CO）适应于这一手术技术。对于重度骨质疏松的患者，棘突板的使用可能会受到限制。在这些患者植入棘突板过程中或植入后短期内，棘突板可能会断裂或切割棘突。另外，还必须考虑植入物的固定强度。在需要牢固固定的情况下（例如不稳定或肿瘤），这些植入物可能无法提供足够的稳定性。最后，棘突板在多节段的应用可能较为困难，并且所提供的生物力学强度并不可靠。作者用过 2 个节段，超过 2 个节段的未曾使用。

手术技术

1. 患者取常规俯卧位，影像透视在置入内植物时常规准备，但不是必须（图 19.2）。作者推荐使用 Jackson 可透射线手术床。患者也可采用侧卧位，术者可坐位向前平视开展手术。

2. 腰椎区域消毒和铺巾后，设计手术切口。手术切口较常规椎板切除减压切口稍偏尾端，特别是仅需显

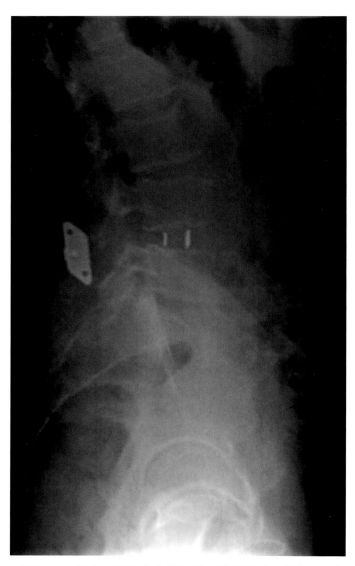

● **图 19.1**　棘突板可以作为任何形式椎体间融合的辅助固定装置

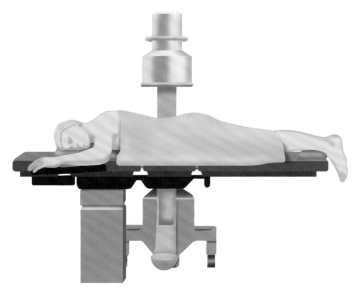

● **图 19.2**　患者置于合适的脊柱手术床上。需要注意的是不要将脊柱过伸 (Image courtesy of Zimmer Biomet, Denver, CO.)

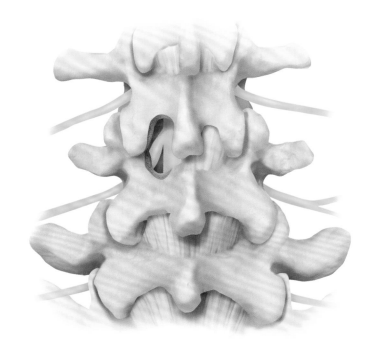

● **图 19.3**　通过单侧或双侧半椎板切开进行神经结构减压 (Image courtesy of Zimmer Biomet.)

露棘突间隙，其在侧位像上较椎间隙水平稍偏尾端。做 2.5 ~ 4 cm 手术切口，分离并牵开皮下脂肪和腰背筋膜。切开筋膜后，使用电刀进行骨膜下剥离双侧竖脊肌，双侧竖脊肌自头端和尾端的棘突分离至棘突和椎板交界处。如果需要更大的视野和更广泛的减压，可使用咬骨钳切除目标节段的棘间韧带。棘上韧带可以留在原处以保留更多的解剖完整，其可以被完全切除，也可以被掀起，在置入内植物后将其缝合回原处。在棘突板放置前，可切除部分棘突和椎板，用于棘突间和椎板间的植骨融合[4]。为了减压需要，可以进行双侧半椎板切开和内侧关节突切除（图 19.3）。需要注意不要过多地去除中间部分的椎板或小关节。这一点很难量化，但是作者建议保留超过 50% 的椎板和不超过 50% 的小关节。否则可能导致在棘突板植入过程中或不稳定发生时椎板棘突交界处的棘突骨折。

3. 充分减压或剥离后，放置棘突板。确切的放置位置很大程度上依赖于棘突板的类型和品牌。本章操作为 Aspen system (Zimmer Biomet) 的放置技术。首先对棘突间进行准备，这一准备取决于上述的减压过程。如果棘突间韧带原位保留，首先在棘突间放入撑开器来准备置入内植物的通道（图 19.4）。需要注意的是，肥大的关节突关节可能阻挡棘突板的正确放置，过度增生的骨质有必要使用咬骨钳或磨钻进行清理。在这一步骤中，重要的是撑开器需要尽可能往前放置。这可以通过透视来确定，同时还可以在这一步中确定节段。

4. 将扩张器置于棘突间进行测量。张开扩张器以撑开棘突间隙，注意不要过度撑开，以避免使其骨折（图 19.5）。撑开器的卡扣保持抬起状态，直至撑开至合适距离后卡扣降落，测量棘突间距离。此过程存在棘突骨折的风险，尤其是骨质疏松者更易发生。如果发生骨折，棘突板需要放弃使用。作者建议需要考虑备选固定手术方案。

5. 如果棘上韧带原位保留，可将骨锉置于棘突间（图 19.6A）。骨锉通常小于测量撑开间隙一个型号。将骨锉向头端和尾端旋转，为棘突间融合提供准备（图 19.6B）。如果需要还可以选用更大的的骨锉。完成后，将相应的套筒放置在骨锉上，再次置于棘突间隙中（图 19.7A）。移除骨锉后，套筒将用作棘突板置入的环形支撑（图 19.7B）。

6. 接下来选择合适尺寸的定位板。直径需参考之前扩张器和骨锉的尺寸。长度基于局部解剖。标准的板柱长度通常是合适的。但是如果有明显的关节面增生肥大，限制了棘突板的前置，则需要选择中等长度的板柱（图 19.8）。选择的棘突板必须与适量的棘突贴合，不会超过头端和尾端的骨质，尽可能向前方放置。Aspen 系统具有张开的设计，可以固定在 S1 上，但也可以在所有节段的棘突上向前方放置。定位板通过套筒放置，然后移除套筒（图 19.9）。然后将锁定板通过延伸至棘突对侧的板柱滑动到位（图 19.10）。一旦棘突板到位后，将装置的头端和尾端部分加压，使板上的齿进入棘突（图 19.11）。板齿应该完全进入棘突骨质内，并且注意不要施加太

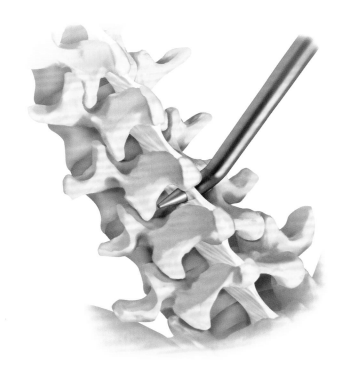

● **图 19.4** 撑开器首先穿过棘间韧带，为棘突板的放置提供通道。Aspen 棘突板系统 (Zimmer Biomet)(Image courtesy of Zimmer Biomet.)

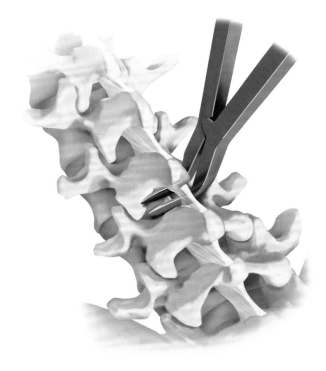

● **图 19.5** 扩张器置于棘突间。扩张器用于测量棘突间装置的尺寸。需要注意的是不要过度撑开以免造成棘突骨折 (Image courtesy of Zimmer Biomet.)

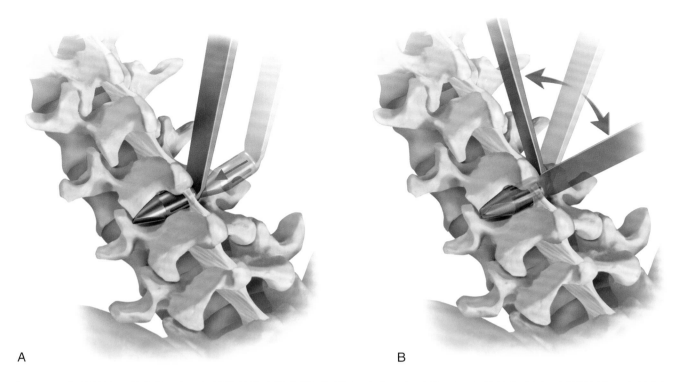

A   B

● **图 19.6**　将骨锉置于棘突间。（A）骨锉通常比扩张器测量的尺寸小一个型号。（B）骨锉向头端和尾端旋转，为棘突间装置的放置和融合提供准备

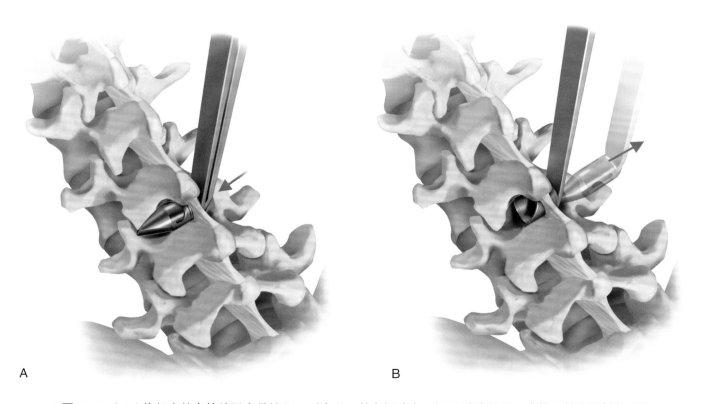

A   B

● **图 19.7**　（A）将相应的套筒放置在骨锉上，再次置于棘突间隙中。（B）移除骨锉，套筒在棘突间保留原位

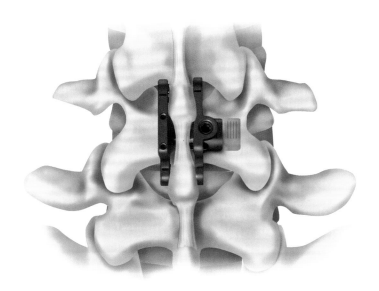

● **图 19.8**　选择装置的合适尺寸。板柱的长度很大程度上取决于小关节的状态。如果小关节正常，可以选择标准长度。如果小关节肥大，则要选择短一些（中号）的板柱，其可以更好地适应较窄的小关节间通道。选择的棘突板尽可能长，以覆盖更多的棘突骨质，但要注意不要超出棘突的范围。Aspen 具有一个张开的设计，可以最大程度适应尾端棘突的形态，甚至固定至 S1

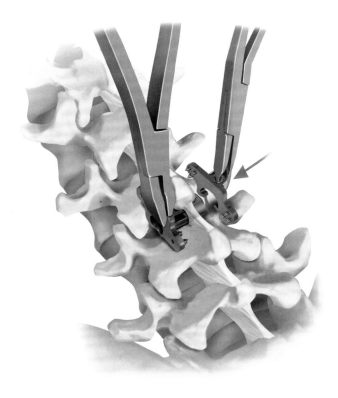

● **图 19.10**　将锁定板通过定位板的板柱进行安装

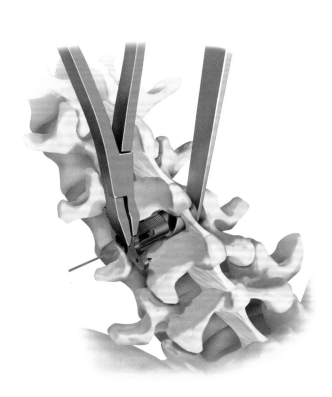

● **图 19.9**　定位板通过套筒滑入棘突间，然后移除套筒

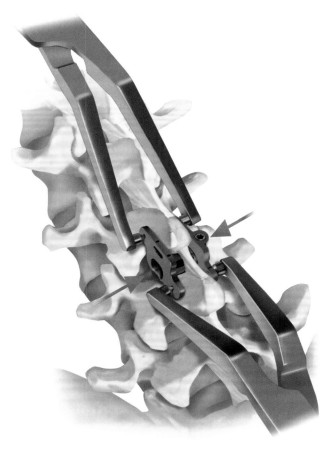

● **图 19.11**　在棘突板的头端和尾端加压，板齿应该完全进入棘突，需要避免过度加压

大的力，以避免骨折。一旦加压完成，最后拧紧锁定螺钉（图 19.12）。在这一过程中，作者通过术中透视确定合适的位置（图 19.13）。值得注意的是，如果在减压过程中切除了棘上韧带和棘间韧带，执行上述步骤时无需骨锉和棘突间套筒。测量尺寸后，可以直接将合适的棘突板置于棘突间隙。

7. 植骨于去皮质化的椎板和关节突关节。也可在 Aspen 装置的板柱接触部位进行植骨。

8. 如果棘突板有多种尺寸，可选相对较小的板用于体型较小的患者，或用于 L5-S1 节段。对于需要固定至 S1 棘突的患者，可以进行术前影像学评估，以确定 S1 棘突是否足够大，以适用棘突板。Wang 等 [4] 报道约 80% 的患者 S1 棘突适于棘突固定装置。

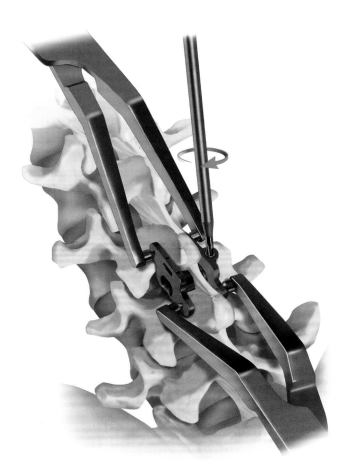

● 图 19.12 加压完成后，拧紧锁定螺钉

关闭切口

切口分层关闭。筋膜层采用 1-0 Vicryl 缝线或其他可吸收缝线缝合，之后采用 2-0 Vicryl 缝线缝合皮下组织和皮肤。作者采用 4-0 monocryl 缝线皮下缝合的方式缝合皮肤，然后采用胶水或 Steri-Strips 粘合皮肤。

术后护理

患者术后可以即刻下地活动，通常第二天出院。术后限制由医生根据具体情况决定，通常包括限制弯腰和提重物 4～6 周，之后进行核心肌群的物理治疗。

并发症

棘突板术后的并发症较为特殊。细致的手术技术可以避免大多数并发症。在确定植入物尺寸时的过度撑开，棘突或中线处椎板骨质切除过多，置入物过大，棘突板过度加压，以及内植物放置过于偏后均可造成棘突骨折。注意并正确按照上述提及的手术技术进行操作，可有效减少并发症。

固定不当可能是由于内植物尺寸不正确（太大或太小），植入物过于偏背侧或不正确的加压所造成。合适的板柱尺寸选择依赖于扩张时的感受，棘突板的长度应选择能够完全覆盖棘突骨质。棘突板应尽可能靠前放置，因为如果放置太靠后，就可能发生棘突骨折。

结果

临床应用

棘突板在脊柱疾病中的应用并不是新的技术 [5, 6]。但是，器械设计的创新和临床应用使医师对其产生了新的兴趣。单独应用椎体间 Cage 的潜在缺点在于其不能控制骨性融合过程中的小关节持续活动。小关节的活动可能阻碍关节突融合，并随之造成患者的术后疼痛。因此，医生常加用后方的固定来促进彻底的融合。棘突板可用于存在骨质疏松、行后路固定存在较高螺钉松动和椎弓根骨折风险的患者。此外，老年患者或肿瘤患者可

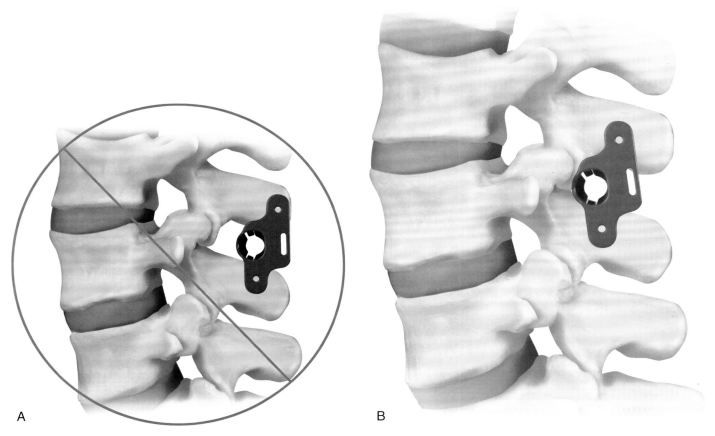

● **图 19.13** 通过术中透视或其他影像检查确定内植物的合适位置，植入物尽量靠前放置。（A）如果放置靠后，可能发生骨折或移位。（B）(Image courtesy of Zimmer Biomet.)

能会受益于棘突板提供的创伤较小的固定方法。

生物力学研究显示，棘突板在限制屈伸活动中最为有效，原因在于棘突板远离上述运动的旋转轴心。侧方弯曲和轴向旋转时提供较小的稳定性，原因在于棘突板处于上述运动的旋转轴心。相比之下，这一装置对侧屈和轴向旋转的控制能力较弱，这是由于其位于或接近这些运动的旋转轴之内。与棘突间钢丝固定和椎板夹固定相比，棘突板可提供更多即刻的稳定性，强度与椎弓根螺钉类似。而且，棘突板不存在椎板下固定技术造成的硬脊膜和神经根损伤的风险。此外，棘突板切迹较低，不会损伤邻近小关节，理论上可降低内植物相关疼痛或邻近节段退变的发生率。

有一些使用棘突板的禁忌证。这一装置通常不能用于峡部断裂或脊柱前后柱之间存在缺损的患者。另外，

患者存在明显的滑移不稳定（例如中 - 高度的脊柱滑脱）也不是很好的适应证。从生物力学观点来看，重要的是要考虑到棘突板在正常的腰椎前凸中产生出节段性后凸，因此可造成没有合适脊柱前柱支撑的患者前方椎间盘的超负荷。

Tomii 等 [7] 报道了他们使用 PLIF 和棘突板治疗不稳定的腰椎滑脱的手术策略。作者建议在年龄大于 70 岁的患者使用棘突板代替椎弓根螺钉，这是基于之前的研究认为 70 岁以下患者的活动多于年龄大于 70 岁的患者，腰椎后路减压术后更容易发生滑脱 [8]。这些作者还推荐对术中发现骨质疏松的 70 岁以下患者也采用棘突板固定。他们还建议对每位准备接受棘突板手术的患者进行术前 CT 扫描，排除峡部缺损，因为这是棘突板应用的禁忌证。

棘突板器械

目前有多种临床应用的棘突板，就像下文所阐述的那样，大多数的工作原理一致，用于任何椎体间融合的辅助固定。由于是相对较近时间才对这一技术产生新的兴趣，所以临床研究相对不足。

螺旋状棘突板

Spire（Medtronic, Dublin, Ireland）棘突板由两个带有相对应的尖锐锯齿的钛板组成，其中部由一个多轴杆相连。连接杆采用非平行的多轴设计，使得棘突板可以更贴附每个棘突两侧的解剖结构，以实现最大程度地增加把持力。Spire 棘突板有两种尺寸，标准板的长度为 45 mm，宽度为 12 mm，厚度为 3 mm。较短的板长 35 mm，具有与标准板相同的宽度和厚度。

Wang 等[9]对 ALIF 联合 Spire 棘突板进行生物力学分析显示，相比于其他固定方式，该术式可最大程度上限制前屈-后伸活动度，尽管其在统计学上与 ALIF 联合后方双侧椎弓根螺钉固定提供的强度相类似。相比于 ALIF 联合后方单侧椎弓根钉棒固定、ALIF 联合经椎板关节突螺钉固定和完整的脊柱，上述两种重建方式可以显著减小屈伸活动度。对于未行 ALIF 的棘突板固定患者，Spire 棘突板仍可最大限度地限制屈伸活动度，但在统计学上与双侧椎弓根钉棒固定相似。对于轴向旋转和侧方屈曲运动来讲，棘突板与单侧椎弓根钉棒固定程度相似。然而，采用或不采用 ALIF Cage 的双侧椎弓根螺钉固定可以最大程度限制轴向旋转和侧方屈曲。

多项研究观察了 Spire 棘突板的临床疗效。Wang 等[4]回顾性评估 32 例单节段退行性椎间盘疾病接受 ALIF 治疗的患者，21 例患者辅助 Spire 棘突板固定，11 例患者接受双侧椎弓根螺钉固定，平均随访 5.5 个月。作者发现接受 ALIF+ 棘突板的患者中位手术时间和估计失血量较 ALIF+ 双侧椎弓根固定少。除此之外，作者报道 ALIF+ 棘突板固定患者未发生围术期并发症、内固定松动、翻修手术或假关节形成。作者未报道临床疗效。

Kim 等[10]回顾性研究了 76 位接受 PLIF 的患者，40 位接受 Spire 棘突板，36 例进行双侧椎弓根螺钉固定。平均随访 56.4 个月。作者发现棘突板固定患者的平均手术时间和估计的失血量明显减少。对于生活质量衡量指标，作者报道棘突板固定患者的视觉模拟评分（VAS）从术前的 7.2 明显提高至术后 1 年的 1.3，与接受双侧椎弓根螺钉固定的患者没有统计学差异。而且，两组患者韩国 Oswestry 功能障碍指数（K-ODI）评分均在术后 1 年时也都得到了显著改善。然而，与椎弓根螺钉组相比，棘突板固定组术后第 1 天的 VAS 评分明显更好。术后 12 个月的影像学显示，棘突板和椎弓根螺钉组固定节段的屈伸活动度均较术前显著降低。值得注意的是，双侧椎弓根螺钉固定患者术后上方邻近节段较术前有更大的活动度，而棘突板固定组术后头尾端节段与术前相比有相似的活动度限制。另外，椎弓根螺钉固定组相比于棘突板固定组，邻近节段的角度变化显著增加。这些发现可解释双侧椎弓根螺钉固定组有更多患者出现相邻节段退变［棘突板固定组中有 5 例患者（12.5%）对比椎弓根螺钉固定组中有 13 例（36.1%）］。两组有相似的整体融合率，其中棘突板固定组为 92.5%，椎弓根螺钉固定组为 91.6%。并发症的统计显示，棘突板固定组中最显著的是 1 名持续性腰痛患者，CT 显示 L4 下关节突骨折；另外 2 名患者由于出现椎体间 Cage 后移而需要翻修手术。但是，没有手术相关的并发症出现。椎弓根螺钉固定组有 3 例深部伤口感染、2 例脑脊液漏和 1 例硬膜外血肿。

Aspen

Aspen（Lanx, Inc., Bloomfield, CO）的棘突间锚定装置与 Spire 棘突板类似，采用两个带齿的固定板夹紧锁定固定于相邻棘突。主要的区别在于置入过程中，进行最大限度的棘突撑开，并通过具有更大直径的圆柱状中间连接体的 Aspen 装置维持。这个圆柱状结构有各种直径，以适合不同大小的棘突间距，其作用是进行支撑以减少后伸，增加椎间孔的高度。与所有棘突间融合装置一样，这一植入物的目的是增加节段稳定性，提高融合率。

多项生物力学研究已经对 Aspen 棘突间固定联合各种椎体间 Cage 进行了观察。Techy 等[11]和 Kaibara 等[12]研究了 TLIF 联合 Aspen 棘突间固定，发现术后屈伸活动度与正常脊柱相比显著降低。虽然这一重建方式最大程度限制了屈伸活动度，其与 TLIF 联合双侧椎弓根钉棒固定没有统计学差异。另外，两项研究确定 TLIF 联合 Aspen 棘突间固定与正常脊柱相比并未显著降低侧屈活动度，而 TLIF 联合单侧或双侧椎弓根钉棒固定减少了这一平面的活动度。相比之下，Kaibara 等 [12] 研究发现 TLIF 联合 Aspen 棘突间固定使得脊柱轴向旋转的活动度较正常脊柱减小，而 Techy 等 [11] 发现此重建方式的轴向旋转度与正常脊柱并没有明显差异。然而，在两项研究中均发现联合双侧椎弓根螺钉固定的 TLIF 与联合棘突板的 TLIF 相比有更显著的轴向旋转度减少。除了这些发现之外，Kaibara 等 [12] 确定在棘突板固定后，L4-5 水平的屈曲角度比正常脊柱明显增大。而且，棘突间固定在头端 L3-4 节段产生了更为仰伸的角度，而尾侧 L5-S1 节段有比正常显著减小的屈曲角度。作者还指出，Aspen 棘突间固定后手术节段的椎间孔高度达到最大，明显大于正常脊柱和 TLIF 联合椎弓根螺钉固定。

Karahalios 等 [13] 在尸体脊柱上观察了 ALIF 联合 Aspen 棘突间固定，发现与正常的脊柱相比，ALIF 联合 Aspen 棘突间固定的伸屈、侧屈和轴向旋转活动均受限。此外，与单纯 ALIF 相比，ALIF 联合 Aspen 棘突间固定的屈伸和轴向旋转活动度更小。并且，与 ALIF 辅助前路板固定相比，ALIF 联合 Aspen 棘突间固定的屈伸和侧屈活动度更小。在 ALIF 辅助前路板基础上再联合 Aspen 棘突间固定，可以比仅用 ALIF 辅助前路板限制更多在各个方向的活动。相比于 ALIF 联合双侧椎弓根螺钉固定，ALIF 联合 Aspen 棘突间固定表现出相似的屈曲、侧屈及旋转强度，后伸活动则受限更为明显。相比于正常脊柱，ALIF 联合 Aspen 棘突间固定后手术节段和头尾邻近节段的屈曲角度均明显增加。另外，相比于正常脊柱和椎弓根固定，棘突间固定后椎间孔高度显著增加。需要注意的是，ALIF 联合棘突板固定后椎间孔高度在屈伸位上没有变化，而在 ALIF 联合双侧椎弓根螺钉固定时在后伸位椎间孔高度下降。

Affix

Affix（NuVasive, Inc., San Diego, CA）是标准的棘突板装置，由带齿的两个 45mm 的双侧板组成。Fogel 等 [14] 对 XLIF 联合 Affix 进行了生物力学研究，发现相比于正常脊柱，XLIF 联合棘突板固定后屈伸、侧屈和轴向旋转活动明显减小。然而，与单纯 XLIF 而不用

额外固定相比，增加棘突板固定仅减小了屈伸活动度。此外，相比于 XLIF 联合单侧或双侧椎弓根螺钉固定，XLIF 联合棘突板固定有明显的侧屈和轴向旋转活动度增加。值得注意的是，XLIF 联合棘突板辅助增加侧方板固定与 XLIF 联合双侧椎弓根螺钉固定相比，对于各向活动度的减小是类似的。

在另一项无关联但相似的研究中，Fogel 等 [15] 在退行性滑脱生物力学模型中测试 XLIF 联合 Affix 棘突板固定。所有固定的稳定性都不如在正常的没有滑脱的脊柱模型进行相应固定的稳定性。XLIF 联合棘突板固定具有最强的屈伸稳定性，强度类似于 XLIF 联合双侧椎弓根螺钉固定。此外，作者指出在剪切载荷下，在 XLIF 基础上增加其他任何固定方式均可减少剪切移位，但不建议采用棘突板，因为根据被广泛接受的观点，棘突板固定不应用于中重度腰椎滑脱病例。

Kornblum 等 [16] 对 ALIF 联合升级后的 Affix Ⅱ 棘突固定装置（NuVasive, Inc., San Diego, CA）进行了生物力学研究，发现一个非整体化 ALIF Cage 联合棘突固定在各个活动方向上的固定强度明显低于整体化 ALIF Cage 联合棘突固定。然而，整体化 Cage 联合棘突固定比单纯整体化 Cage 在屈伸活动度上的固定强度更高，但是在侧屈和轴向旋转活动上的固定强度相似。值得注意的是，整体化 Cage 联合棘突固定与非整体化 Cage 联合双侧椎弓根螺钉固定相一致。此外，整体化 ALIF Cage 联合棘突固定比整体化 Cage 联合前路板固定明显增加更多稳定性。

Axle

Axle 棘突间融合系统（X-Spine Systems, Inc., Miamisburg, OH）是一个棘突间间隔和固定装置，它的设计与其他棘突固定装置类似，但连接部位作为棘突间间隔结构更为突出。该装置有多种尺寸，宽度为 30~46 mm，高度为 4~15 mm。Doulgeris 等 [17] 对接受 XLIF 和 Axle 棘突固定的尸体脊柱进行了生物力学分析，发现在加用 Axle 棘突固定后比正常脊柱和单用 XLIF Cage 在屈伸和侧屈活动度上明显减小，但是 XLIF 联合双侧椎弓根螺钉内固定与单用 XLIF Cage 相比可显著减小轴向旋转活动度。然而，XLIF 联合棘突固定与 XLIF 联合双侧椎弓根螺钉固定具有相似的对各

向活动度的影响。对于中间区和弹性区刚度而言，作者证实 XLIF 联合棘突固定增加了除轴向旋转中间区以外其他中间区和弹性区各向活动的刚度。但是，与单用 Cage 相比较，在侧屈和轴向旋转方面，加用棘突固定并未增加中间区的刚度。此外，相比于 XLIF 联合棘突固定，XLIF 联合双侧椎弓根螺钉显著增加中间区刚度，并且趋向于显著增加弹性区刚度（P=0.06）。

Gonzalez-Blohm 等[18] 也对 Axle 棘突间融合系统联合 PLIF 进行了研究，发现与完整脊柱相比，PLIF 联合棘突固定在所有方向的活动度均显著减少。而且，他们指出，PLIF 联合棘突固定在屈伸与轴向旋转运动的表现与 PLIF 联合双侧椎弓根螺钉固定相似。但是，PLIF 联合双侧椎弓根螺钉固定与 PLIF 联合棘突固定相比更显著限制了侧屈活动。对于中间区和弹性区的刚度，PLIF 联合棘突间固定与 PLIF 联合双侧椎弓根螺钉在屈伸和轴向旋转方面有相似的刚度，但是 PLIF 联合双侧椎弓根螺钉在侧屈活动中增加了中间区和弹性区的刚度。

其他装置

几位作者介绍了他们在其他棘突板固定使用上的经验。Yeager 等[19] 联合 ALIF 使用 BridgePoint 棘突板（Alphatec Spine, Carlsbad, CA），发现相比于完整脊柱，整体化的 ALIF Cage 联合棘突固定可以限制各个方向的活动。但是，非整体化的 ALIF Cage 联合棘突固定在侧屈和轴向旋转方面相比于完整脊柱并未提供额外的刚度。此外，作者发现整体化的 ALIF Cage 联合棘突固定与 ALIF 联合双侧椎弓根螺钉固定在各向活动度上是相似的，而非整体化的 ALIF Cage 联合棘突固定与 ALIF 联合双侧椎弓根螺钉固定相比有更大的侧屈和轴向旋转活动度。

Yu 等[20] 研究了一种新型的钛合金棘突固定板——Interspinous Fastener（山东威高骨科器械有限公司，威海，中国），可与 PLIF 一起使用。PLIF 联合棘突间固定比完整脊柱在各向活动度均减小，与联合使用双侧椎弓根螺钉的 PLIF 类似。

Tomii 等[7] 对 15 位因退行性腰椎滑脱继发的腰椎管狭窄和腰椎不稳而行 PLIF 联合 S 板棘突固定（Kisco DIR，大阪，日本）手术的患者进行了回顾性研究，作者发现每个患者术后症状都有改善。日本骨科协会的评分（JOA）从术前的平均 12.1 提高到出院时的 19.4，并在最终 1.5～4 年的随访中提高到 21.9。平均椎间高度从术前的 65.4 mm 增加到术后第一天的 73.7 mm，最终随访时为 61.4 mm。然而，没有一例患者因为椎间隙的塌陷而出现椎间孔狭窄而造成症状复发。并且，没有任何患者出现围术期并发症或假关节。

Lopez 等[21] 最近报道了有关腰椎棘突固定和融合的文献的系统回顾。他们分析了 293 篇文章，在应用排除标准后仅纳入研究 15 篇。至今尚未有 I 类或 II 类数据的文章发表。方法学上有缺陷的 III 类研究表明，棘突间融合器术后 1 年时减少了不稳定。尚未有和其他固定方法进行并发症发生率的统计比较的文章。作者指出这些棘突间装置普遍使用并大量销售；但是，有效性和安全性的数据非常有限。

总结

棘突板可以在合适的临床病例中作为腰椎椎体间融合术的辅助固定而被成功使用。生物力学研究阐明了这一固定方式对屈伸活动的固定作用，以及通过正确的椎体间融合联合棘突固定技术可增加对各向活动的限制。而且，文献中较少的可获得的临床研究表明，作为辅助固定的棘突固定可以获得较好的生活质量效果、较高的融合率高和较低的并发症发生率。未来的研究将继续扩大这些装置在脊柱外科手术中的应用和结果的观察。

（Vincent J. Alentado, Michael P. Steinmetz 著

王　辉 译　曾　岩 审校）

参考文献

1. Esses SI, Sachs BL, Dreyzin V. Complications associated with the technique of pedicle screw fixation. A selected survey of ABS members. *Spine (Phila Pa 1976)*. 1993;18(15):2231–2238; discussion 2238–2239.
2. Jutte PC, Castelein RM. Complications of pedicle screws in lumbar and lumbosacral fusions in 105 consecutive primary operations. *Eur Spine J*. 2002;11(6):594–598. https://doi.org/10.1007/s00586-002-0469-8.
3. Cunningham BW, Kotani Y, McNulty PS, et al. The effect of spinal destabilization and instrumentation on lumbar intradiscal pressure: an in vitro biomechanical analysis. *Spine (Phila Pa 1976)*. 1997;22(22):2655–2663.

4. Wang JC, Haid RW, Miller JS, et al. Comparison of CD HORI-ZON SPIRE spinous process plate stabilization and pedicle screw fixation after anterior lumbar interbody fusion. Invited submission from the Joint Section Meeting On Disorders of the Spine and Peripheral Nerves, March 2005. *J Neurosurg Spine.* 2006;4(2):132–136. https://doi.org/10.3171/spi.2006.4.2.132.

5. Cobey MC. The value of the Wilson plate in spinal fusion. *Clin Orthop.* 1971;76:138–140.

6. Böstman O, Myllynen P, Riska EB. Posterior spinal fusion using internal fixation with the Daab plate. *Acta Orthop Scand.* 1984;55(3):310–314. https://doi.org/10.3109/17453678408992363.

7. Tomii M, Itoh Y, Numazawa S, et al. Spinous process plate (S-plate) fixation after posterior interbody fusion for lumbar canal stenosis due to spondylolisthesis. *Neurosurg Rev.* 2013;36(1):139–143. https://doi.org/10.1007/s10143-012-0402-5.

8. Shenkin HA, Hash CJ. Spondylolisthesis after multiple bilateral laminectomies and facetectomies for lumbar spondylosis. Follow-up review. *J Neurosurg.* 1979;50(1):45–47. https://doi.org/10.3171/jns.1979.50.1.0045.

9. Wang JC, Spenciner D, Robinson JC. SPIRE spinous process stabilization plate: biomechanical evaluation of a novel technology. Invited submission from the Joint Section Meeting on Disorders of the Spine and Peripheral Nerves, March 2005. *J Neurosurg Spine.* 2006;4(2):160–164. https://doi.org/10.3171/spi.2006.4.2.160.

10. Kim HJ, Bak KH, Chun HJ, et al. Posterior interspinous fusion device for one-level fusion in degenerative lumbar spine disease: comparison with pedicle screw fixation—preliminary report of at least one year follow up. *J Korean Neurosurg Soc.* 2012;52(4):359–364. https://doi.org/10.3340/jkns.2012.52.4.359.

11. Techy F, Mageswaran P, Colbrunn RW, et al. Properties of an interspinous fixation device (ISD) in lumbar fusion constructs: a biomechanical study. *Spine J.* 2013;13(5):572–579. https://doi.org/10.1016/j.spinee.2013.01.042.

12. Kaibara T, Karahalios DG, Porter RW, et al. Biomechanics of a lumbar interspinous anchor with transforaminal lumbar interbody fixation. *World Neurosurg.* 2010;73(5):572–577. https://doi.org/10.1016/j.wneu.2010.02.025.

13. Karahalios DG, Kaibara T, Porter RW, et al. Biomechanics of a lumbar interspinous anchor with anterior lumbar interbody fusion. *J Neurosurg Spine.* 2010;12(4):372–380. https://doi.org/10.3171/2009.10.SPINE09305.

14. Fogel GR, Parikh RD, Ryu SI, et al. Biomechanics of lateral lumbar interbody fusion constructs with lateral and posterior plate fixation: laboratory investigation. *J Neurosurg Spine.* 2014;20(3):291–297. https://doi.org/10.3171/2013.11.SPINE13617.

15. Fogel GR, Turner AWL, Dooley ZA, et al. Biomechanical stability of lateral interbody implants and supplemental fixation in a cadaveric degenerative spondylolisthesis model. *Spine (Phila Pa 1976).* 2014;39(19):E1138–E1146. https://doi.org/10.1097/BRS.0000000000000485.

16. Kornblum MB, Turner AWL, Cornwall GB, et al. Biomechanical evaluation of stand-alone lumbar polyether-ether-ketone interbody cage with integrated screws. *Spine J.* 2013;13(1):77–84. https://doi.org/10.1016/j.spinee.2012.11.013.

17. Doulgeris JJ, Aghayev K, Gonzalez-Blohm SA, et al. Biomechanical comparison of an interspinous fusion device and bilateral pedicle screw system as additional fixation for lateral lumbar interbody fusion. *Clin Biomech (Bristol, Avon).* 2015;30(2):205–210. https://doi.org/10.1016/j.clinbiomech.2014.10.003.

18. Gonzalez-Blohm SA, Doulgeris JJ, Aghayev K, et al. Biomechanical analysis of an interspinous fusion device as a stand-alone and as supplemental fixation to posterior expandable interbody cages in the lumbar spine. *J Neurosurg Spine.* 2014;20(2):209–219. https://doi.org/10.3171/2013.10.SPINE13612.

19. Yeager MS, Dupre DA, Cook DJ, et al. Anterior lumbar interbody fusion with integrated fixation and adjunctive posterior stabilization: a comparative biomechanical analysis. *Clin Biomech (Bristol, Avon).* 2015;30(8):769–774. https://doi.org/10.1016/j.clinbiomech.2015.06.015.

20. Yu X, Zhu L, Su Q. Lumbar spine stability after combined application of interspinous fastener and modified posterior lumbar interbody fusion: a biomechanical study. *Arch Orthop Trauma Surg.* 2014;134(5):623–629. https://doi.org/10.1007/s00402-014-1977-9.

21. Lopez AJ, Scheer JK, Dahdaleh NS, et al. Lumbar spinous precess fixation and fusion: a systematic review and critical analysis of an emerging spinal technology. *Clin Spine Surg.* 2017;30(9):E1279–E1288.

第 20 章　腰椎椎体间融合后的固定

引言

腰椎椎体间融合术（lumbar interbody fusion, LIF）联合后路固定（posterior fixation, PF）是脊柱外科的标准术式。随着单纯腰椎椎体间融合装置和技术的发展，出现了关于后方固定必要性的讨论。有关证实单纯椎体间融合的效果的数据和文献较为缺乏，因此美国食品和药物管理局（FDA）尚未支持单纯腰椎椎体间融合与腰椎椎体间融合联合后路固定具有等同的临床效果。

作为外科医生，手术所要遵循的原则之一是完成既定目标，具有最大的风险收益比。换种说法，外科医生所要开展的手术在最大程度降低风险的同时，可以有最大的机会为患者获取最大的利益。在腰椎椎体间融合中，骨性融合为患者提供了最佳的缓解机会和好的临床结果。然而后路固定尽管可理解为促进坚固的融合，但是手术风险较大。

融合所需的条件可以归纳为两点。第一点是提供骨性融合发生的生物学环境（例如，准备植骨面，直到终板出血，增大移植骨量，切除尽可能多的椎间盘，充分准备好终板作为融合界面）[1]。第二点是提供融合所需的稳定性。第一点毋庸置疑，第二点是本章讨论的重点。

腰椎后路固定的方式很多，新技术和新器械不断发展。本章将讨论使用 PF 的历史和原理，以及目前最常用的三种技术：关节突螺钉（FS）、椎弓根螺钉（PS）和棘突间装置（ISP）。

关节突螺钉

历史

1944 年，King[2] 首次发表了椎体螺钉固定的文献。螺钉平行于椎板的下缘放置，垂直于腰椎小关节。恢复时间长，术后需要卧床休息，假关节的发生率极高，在 49 位患者中为 55.1%[3-5]。

手术技术的困难和效果不佳持续至 1959 年，直到 Boucher 报道了一种新的材料和螺钉置入方法后，提高了固定效果。螺钉通过下关节突置入下方椎弓根，材质为不锈钢，机器制造的螺钉长度为 1.5～2 英寸[2]。1964 年，Pennel[6] 使用了与 Boucher 类似的固定技术，这些螺钉被认为是"单侧"或关节突螺钉，因为它们是从同侧关节突置入的（图 20.1）。

在 1980 年代，Magerl[7] 开发了"经椎板"关节突螺钉固定技术，作为经关节突螺钉的变化方式。这些螺钉入钉点始于棘突对侧，穿过同侧椎板和小关节，终止于椎弓根后外侧的下面。1989 年，Jacobs[8] 报道使用 Magerl 技术的前瞻性研究，对 88 位患者平均随访 16 个月，融合率为 91%，临床成功率为 93%。

尽管经椎板和经关节突固定相比于椎弓根螺钉便宜，但经关节突固定被认为不融合的发生率较高[9-11]。

尽管并非没有并发症，但经椎板固定仍是较受欢迎的技术。它需要较大的手术显露范围，存在 10% 椎板壁穿透和螺钉位置不佳的发生率，以及较高的神经并发症风险[10, 12]。

近年来，对于经关节突固定已有一些新颖的想法，包括小关节枪，最终由 US Spine 商品化（Javelin MIS Locking Facet System, Amedica/US Spine, Salt Lake City, UT）。并非所有的想法或技术都是成功的，该产品已不再适用，也找不到报道其结果的文章。其他技术或器械的安全性和有效性有待于观察。

几家公司已开发出特殊的经关节突和经椎板固定螺钉。但是，目前最为常用的螺钉是单纯的 4.5mm 钛质皮质骨螺钉，其可以在所有的骨科创伤固定套件中找到。与椎弓根螺钉相比，这些螺钉非常便宜。从行业角

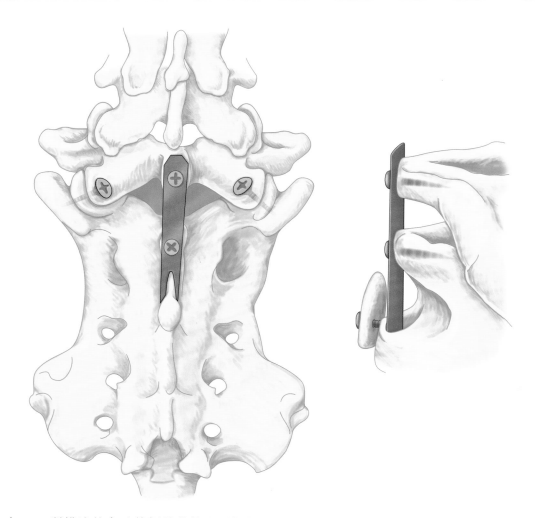

● **图 20.1** 　首先由 King 所描述的穿过外侧关节的金属螺钉。当棘突发育良好时，可使用很小的螺钉固定胫骨植骨块
(Reproduced with permission from King, D: Internal fixation for lumbosacral fusion. J Bone Joint Surg 1948; 30-A: 560–565.)

度来看，这项技术不具有广阔的市场前景。然而，当临床疗效满意且花费效益比至关重要时，我们可以期待这项技术在未来的复兴（图 20.2）。

适应证

　　经关节突螺钉的临床适应证较广，从外科医生的角度来讲最常用的适应证是在椎板完整时进行后方固定，前方可以有或没有椎体间支撑（不存在之前的椎板切除或关节峡部缺损）。

手术技术

　　置入经关节突螺钉或 Magerl 螺钉的技术很简单，但需要较强的脊椎三维解剖概念。通常的螺钉为 4.5 mm 钛质或不锈钢皮质骨螺钉。为此专门开发了一些螺钉，

但是没有数据表明该类螺钉优于普通螺钉。

　　手术取中线切口以暴露需融合节段的上位椎板（例如暴露 L4 椎板用于 L4-5 融合）。这种显露范围可以清晰地识别整个椎板。进一步显露下位椎节横突的尾端至与椎弓根的连接处（例如 L5 横突用于 L4-5 融合）。螺钉的钉道平行于椎板，入钉点位于对侧棘突根部与椎板的交汇点，向尾端朝向椎体横突与椎弓根的连接处。

　　为了微创暴露的需要，可以将中线切口变小，在两端分别做头端和外侧单独的与螺钉方向共线的切口。

　　将 3.0 mm 钻头经微创切口钻入椎板并向尾端行进，于对侧椎体横突与椎弓根的连接处钻出皮质骨，然后将 4.5 mm 丝锥推进皮质骨。这样做的目的是使拧入的螺钉能够立即进入尾端的椎节，以防止当螺钉进入尾端前出现小关节的分离。然后拧入螺钉，通常的螺钉长度在

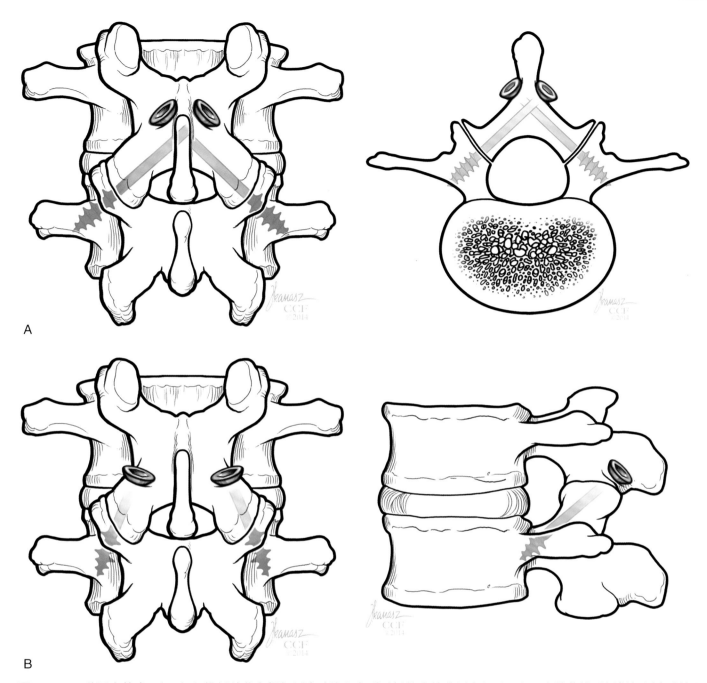

● 图 20.2　三种固定技术。（A）经椎板关节突螺钉固定（从入点到对侧的小关节固定）。（B）经小关节椎弓根螺钉固定（从入点到同侧的小关节固定）

44 ~ 54 mm。第二枚螺钉使用相同的方法放置在对侧。通过高速磨钻将椎板和小关节去皮质处理，进行植骨以促进后方融合。

局限性

　　显而易见，患者需要有完整的关节突峡部和椎板以完成手术。

　　生物力学上该技术不如椎弓根螺钉坚固。但是，在前柱支撑下（例如：前路腰椎椎体间融合、外侧腰椎椎体间融合、后路腰椎椎体间融合或经椎间孔腰椎椎体间融合），该固定在临床上与椎弓根螺钉的固定效果基本上是等效的。

　　无论是单侧还是经椎板，关节突螺钉技术需要有较强的脊柱三维解剖概念。该技术目前需要开放显露，

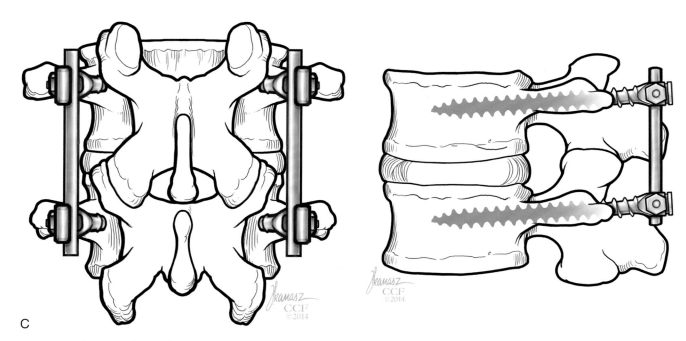

● 图 20.2 （续）（C）传统的椎弓根螺钉固定 (Reprinted with permission, Cleveland Clinic Center for Medical Art & Photography © 2014. All Rights Reserved.) World Spinal Column Journal 2014; 5(2): 97)

但将来通过使用导航和 / 或机器人技术，可能会成功且可靠地经皮进行。

技巧

在过去，存在关节突螺钉植入的引导工具，但是目前其适用性尚不明确。理想情况下，在内固定时将钻头和丝锥通过穿过软组织的套筒以保护椎旁肌肉。如果上述系统无法获得，可选取多数创伤专业的手术套件完成这项技术。

在进行固定时，要记住总是先置入头侧螺钉，并且要尽量靠头端，尽可能为第二枚螺钉留出足够的空间。如将第一枚螺钉放在中间，将没有足够的空间容纳尾侧螺钉。

在进行二维透视时，没有可靠且重复性好的影像学检查标志为这些螺钉置入提供参考。这一技术需要对三维解剖的理解，尤其是入钉点和出钉点，以及在特定钉道钻孔的能力。

患者可能会有以前的半椎板切开史，这种情况下头侧螺钉就需要从以前的减压侧置入。

并发症

使用关节突螺钉固定可能会发生许多并发症。术中并发症包括因螺钉方向不佳导致硬膜撕裂、神经受压或神经损伤。如果螺钉钉道存在偏差，也可能会发生椎板和关节突骨折。术后并发症少见，通常包括在假关节的情况下出现螺钉松动或失败。如果螺钉断裂，则几乎总是发生在小关节位置。因假关节而需要翻修手术时，可以采用椎弓根螺钉固定。重要的是要明确，尾侧椎节可能有螺钉穿过椎弓根，在置入尾侧椎弓根螺钉前需要取出，仔细行术前 X 线和 CT 检查有助于手术计划制订。

椎弓根螺钉

历史

Harrington 和 Tullous[14] 在 1969 年报道了被大多数人誉为第一个"真正的"椎弓根螺钉。螺钉采用改良的 Harrington 器械将其置入椎弓根中，并与 Harrington 撑开棒之间通过金属丝进行连接。

1970 年，Roy-Camille 等 [15, 16] 报道后路使用板和矢状面螺钉穿过椎弓根和关节突。尽管上述螺钉钉道与现在的标准椎弓根螺钉并不相同，但这是一个相似的概念，并获得很大成功。Louis 和 Maresca[17] 报道了使用改良的技术和器械取得的成功，455 例患者平均随访 31.6 个月，获得坚强融合的病例在单纯后路中达

97.4%，在前后联合入路中达 100%。

Roy-Camille 于 1984 年在旧金山的 AAOS 会议上介绍了椎弓根螺钉技术[18]。Steffee 等[19]对这项技术非常感兴趣，并在 1986 年发表了另外的钉板置入方式，可用于从胸椎到骶骨各节段（图 20.3 ）。

椎弓根螺钉固定在 1990 年代中期成为金标准[10]。1993 年和 1996 年，北美脊柱外科学会认可有经验的外科医生使用椎弓根螺钉[20]。

尽管如此，1990 年代的不幸事件还是阻碍了医师、制造商和医学会支持的椎弓根螺钉。FDA 在 1993 年 8 月致信六家公司，指示他们不要"宣传或推广"椎弓根螺钉在脊柱的使用。作为 III 类植入物，螺钉被批准作为接骨螺钉，但不是专门用于脊柱。到 1993 年 12 月，臭名昭著的 20/20 事件曝光并引发了诉讼，并在全美国引起连锁反应。1997 年，Acromed 出价 1 亿美元和解，而 FDA 在 1998 年 7 月将椎弓根螺钉的分类从 III 级改为 II 级，这一改变使得其余大部分诉讼案件被驳回[21]。

微创（MIS）椎弓根螺钉

Magerl[7]在 1977 年首次介绍微创经皮植入椎弓根螺钉。这项技术较为复杂，需要使用脊柱外固定（ESSF）系统。随着时间的推移，该特殊技术未取得良好的效果，主要是由于与外部环境相通所引起的伤口问题，已不再使用。但是仍然保留了微创螺钉置入的概念（图 20.4 ）[22]。

Foley 等[23]第一个发表了经皮融合技术治疗退行性腰椎疾病的临床系列研究（Sextant; Medtronic, Minneapolis, MN, USA ）。作为经皮置钉的一大步，借助于术中透视实现 Sextant 系统的钉道准备。改进后的多轴螺钉使用延长套筒经皮植入。Foley 设计的工学原理是利用圆弧半径的机制来经皮置入固定棒。遗憾的是，连接固定棒需要一个单独的切口，解剖变异使这一方式存在挑战。该系统早期可以只使用两个螺钉，而随后开发了一个两节段系统（图 20.5 ）[23, 24]。

早期经皮椎弓根螺钉的结果显示了良好的稳定性和融合性，该技术进一步被推广用于治疗多种疾病（创伤、肿瘤、畸形和退变性疾病）[25,26]。最近的研究证实了这些结果。

2012 年，Kruger 等发表了有关 51 个使用 Sextant II 固定棒植入系统的前瞻性研究病例资料。共使用 204 枚螺钉，其中 197 枚螺钉正确放置，所有骨折在 6 周后显示融合。"但是，作者报告说多轴椎弓根螺钉不能保持通过围术期体位摆放和纵向牵引所获得的较小矫正"[27]。

2014 年，Wang 等[28]回顾了 100 例使用 Sextant 系统治疗的后凸患者，他们的结论是 Sextant 优于常规开放后路短节段四钉系统。

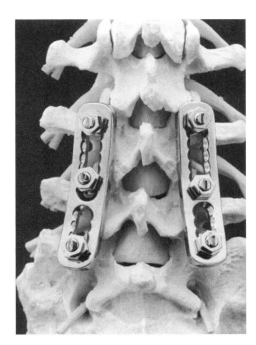

● **图 20.3** 位置可变的螺钉固定 (Steffee) 系统 (Courtesy of DePuy Synthes.)

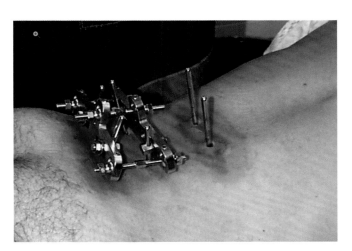

● **图 20.4** 微创（MIS）螺钉植入 (Courtesy Pierce D. Nunley, MD, 1996, Switzerland.)

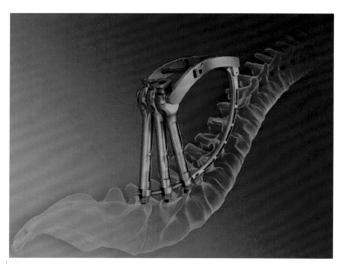

● **图 20.5**　两节段固定棒植入系统 CD Horizon Sextant II(Cour tesy of Medtronic Inc., Minneapolis, MN, USA.)

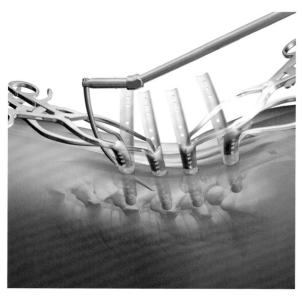

● **图 20.6**　微创脊柱椎弓根螺钉植入后的弹性牵开系统 (Courtesy of K2M, Inc., Leesburg, VA, USA.)

微创（MIS）椎弓根螺钉的设计发展

随着设计人员和制造商竞相开发更好的椎弓根螺钉经皮置入的方法，微创系统得以蓬勃发展。

早期大部分微创椎弓根螺钉系统都需要套筒。该技术最早通过术中 C 臂监视下将穿刺活检针样的标尺穿过椎弓根并进入椎体，移除探针后，将导丝放入椎体，然后进行攻丝。如果需要，则将螺钉导向器经椎弓根置入椎体。存在的生物力学问题是中空套筒将影响到螺钉的整体把持力，特别是对于较小直径的螺钉。许多制造商进行了导丝直径和螺钉设计的改进，以应对这些挑战。

随后几代的微创系统可以归类为刚性外接装置（Sextant Ⅱ, Medtronic, Minneapolis, MN and Expedium, Depuy, Raynham, MA）和弹性外接装置（Serengeti, K2M, Leesburg, VA）系统。许多制造商设计了不同的可拆卸外接装置，并放置在常规螺钉上，在钉棒牢固锁定后取出（图 20.5）。

柔性外接装置的概念比刚性外接装置设计具有某些优势。需要注意的是，对于某些脊柱畸形，包括过度前凸、旋转性侧凸和滑脱，其更易于连接固定棒。

最新代的刚性外接系统将外接装置与螺钉进行拉环样结合，当螺钉置入并与固定棒锁定后，可折断取出。许多这样的系统存在内置的螺钉复位装置，易于置入和连接固定棒，以及矫正脊柱畸形（图 20.6、图 20.7）。

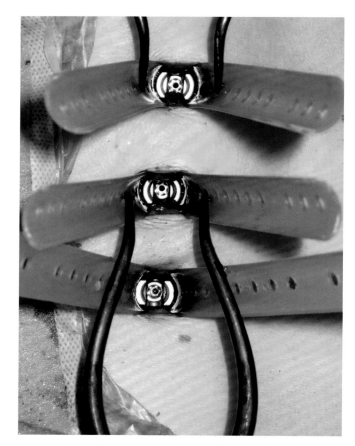

● **图 20.7**　术者视角下如郁金香花瓣样的弹性微创牵开系统 (Courtesy of K2M, Inc., VA, USA.)

这些装置具有潜在优势，但是在发表时缺乏相关的研究数据。

对于任何系统而言，均存在优势和不足，如今脊柱外科医生的选择更为多样（图 20.6 ~ 图 20.9）。

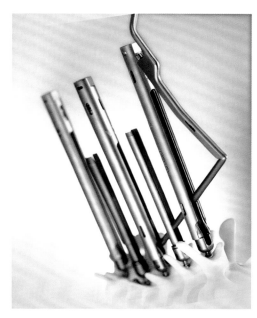

● **图 20.8**　刚性外接装置下的固定棒置入 (Courtesy of DePuy Synthes.)

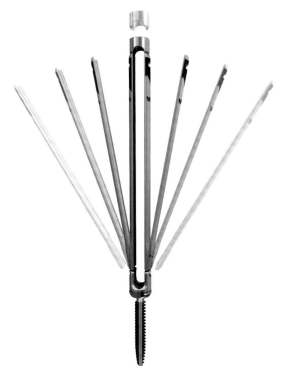

● **图 20.9**　带有复位螺纹的低切迹刚性外接装置，具有可折断分离功能 (Courtesy of K2M, Inc., Leesburg, VA, USA.)

适应证

椎弓根螺钉用于脊柱后路固定，无论是否进行前方椎体间融合。

手术技术

微创椎弓根螺钉的植入存在多种技术，术中透视是最为普遍采用的，而术中三维影像辅助导航下置钉最近获得普遍欢迎。目前多家公司研发机器人辅助置钉作为新的选择。然而，导航和机器人辅助置钉不在本章讨论范围，而是属于每一个系统所专有的特殊设备、软件和内植物。

术中透视可用一台或两台机器，有两种基本透视技术。第一种技术使用标准前后位和侧位透视，帮助"从外向内"定位进钉点，从椎弓根的后外侧开始，至接触到椎体时位于椎弓根的前内侧。经典的进钉点是横突与下关节面的连接处。

将探针插入椎弓根，移除探针后将导丝插入椎体。中空螺钉沿着导丝置入椎体内，可以预先攻丝或不经攻丝直接置入。第二种透视技术常被称之为"管道下"技术，将 C 臂侧向旋转 15° ~ 30° 以向下直"视"椎弓根。探针及随后的椎弓根螺钉沿"牛眼"影像直接进入椎弓根。一些技术允许在透视下导针被拔出后直接植入实心螺钉，然后放入固定棒，并在锁定前根据需要进行复位操作。

然后进行植骨，可以进行标准的后外侧去皮质和植骨，或者进行经皮小关节复合体去皮质，将去皮质过程中的骨性碎屑留于原位，可以加用或不加用补充植骨。

技巧

如果可行，使用两个 C 臂进行双平面透视。密切关注螺钉入钉点并保持上下一致。入钉点的改变会使连接固定棒非常困难。植入螺钉前在双侧先放置导丝，因为侧位透视上螺钉会造成对侧显示不清。在 S1 节段，可能很难准确辨识椎弓根的内侧边界。向头端或尾端倾斜 C 臂透视下置钉常常会帮助辨认界限。术中的触发肌电图可作为有用的工具，尤其是对于存在问题的螺钉，因为椎弓根内侧壁无法直视或者探查。

局限性

微创椎弓根螺钉固定有许多潜在的局限性。首先是该技术需要术中透视或导航。人们越来越意识到放射线暴露的危害，微创技术所需的术中透视对于医生和工作人员的辐射暴露在增加。有赖于应用导航技术的影像模式，才有机会减少了对医疗团队和患者的辐射暴露。

微创螺钉固定需要对脊柱的三维解剖有深入理解，尤其是在特定椎弓根存在大小和钉道方向异常时，以及关键解剖边界难以清晰显示时（例如 S1 椎弓根的内缘常难以看清）。

复杂的脊柱畸形和多节段固定病例需要螺钉植入后保持在一条直线，以减少上棒的难度以及螺钉所受的应力。这在微创椎弓根螺钉置入过程中更为困难，因为术者在置入螺钉时无法"看见"螺钉是否排成直线。

显露出横突以去皮质并进行植骨（如果术者认为需要）对于多数微创系统是个挑战，这是由于套筒的阻挡。这一步骤可以通过另外的通道或者扁平牵开器如小 Hibbs 撑开器来完成软组织撑开。

需要通过中线显露来进行常规减压者需要另外的中线切口。但是在多数情况下，减压可首先通过前后路联合固定的间接减压来完成，然后通过与椎弓根螺钉固定相同的切口行单侧经椎间孔减压来实现。

皮质骨螺钉

值得一提的是一种后路螺钉的新兴技术，该技术通常被称为皮质骨螺钉[29]。在 2009 年，Santoni 等[30]在 *Spine* 杂志上首次报道，与传统椎弓根螺钉相比，皮质骨螺钉的抗拔出力增加 30%。他们认为在骨质疏松情况下这些皮质骨螺钉作用更大，因为骨质疏松对皮质骨的影响远小于对松质骨的影响。近年来发表了多项研究，尤其是 Matsukawa、Radcliff 和 Calvert 及其团队成员[31-33]。这些论文分析得出的结论是，皮质骨螺钉倾向于具有更大的拧入扭矩和拔出力。但是，这种技术是否会经受时间的考验尚需观察，因为迄今为止发表的临床论文病例数较少。

皮质骨螺钉的适应证与椎弓根螺钉固定相同；但是，对于中线切口，该技术所需软组织显露较少，被某些人视为一项微创技术。

皮质骨螺钉置入技术差异很大，不是本章的重点。作者鼓励感兴趣者可以参加实际操作课程来学习该项非常有用的技术。

局限性包括在与传统方式不同的解剖方位上学习和训练，熟练掌握之前需要一定的学习曲线；另一个困难是皮质骨螺钉与相邻节段的传统椎弓根螺钉固定的连接，在翻修手术中是个挑战。

微创脊柱畸形手术

手术设备和内固定的发展导致脊柱固定的节段数量几乎不再有局限。一些系统可以实现多节段的固定来矫正脊柱畸形。就像之前所介绍的，通过使用刚性或柔性外接装置，已经改变了微创脊柱畸形手术的地位，并对传统开放脊柱手术形成了挑战（图 20.10）。大量正在进行的研究比较了脊柱畸形的手术治疗方式，包括传统的开放手术、混搭性手术和微创技术。2015 年，国际脊柱研究学组（International Spine Study Group）表示，尽管畸形并没有获得根本性矫正，但微创技术仍可改善患者的脊柱畸形。他们还发现微创手术的估计出血量显著降低，在重症监护病房住院时间显著缩短[34, 35]。不久的将来，有很大可能性出现的是，大多数畸形手术能够部分或全部使用微创技术来完成（图 20.10）。

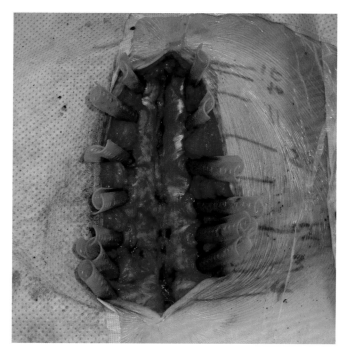

● **图 20.10**　多节段侧弯病例中使用弹性牵开装置 (Courtesy of Pierce Nunley, Shreveport, LA, 2008.)

棘突间固定装置

历史

Knowles 在 1952 年申请了棘突间装置（interspinous process device, ISP）的第一项专利，并于 1954 年获得批准[36]。唯一的关于此项装置的出版物是 2003 年写给编辑的信，在信里 Whiteside 诉说因为频繁的旋转和松动，他不再继续使用该装置[37]（图 20.11）。

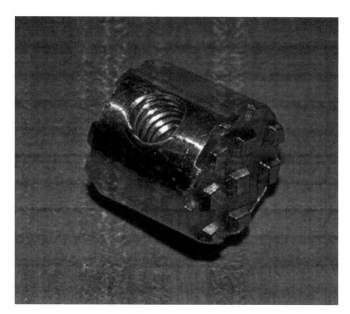

● **图 20.11**　Knowles 装置 (From Whitesides TE. The effect of an interspinous implant on intervertebral disk pressures. Spine 2003; 28(16): 1906–1907; author reply 7–8.)

Abbott Spine 公司（Park, IL）于 1986 年设计出的 Wallis 系统是其后一代的 ISP：自研发以来，它已经经历了多种改进[38, 39]。Minns 在 1996 年报道软内植物，但该装置在生物力学尸体测试之后并未取得进展[40]。

1990 年代出现了多个新 ISP 设计，从 1994 年 Paradigm 的 Coflex（以前称为 Interspinous U）开始[41]，美敦力公司（Medtronic）的 XTOP 在 2005 年获得了美国 FDA 的批准，并于 2008 年上市[42]。尽管在美国以外仍可使用，但 2015 年美敦力（Medtronic）公司停止了在美国的 XSTOP 销售。

自 2006 年起在欧洲注册，美敦力公司（Medtronic）的 DIAM 一直是欧洲合格（CE），并获准在美国进行设备投资豁免（IDE）研究。但是，2016 年，FDA 拒绝了 DIAM 在美国的批准[42, 43]。

尽管最初设计的 ISP 是 Wallis、Coflex、DIAM 和 XSTOP，但仅 Coflex 在美国仍然可用。当前可用的其他设备包括 Aspen（ZimmerBiomet, Warsaw, IN）（图 20.12）、Interbridge（ZimmerBiomet）、Stabilink（Southern Spine, Macon, GA）和 Bridgepoint（Alphatec Spine, Carlsbad, CA）[42]。

这些棘突间装置中有许多已被用于非融合技术。非融合技术不是本章重点。

技术

这一装置是在正中切口暴露椎板后植入。一些装置的植入要求去除棘上韧带，而另一些则保留完整的韧

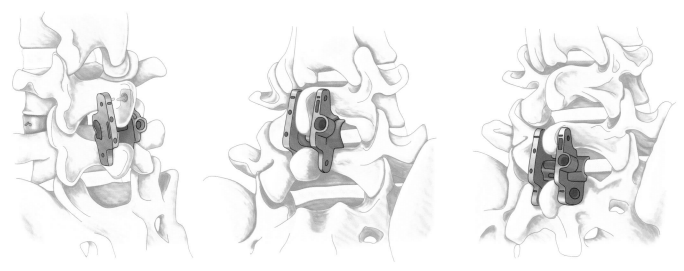

● **图 20.12**　Aspen 系统 (Courtesy of ZimmerBiomet, Warsaw, IN.)

带。每种装置需要依照制造商的使用手册进行测量和植入。多数装置需要双侧暴露，但也有一些装置则仅需要单侧暴露。为了创造良好的融合环境，必须在装置内或周围的棘间放置合适的骨活性生物材料。

由于市场中存在较多内固定装置，读者最好选择由专家和制造商进行过适当培训的特定装置。

对这些设备的了解还不足以讨论其局限性。但是，作为固定和融合装置，其用于椎体间融合后的辅助固定的前景是不明朗的。尽管很有前途，但我们需要更多高质量的研究证明这些装置的安全性和有效性。

生物力学测试

椎弓根螺钉的生物力学测试始于 1986 年，包括椎弓根螺钉和固定板 [44, 45]。医生们普遍认为跨越内植物的负荷承载和传递对实现成功的融合非常重要 [45]。骨 - 内植物界面、骨密度、螺钉拔出力以及与椎弓根中的合适匹配已被证明对椎弓根螺钉在生物力学方面的成功固定很重要 [46-49]。其他生物力学研究发现椎弓根螺钉比关节突螺钉具有相同或更好的稳定性 [19, 50]。

关节突螺钉生物力学

小关节的解剖学特点使得脊柱伸展时下位椎体的上关节突限制了上位椎体的下关节突过度活动。这种限制避免了过度伸展，保证了脊柱后伸时的稳定性 [51, 52]。从生物力学上说，关节突螺钉在固定小关节时是可以达到稳定脊柱促进融合的。多项生物力学研究表明，椎体间融合联合经椎板固定可提供足够的稳定性 [12, 53, 54]。

生物力学测试表明关节突螺钉和椎弓根螺钉都可以提供足够的稳定性以实现坚固融合 [12, 50, 53, 54]。多项研究已经对椎弓根螺钉和关节突螺钉的手术结果进行了比较 [13, 15, 54]。

2016 年，Liu 等 [55] 研究两节段 TLIF 分别进行单侧椎弓根螺钉（UPS）、单侧椎弓根混合对侧经椎板关节突螺钉（UPSFS）和双侧椎弓根螺钉固定的比较。与 BPS 相比，UPS 和 UPSFS 的手术时间更短。然而，各组之间的临床疗效无明显差异（VAS、JOA、ODI）。尽管融合率从 UPS（81.8%）到 UPSFS（89.3%）再到 BPS（94.1%）逐渐增加，但融合率或并发症发生率没有显著差异。在 UPSFS 组中，钉棒失败的发生率明显更高 [55]。

棘突间装置生物力学

Wang 等 [56, 57] 在 2005 年和 2006 年发布了 SPIRE 装置的结果。他们术中完成前柱支撑，然后比较椎弓根螺钉固定、经椎板关节突固定和棘突间固定。在体外生物力学环境中没有发现显著差异，他们得出结论 SPIRE 装置在生物力学上适合后路固定。

Techy 等 [58] 对 TLIF 联合后路固定进行了生物力学研究，他们得出结论认为 ISP 对屈伸活动的固定强度等同于椎弓根螺钉。但是，ISP 在轴向旋转和侧屈位上的稳定性不如椎弓根螺钉。他们还指出联合使用单侧椎弓根螺钉的 ISP 与双侧椎弓根螺钉相同。

Fogel 等 [59] 在 2014 年报告了 10 个尸体标本的研究，其显示椎弓根螺钉和 ISP 固定在各向活动方面的稳定性明显优于侧方椎体间融合或侧方椎体间融合联合固定板固定。尽管如此，在屈伸和旋转活动时，椎弓根螺钉的稳定性显著优于 ISP。他们的结论是，由于相关数据非常接近，所以在临床实践中 ISP 可以是椎弓根螺钉固定的替代选择。

最后，Godzik 等 [60] 在 2016 年对使用 ISP 中的 SPIRE 和单侧椎弓根螺钉或单侧 / 双侧关节突螺钉进行对比分析，单纯使用 ISP 时的稳定性在屈伸和轴向旋转方面均优于未受损伤的脊柱，但在辅助使用后方固定时则可显著增加生物力学稳定性。

从目前能够获得的生物力学数据得出的结论是 ISP（并非单纯的如 X-Stop 或 Coflex 等的间隔装置）可以显著增加脊柱的生物力学稳定性，特别是在屈伸活动以及有椎体间固定的情况下。目前的临床问题是这是否能够提供足够的固定，以免出现不良的临床结果，需要进一步研究来决定作为椎体间融合辅助固定的 ISP 的未来应用前景。

未来的趋势

微创脊柱外科手术

微创脊柱外科手术是目前增长最快的市场。新技术和现有技术的改进将不断持续。重要的是这些技术和装置被认真研究和报告，以确保患者应享有的安全性和有效性。看起来在不久的将来，大多数脊柱外科手术将至少包含一些微创的理念。

影像导航和机器人

虽然不是本章的重点，但导航系统和机器人技术的不断发展值得重视。通过这些技术改变置钉的方式，将可能是脊柱内固定手术不可或缺的一部分。当前的挑战是系统的成本和手术时间的延长。但是，随着人们对辐射暴露的关注日益增加，我们很可能会看到技术的持续改进。当成本降低及技术改进到一定程度后，外科医生很可能会问"为什么不"而不是"为什么"使用导航和机器人置入脊柱内植物。

结论

总而言之，后路脊柱内固定的历史悠久，如今的脊柱外科医师有许多选择。虽然单纯椎体间融合有一定的适应范围，但确切的适应证仍未确定。从生物力学数据中已经明确后路固定增加了脊柱的稳定性，但终极的问题是"需要多少稳定性"和"我们何时需要更大的稳定性？"

前后方 360° 环形融合在很长时间内都被作为风险较高的技术，并被认为是过时的。随着现代技术和植入物的发展，多数患者在椎体间融合后可进行辅助固定，并且手术风险相对较低。生物力学和临床研究已反复表明，前后方 360° 环形融合具有相同及通常更好的融合率和临床疗效。

从本章的内容可以确定，关于后方辅助固定哪一项技术是最好的，是没有"对和错"的回答的，但是在适应证满足的前提下开展微创后路融合手术是一种趋势。随着导航技术的普及，经椎板关节突螺钉的应用可能会再次兴起。医疗系统将会不断寻找在获得相同临床疗效的同时不断降低花费的方法。

（Pierce D. Nunley, Kelly A. Frank 著

王　辉译　曾　岩审校）

参考文献

1. Rihn JA, Gandhi SD, Sheehan P, et al. Disc space preparation in transforaminal lumbar interbody fusion: a comparison of minimally invasive and open approaches. *Clin Orthop Relat Res.* 2014;472(6):1800–1805.
2. Boucher HH. A method of spinal fusion. *J Bone Joint Surg Br.* 1959;41-B(2):248–259.
3. King D. Internal fixation for lumbosacral fusion. *Am J Surg.* 1944;66:357–361.
4. King D. Internal fixation for lumbosacral fusion. *J Bone Joint Surg Am.* 1948;30A(3):560–565.
5. Thompson WA, Ralston EL. Pseudarthrosis following spine fusion. *J Bone Joint Surg Am.* 1949;31A(2):400–405.
6. Pennel GF, McDonald GA, Dale GG. A method of spinal fusion using internal fixation. *Clin Orthop Rel Res.* 1964;35:86–94.
7. Magerl FP. Stabilization of the lower thoracic and lumbar spine with external skeletal fixation. *Clin Orthop Relat Res.* 1984;(189):125–141.
8. Jacobs RR, Montesano PX, Jackson RP. Enhancement of lumbar spine fusion by use of translaminar facet joint screws. *Spine (Phila Pa 1976).* 1989;14(1):12–15.
9. Agarwala A, Bucklen B, Muzumdar A, et al. Do facet screws provide the required stability in lumbar fixation? A biomechanical comparison of the Boucher technique and pedicular fixation in primary and circumferential fusions. *Clin Biomech (Bristol, Avon).* 2012;27(1):64–70.
10. Ferrara LA, Secor JL, Jin BH, et al. A biomechanical comparison of facet screw fixation and pedicle screw fixation: effects of short-term and long-term repetitive cycling. *Spine (Phila Pa 1976).* 2003;28(12):1226–1234.
11. Best NM, Sasso RC. Efficacy of translaminar facet screw fixation in circumferential interbody fusions as compared to pedicle screw fixation. *J Spinal Disord Tech.* 2006;19(2):98–103.
12. Shim CS, Lee SH, Jung B, et al. Fluoroscopically assisted percutaneous translaminar facet screw fixation following anterior lumbar interbody fusion: technical report. *Spine. (Phila Pa 1976).* 2005;30:838–843.
13. Buttermann GR, Thorson TM, Mullin WJ. Outcomes of posterior facet versus pedicle screw fixation of circumferential fusion: a cohort study. *Eur Spine J.* 2014;23(2):347–355.
14. Harrington PR, Tullos HS. Reduction of severe spondylolisthesis in children. *South Med J.* 1969;62(1):1–7.
15. Roy-Camille R, Saillant G, Mazel C. Internal fixation of the lumbar spine with pedicle screw plating. *Clin Orthop Relat Res.* 1986;203:7–17.
16. Roy-Camille R, Saillant G, Berteaux D, et al. Osteosynthesis of thoraco-lumbar spine fractures with metal plates screwed through the vertebral pedicles. *Reconstr Surg Traumatol.* 1976;15:2–16.
17. Louis R, Maresca C. Stabilisation chirurgicale avec Reduction des pondylolyses et des spondylolisthesis. *Int Orthop (S.I.C.O.T.).* 1977;1:215.
18. Roy-Camille R, Saillant G, Lapresle P, et al. A secret in spine surgery: The pedicle. Proceedings of the 51st annual meeting of the American Academy of Orthopaedic Surgeons, 1984.
19. Steffee AD, Biscup RS, Sitkowski DJ. Segmental spine plates with pedicle screw fixation. A new internal fixation device for disorders of the lumbar and thoracolumbar spine. *Clin Orthop Relat Res.* 1986;203:45–53.
20. Gaines RW. The use of pedicle-screw internal fixation for the operative treatment of spinal disorders. *J Bone Joint Surg Am.* 2000;82-A(10):1458–1476.
21. In the United States District Court for the Eastern District of Pennsylvania in Re: Orthopedic Bone Screw Products Liability Litigation. *Daniel Fanning et al and Margaret Schmerling, et al. v. AcroMed Corporation* (C.A. No. 97–381 1997). https://www.paed.uscourts.gov/documents/opinions/97D1164P.pdf.
22. Soini JR, Seitsalo SK. The external fixation test of the lumbar spine. 30 complications in 25 of 100 consecutive patients. *Acta Orthop Scand.* 1993;64:147–149.
23. Foley KT, Gupta SK, Justis JR, et al. Percutaneous pedicle screw fixation of the lumbar spine. *Neurosurg Focus.* 2001;10(4):E10.
24. Foley KT, Gupta SK. Percutaneous pedicle screw fixation of the lumbar spine: preliminary clinical results. *J Neurosurg.* 2002;97(suppl 1):7–12.

25. Mobbs RJ, Sivabalan P, Li J. Technique, challenges and indications for percutaneous pedicle screw fixation. *J Clin Neurosci.* 2011;18(6):741–749.

26. Phan K, Rao PJ, Mobbs RJ. Percutaneous versus open pedicle screw fixation for treatment of thoracolumbar fractures: systematic review and meta-analysis of comparative studies. *Clin Neurol Neurosurg.* 2015;135:85–92.

27. Krüger A, Rammler K, Ziring E, et al. Percutaneous minimally invasive instrumentation for traumatic thoracic and lumbar fractures: a prospective analysis. *Acta Orthop Belg.* 2012;78:376–381.

28. Wang H, Zhou Y, Li C, et al. Comparison of open versus percutaneous pedicle screw fixation using the Sextant system in the treatment of traumatic thoracolumbar fractures. *Clin Spine Surg.* 2017;30(3):E239–E246.

29. Phan K, Hogan J, Maharaj M, et al. Cortical bone trajectory for lumbar pedicle screw placement: a review of published reports. *Orthop Surg.* 2015;7(3):121–213.

30. Santoni BG, Hynes RA, McGilvray KC, et al. Cortical bone trajectory for lumbar pedicle screws. *Spine J.* 2009;9(5):366–373.

31. Matsukawa K, Yato Y, Imabayashi H, et al. Biomechanical evaluation of lumbar pedicle screws in spondylolytic vertebrae: comparison of fixation strength between the traditional trajectory and a cortical bone trajectory. *J Neurosurg Spine.* 2016;24(6):910–915.

32. Radcliff K, Klocke N, Harris J, et al., eds. *Can Cortical Screws Provide the Same Resistance to Catastrophic Hardware Failure as Traditional Pedicle Screws Following Simulated Fatigue: a Biomechanical Investigation.* Miami, FL: Presented at: Society for Minimally Invasive Spine Surgery Global Forum; 2014.

33. Calvert GC, Lawrence BD, Abtahi AM, et al. Cortical screws used to rescue failed lumbar pedicle screw construct: a biomechanical analysis. *J Neurosurg Spine.* 2015;22(2):166–172.

34. International Spine Surgery Group, Mundis Jr GM, Turner JD, et al. In: *A Critical Analysis of Sagittal Plane Deformity Correction With Minimally Invasive Adult Spinal Deformity Surgery: a Two-Year Follow-Up Study.* Chicago, IL: Presented at: North American Spine Society, 30th Annual Meeting; 2015.

35. International Spine Surgery Group, Chou D, Wang M, Blaskiewicz D, et al. In: *The Impact of Minimally Invasive Spinal Deformity Surgery on Icu and Hospital Stay.* Chicago, IL: Presented at: North American Spine Society, 30th Annual Meeting; 2015.

36. Knowles F. Apparatus for treatment of the spinal column. US patent 2677369 A. 1952. https://www.google.com/patents/US2677369#backward-citations.

37. Whitesides TE. The effect of an interspinous implant on intervertebral disc pressures. *Spine (Phila Pa 1976).* 2003;28(16):1906–1907; author reply 1907–1908.

38. Senegas J, Etchevers JP, Vital JM, et al. [Recalibration of the lumbar canal, an alternative to laminectomy in the treatment of lumbar canal stenosis]. *Rev Chir Orthop Reparatrice Appar Mot.* 1988;74(1):15–22. [in French].

39. Sénégas J. Mechanical supplementation by non-rigid fixation in degenerative intervertebral lumbar segments: the Wallis system. *Eur Spine J.* 2002;11(suppl 2):S164–S169.

40. Minns RJ, Walsh WK. Preliminary design and experimental studies of a novel soft implant for correcting sagittal plane instability in the lumbar spine. *Spine (Phila Pa 1976).* 1997;22(16):1819–1825; discussion 1826–1827.

41. Richter A, Schütz C, Hauck M, et al. Does an interspinous device (Coflex) improve the outcome of decompressive surgery in lumbar spinal stenosis? One-year follow up of a prospective case control study of 60 patients. *Eur Spine J.* 2010;19(2):283–289.

42. Gazzeri R, Galarza M, Alfieri A. Controversies about interspinous process devices in the treatment of degenerative lumbar spine diseases: past, present, and future. *Biomed Res Int.* 2014;2014:975052.

43. Caserta S, La Maida GA, Misaggi B, et al. Elastic stabilization alone or combined with rigid fusion in spinal surgery: a biomechanical study and clinical experience based on 82 cases. *Eur Spine J.* 2002;11(suppl 2):S192–S197.

44. Gaines RW, Carson WL, Satterlee CC, et al. Improving quality of spinal internal fixation —evolution toward "ideal immobilization"— a biomechanical study. *Orthop Trans.* 1987;11:86–87.

45. Gaines RW, Carson WL, Satterlee CC, et al. Experimental evaluation of seven different spinal fracture internal fixation devices using non-failure stability testing. The load-sharing and unstable-mechanism concepts. *Spine (Phila Pa 1976).* 1991;16(8):902–909.

46. Bennett GJ, Serhan HA, Sorini PM, et al. An experimental study of lumbar destabilization. Restabilization and bone density. *Spine (Phila Pa 1976).* 1997;22(13):1448–1453.

47. Coe JD, Warden KE, Herzig MA, et al. Influence of bone mineral density on the fixation of thoracolumbar implants. A comparative study of transpedicular screws, laminar hooks, and spinous process wires. *Spine (Phila Pa 1976).* 1990;15(9):902–907.

48. Law M, Tencer AF, Anderson PA. Caudo-cephalad loading of pedicle screws: mechanisms of loosening and methods of augmentation. *Spine (Phila Pa 1976).* 1993;18(16):2438–2443.

49. McLain RF, Fry MF, Moseley TA, et al. Lumbar pedicle screw salvage: pullout testing of three different pedicle screw designs. *J Spinal Disord.* 1995;8(1):62–68.

50. Chin KR, Reis MT, Reyes PM, et al. Stability of transforaminal lumbar interbody fusion in the setting of retained facets and posterior fixation using transfacet or standard pedicle screws. *Spine J.* 2015;15(5):1077–1082.

51. Kim SM, Lim TJ, Paterno J, et al. A biomechanical comparison of supplementary posterior translaminar facet and transfacetopedicular screw fixation after anterior lumbar interbody fusion. *J Neurosurg Spine.* 2004;1(1):101–107.

52. Oxland TR, Lund T. Biomechanics of stand-alone cages and cages in combination with posterior fixation: a literature review. *Eur Spine J.* 2000;9(suppl 1):S95–S101.

53. Deguchi M, Cheng BC, Sato K, et al. Biomechanical evaluation of translaminar facet joint fixation. A comparative study of poly-L-lactide pins, screws, and pedicle fixation. *Spine (Phila Pa 1976).* 1998;23(12):1307–1312; discussion 1313.

54. Kandziora F, Schleicher P, Scholz M, et al. Biomechanical testing of the lumbar facet interference screw. *Spine (Phila Pa 1976).* 2005;30(2):E34–E39.

55. Liu F, Cao Y, Feng Z, et al. Comparison of three different posterior fixation techniques in transforaminal lumbar interbody fusion for two-level lumbar degenerative diseases: at a mean follow up time of 46 months. *Clin Neurol Neurosurg.* 2016;141:1–6.

56. Wang JC, Spenciner D, Robinson JC. SPIRE spinous process stabilization plate: biomechanical evaluation of a novel technology. Invited submission from the Joint Section Meeting on Disorders of the Spine and Peripheral Nerves, March 2005. *J Neurosurg Spine.* 2006;4(2):160–164.

57. Wang JC, Haid RW, Miller JS, et al. Comparison of CD HORIZON SPIRE spinous process plate stabilization and pedicle screw fixation after anterior lumbar interbody fusion. Invited submission from the Joint Section Meeting On Disorders of the Spine and Peripheral Nerves, March 2005. *J Neurosurg Spine.* 2006;4(2):132–136.

58. Techy F, Mageswaran P, Colbrunn RW, et al. Properties of an interspinous fixation device (ISD) in lumbar fusion constructs: a biomechanical study. *Spine J.* 2013;13(5):572–579.

59. Fogel GR, Parikh RD, Ryu SI, Turner AW. Biomechanics of lateral lumbar interbody fusion constructs with lateral and posterior plate fixation: laboratory investigation. *J Neurosurg Spine.* 2014;20(3):291–297.

60. Godzik J, Kalb S, Martinez-Del-Campo E, Newcomb AG, Singh V, Walker CT, et al. Biomechanical Evaluation of the CD HORIZON Spire Z Spinal System With Pedicle and Facet Fixation. *Spine (Phila Pa 1976).* 2016;41(15):E902–E907.

第 21 章　椎体间融合的翻修

引言

椎体间融合的翻修手术是技术上的挑战，需要细致的计划和患者选择。在对原有椎体间融合的病例计划翻修时，医生需要特别考虑如何做好计划，如手术入路问题。与后外侧融合比较，椎体间融合更具挑战，因为其由于 Cage 的移位可能涉及更复杂的硬膜囊和神经的剥离，或者需要将 Cage 从椎间隙取出。椎体间融合翻修的适应证包括但不限于内植物严重下沉、假关节形成、内植物脱出和感染。需要考虑的因素包括所使用椎间 Cage 的类型、手术节段、是否已经骨性融合以及是否有后方补充植骨。在本章，我们将回顾不同椎体间植骨技术、潜在的翻修并发症和治疗选择。

椎体间融合技术

经后方腰椎椎体间融合和经椎间孔腰椎椎体间融合

经后方腰椎椎体间融合（posterior lumbar interbody fusion, PLIF）和经椎间孔腰椎椎体间融合（transforaminallumbar interbody fusion,TLIF）是广泛用于椎体间融合的术式。其采用正后侧（PLIF）或后外侧（TLIF）入路进入椎间隙。TLIF 更多是经过椎间孔的单侧入路，置入单枚斜型或香蕉型 Cage。一些医生通过双侧入路斜行置入两枚 Cage。PLIF 传统上需要大范围的椎板切除和至少部分关节突切除，并在两侧椎间隙各置入一枚直型 Cage。由于 TLIF 是采用后外侧入路置入 Cage，硬膜囊和走行神经根的牵拉较 PLIF 少。这两种术式可以通过传统开放入路或微创入路施行。

PLIF 或 TLIF 术后内植物脱出在文献中有很多报道，其发生率为 0.35%～6%（图 21.1）。Bakhsheshian 等[1] 报道 513 例患者，应用微创 TLIF 手术治疗，出现 5 例内植物脱出。在这 5 例患者中，2 例无症状而不需手术治疗，3 例出现神经症状而行翻修手术。类似的，Zhao 等[2] 报告了采用微创小切口 TLIF 治疗 512 例患者，6 例发生内植物脱出，其认为较小的 Cage、矩形 Cage 以及多节段手术将增加 Cage 的脱出风险。此外，终板形状较平直者与凹陷者比较其脱出可能性也增大。其他研究也报道了相似的危险因素[3]。

目前还没有直接针对开放 TLIF 和微创 TLIF 植入物脱出率的比较性研究。几项研究观察了 TLIF 中单侧和双侧椎弓根螺钉固定的关系，尽管其数据还不是结论性的，但确实显示单侧椎弓根螺钉固定有更高的 Cage 移位率，提示双侧螺钉可以为内植物提供更好的稳定性[4]。

侧方腰椎椎体间融合

侧方腰椎椎体间融合（lateral lumbar interbody fusion, LLIF）作为一项技术最初由 Ozgur 等在 2006 年提出，而该技术的不同形式在其报道之前即已存在[5]。这一术式的基本方式是经腹膜后腰大肌入路直接到达椎间隙。这一技术已经逐渐流行，其具有微创入路优势，出血少，同时提供了比 PLIF 或 TLIF 切除更多间盘和置入更大 Cage 的替代方法。LLIF 既可以仅放置前路 Cage，也可以加用后方椎弓根螺钉固定或侧方钉板固定。

尽管文献中有几例报道，但 LLIF 总体报道的 Cage 脱出率较低（图 21.2）。然而，较大的病例数据显示内植物下沉是 LLIF 更主要的并发症。Le 等[6] 报道了一组 140 例 LLIF 患者，单纯影像下沉率为 14.3%，而伴随临床症状的下沉率为 2.1%，还注意到随节段的增加其下沉率增高。尽管手术的类型并不相同，但许多出现影像下沉的患者不需要翻修手术。另外，下沉的定义在

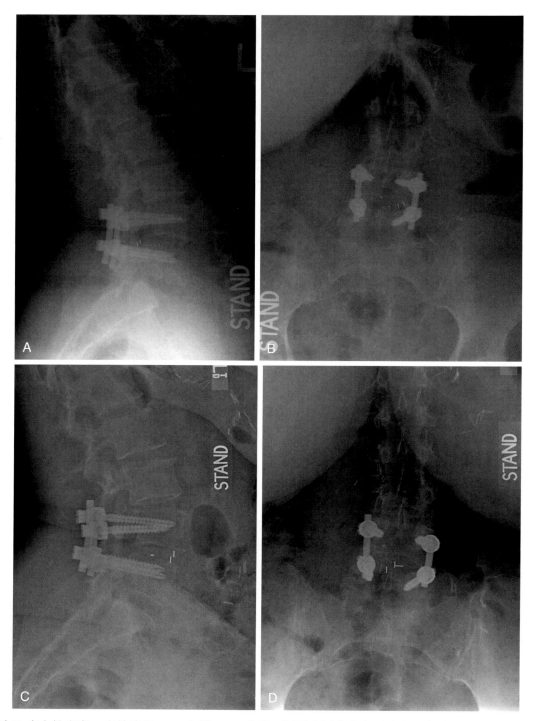

● **图 21.1**　一例 51 岁女性患者，在外院行 L4-5 左侧 TLIF 术后，因严重腰背痛和下肢痛寻求治疗。A、B. 正侧位 X 线显示椎间 Cage 后移。患者接受翻修手术，移除脱出的 Cage，经由同一左侧 TLIF 入路向更前方置入更大的 Cage。C、D. 翻修术后 1 年 X 线片显示已融合

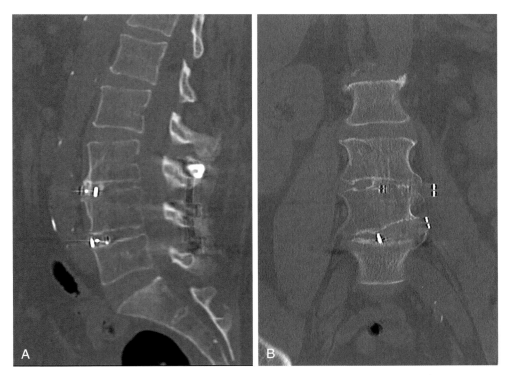

● **图 21.2**　一例 61 岁女性患者，外院行 L3-4 和 L4-5 LLIF 和后方固定术后 6 年。A.矢状位重建 CT 显示 Cage 置入靠前。B.冠状位重建 CT 显示 2 枚 Cage 均向侧方移位

不同的作者中并不一致，一些研究还报道了与之相关的椎体骨折。由于对下沉的判断标准并不一致，一些研究建议行保守治疗，而其他学者则建议对仅行前路 Cage 置入者行后方固定，或对出现椎体骨折的患者加行椎体成形 / 后凸成形[7]。

前路腰椎椎体间融合

前路腰椎椎体间融合（anterior lumbar interbody fusion, ALIF）是一项提供直接到达脊柱前方入路的技术。该技术常由血管外科或普通外科医生操作，经由腹膜内或更常用的腹膜后入路暴露前方椎间隙。通过这一入路可以行彻底的间盘切除，并置入较大的 Cage。ALIF 术式可以有仅放置 Cage 而无固定、Cage 自带固定、前路钉板固定或后路固定等方式。尽管内植物脱出或移位已有报道，但在现代技术使用下相对少见[8]。然而，内植物下沉在报道中较常见，尤其是在仅置入 Cage 而无固定时（图 21.3）。

轴向腰椎椎体间融合

轴向腰椎椎体间融合（axial lumbar interbody fusion,

AxiaLIF）是一项微创经皮技术，可以完成 L5-S1 或 L4-S1 融合。这一技术采用一个小的尾骨旁切口，经过一系列扩张分离后到达骶骨前方区域，行间盘切除，置入椎间内植物以促进融合，以及置入螺纹棒作为椎间固定装置[9, 10]。尽管 AxiaLIF 报道了良好的融合率，但是有直肠或肠管损伤的风险。在一项 3 年的随访中，由于假关节形成，翻修率达到 8.8%[11]。翻修技术包括前路和后路，取或不取 AxiaLIF 内植物，均有相应报道。

手术适应证

许多假关节形成或内植物脱出病例可以行非手术治疗，在无症状患者中，连续影像学观察即是适当的处理。然而对于不断加重的内植物移位或畸形进展将更可能需要手术治疗，即使患者没有明显症状。对于单纯内植物下沉或假关节形成引起的症状而需要手术者，常采用后路手术，对于这些患者并不需要矫正顺列异常或增加椎间孔高度，尤其是那些仅有单纯 ALIF 或 LLIF Cage 而未固定者，增加后路椎弓根螺钉固定和后外侧融合即可对受累节段提供有效稳定性，最终达到足够的

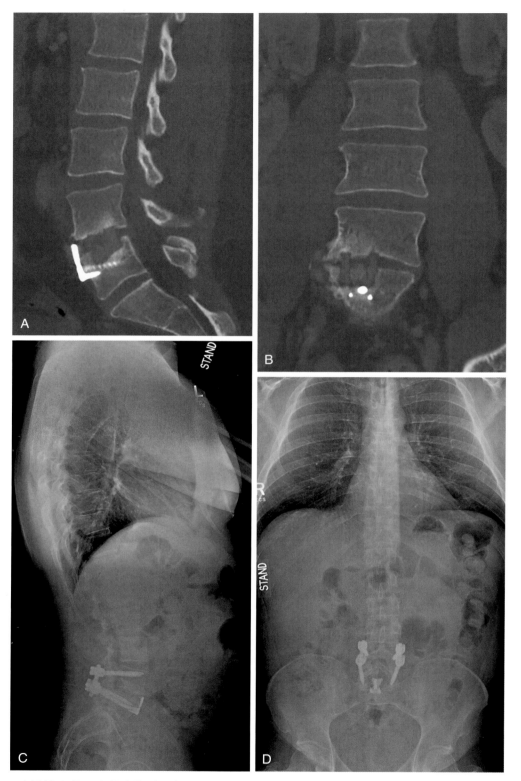

● **图 21.3**　一位 37 岁男性患者，在外院接受了使用前路板的 L4-5 前路椎体间融合术后出现了腰腿痛，并且并发了逆行射精。A、B. 从矢状位和冠状位的 CT 重建图像可看出融合器的位置异常，出现了明显的融合器下沉，骨形成也很少。该患者又接受了椎间孔扩大和 L4-5 后路融合内固定术。C、D. 翻修术后 1 年的 X 线片

骨性融合。这一入路的优势是相对简单，使用直接的标准技术进行操作。后路还适用于内植物向后脱出，既可移除位置不良的内植物，也可在追加的椎弓根固定下重新行椎体间融合。

腰椎前路可在多种椎体间融合失败情况下应用，尤其是对于内植物前方脱出。尽管 TLIF Cage 更易于向后移位，其仍可向前脱出。类似的，ALIF 和 LLIF 内植物也可向前脱出。在 LLIF 病例中，这种情况在前纵韧带松解后更为常见。在内植物向前脱出的病例中，强烈推荐 CT 血管造影和血管外科医生会诊，评价其与大血管的距离。但是，这一入路的并发症和非手术治疗风险之间的利弊也应仔细权衡，毕竟内植物前方移位本身很少导致如假关节形成或迟发性大血管损伤等严重并发症[12, 13]。腹膜后经腰大肌入路也已被作为椎间 Cage 的翻修方式，在 LLIF Cage 侧方脱出的病例中，再次行侧路手术可以暴露 Cage 所在位置。

脊柱内镜入路相对较新，但已经被用于腰椎间盘切除、椎间孔开大和椎体间融合等手术。由于其越来越广泛的应用，内镜手术也在被尝试用于翻修手术。McGrath 等[14]报道了 1 例既往行 TLIF 手术患者，Cage 后移导致神经压迫症状，患者已经获得椎间骨性融合，作者选择采用经椎板间内镜下 Cage 部分切除，获得侧隐窝减压和症状完全缓解。在坚强融合的情况下，这一术式避免了采用更大的手术来取出椎间 Cage。

手术技术

后方入路

经后方入路植骨融合可被用于行单纯前路或侧路椎体间融合后内植物下沉或假关节形成的病例。另外，后方入路也可用于通常是 PLIF/TLIF 术后 Cage 后移的病例。

第 1 步：在 Jackson 手术床或相似手术床上标准俯卧位，常规消毒铺单。

第 2 步：如果病例之前的手术是前路，行正中切口，常规骨膜下剥离，向外侧适当暴露，在目标节段置入椎弓根螺钉，上固定棒，常规后外侧融合。如果病例之前的手术是后路，沿原正中切口切开，仔细剥离并松解瘢痕组织，直到完整暴露骨性缺损。先剥离和暴露正常骨性结构（即相邻正常棘突和椎板）有助于确定骨性缺损的大致位置。

第 3 步：一旦骨性缺损暴露好，即开始仔细松解椎管内常常存在的广泛的瘢痕组织。应用刮匙在瘢痕组织和硬膜间形成分界是重要而基本的操作。使用显微镜也对分离瘢痕有帮助，可以减少意外的硬膜损伤。

第 4 步：进一步向头端切除骨质有助于硬膜边缘的辨认和硬膜与瘢痕的分离。向尾端仔细分离硬膜表面的瘢痕，最后暴露横行的穿越目标椎间隙的神经根。因为瘢痕粘连，松解横行的神经根尤其具有挑战性，可再用刮匙（尤其是向下用力的刮匙）帮助松解瘢痕。推荐先在神经根腹侧向头端分离椎间隙表面，该部位瘢痕组织较少。一旦头端腹侧间隙分离好，向尾端仔细分离更为容易完成。在 Cage 向后脱出的病例中，可以应用相同的技术，通常可以成功。在分离瘢痕过程中应时刻注意硬膜的完整性。尽管较罕见，但 Cage 如果进入硬膜，一些作者推荐经硬膜入路取出 Cage[15]。

第 5 步：通常，一旦周围瘢痕松解彻底，后移的 Cage 可以较容易移动并取出。如果 Cage 无松动，例如 Cage 主要位于椎间隙中，可使用骨刀松解 Cage，过程中要小心减少终板的损伤，强烈推荐在透视监视下进行。

第 6 步：Cage 取出后，再次准备椎间隙植骨面，要注意保留剩余的终板。较理想的是新 Cage 置于椎间隙中与第一次 Cage 不同的部位。推荐使用可张开 Cage，进入椎间隙时高度较低而较容易放置，再张开时可以与终板良好接触。足够的植骨量非常重要，通常要在 Cage 置入前植入椎间隙。

第 7 步：如果之前的手术是 TLIF，备用的选择是从对侧放置 Cage。

第 8 步：术前影像如果发现椎弓根螺钉周围存在透亮线，需要更换更大直径的螺钉。即使影像检查中未发现透亮线，术中也应查看螺钉是否牢固，评估是否需要更换。如果不能达到足够强度的固定，则需要考虑延长固定节段。

第 9 步：行传统的后外侧融合时，应将残存的骨性结构去皮质化，并用足够的骨量进行植骨。注意可考虑使用生物材料，如重组人骨形态发生蛋白-2（rhBMP2），促进融合的完成。rhBMP2 的原理和潜在风险应在术前与患者进行充分讨论。

第 10 步：按解剖层次关闭切口。

前方入路

前方入路可被用于 PLIF/TLIF 术后假关节形成的病例。这一入路还可提供任何向前移位 Cage 的暴露，包括经由 PLIF/TLIF、LLIF 或 ALIF 手术置入的 Cage。前方入路的优势是提供最大的椎间隙视野，因此利于取出位置不良的 Cage 和残余间盘组织，并且置入更大的 Cage 以促进融合。在 AxiaLIF 翻修中，其可以在 AxiaLIF 固定棒旁边置入新的 Cage。如果 AxiaLIF 内植物需要取出，可能的选择包括前路骶骨切除或骶前装置取出（利用与内植物置入时相同的工作通道）。在 PLIF/TLIF 翻修中，Cage 的取出和用更大 Cage 替换可能是最好的选择。

在由于椎间内植物前侧脱出而需要前方暴露的患者，应由熟悉经腹膜或腹膜后入路的医生来操作。在进行入路通道的准备时应进行透视来证实其用于 Cage 取出和替换是否理想。在血管外科医生的帮助下，应该能够直视脱出的内植物，大血管必须被分离和牵开。接下来，切除瘢痕和任何残存间盘组织，彻底暴露终板并准备植骨面，行标准的 ALIF。在翻修手术病例中，如果之前未使用，在后路固定的基础上使用 Cage 一体配套螺钉或前路钉板固定可能是更稳妥的方法。

侧方入路

侧方入路行椎体间融合翻修通常用于 Cage 侧方移位，也可用于 PLIF/TLIF Cage 的取出。对于 Cage 侧方移位，如果患者有腰丛压迫或刺激症状，在经腰大肌暴露 Cage 时应特殊注意。因此在所有侧方脊柱暴露时，应使用 EMG 监测保证腰丛的安全性。当 Cage 被识别并暴露后，有必要先将 Cage 压入椎间隙，然后再仔细取出。当担心 Cage 侧方移位对腰丛造成直接压迫时，建议先将 Cage 压入椎间隙，这是由于直接取出 Cage 可导致神经的进一步损伤[16]。当取出 Cage 后，应注意取出肉芽组织和残余间盘组织，保护终板免遭进一步损伤，并需要对其植骨床进行足够的准备，以进行再次植骨。另外，应特别注意保证对侧纤维环完全松解，因为松解不足在以往的理论中被认为可增大侧方移位的风险[17]。几篇以往的报道建议采用侧方固定板来预防内植物移位。另外，如果 Cage 在最初是未加用固定，还应考虑后方固定。

侧方入路还被建议用于移位的 PLIF/TLIF Cage 的取出。Moisi 等[18]介绍了他们复位碎裂的、移位的或下沉 Cage 的技术。他们推荐经由标准入路在椎间隙侧方放置牵开器，通过使用骨刀来分离移位 Cage 的上下面，当 Cage 松动时，可以使用钩或垂体钳取出 Cage。最后，残余间盘组织应该取出，准备终板植骨面以置入标准的 LLIF Cage。另一个重要问题是，有学者指出这一入路的局限是如果 Cage 向前方或后方脱出太远，则手术较困难。

术后护理

术后患者应进入普通护理病房。根据手术情况，如有大量出血，则可能需要重症护理。应进行定期的神经功能检查，以发现任何潜在的神经损伤。应联合使用阿片类药物和肌肉松弛剂控制疼痛，并应尽早停药。是否使用支具由医生根据情况决定。早期下床并行物理和恢复性治疗有助于尽快康复。

并发症/副作用

潜在的并发症与之前的手术过程类似，并依赖于所用的入路、手术节段和所需要的手术范围。ALIF 手术中与入路相关的较大并发症包括：①血管损伤；②腹膜后结构损伤，如输尿管；③损伤上腹下神经丛，可导致男性逆行射精。以往的病例研究报道了从前路取出 Cage 的高并发症发生率和死亡率[19]。这些并发症的大部分与血管或内脏损伤有关。麻醉医生在术前应警惕术中潜在大出血的发生。在 Cage 取出时，应特别注意在植入物中应用 rhBMP2 的病例，因为其可能引起血管纤维化和瘢痕形成[20]。如前文所述，在侧入路中需特别注意腰丛损伤的风险。

循证医学结果简述

目前还没有高质量的关于椎体间融合 Cage 翻修的研究。但是，基于小样本的报道和较长时间的经验，多数患者能够较好耐受椎体间 Cage 翻修，总体并发症发生率较低。

总结

　　由于腰椎椎体间融合手术越来越普遍，对椎体间融合失败的翻修策略的理解则显得非常重要。内固定松动、Cage 移位和（或）下沉是最常见翻修手术指征。治疗选择包括对无症状患者行保守治疗，但是对有症状患者可以选择不同入路取出碎裂或移位的 Cage 和（或）进行重新融合。翻修策略必须根据具体患者的相关解剖病理特点制订。

（ Jacob R. Joseph，Paul Park　著
曾　岩　译　邹　达　审校）

参考文献

1. Bakhsheshian J, Khanna R, Choy W, et al. Incidence of graft extrusion following minimally invasive transforaminal lumbar interbody fusion. *J Clin Neurosci.* 2016;24:88–93.
2. Zhao FD, Yang W, Shan Z, et al. Cage migration after transforaminal lumbar interbody fusion and factors related to it. *Orthop Surg.* 2012;4:227–232.
3. Aoki Y, Yamagata M, Nakajima F, et al. Examining risk factors for posterior migration of fusion cages following transforaminal lumbar interbody fusion: a possible limitation of unilateral pedicle screw fixation. *J Neurosurg Spine.* 2010;13:381–387.
4. Yuan C, Chen K, Zhang H, et al. Unilateral versus bilateral pedicle screw fixation in lumbar interbody fusion: a meta-analysis of complication and fusion rate. *Clin Neurol Neurosurg.* 2014;117:28–32.
5. Ozgur BM, Aryan HE, Pimenta L, et al. Extreme Lateral Interbody Fusion (XLIF): a novel surgical technique for anterior lumbar interbody fusion. *Spine J.* 2006;6:435–443.
6. Le TV, Baaj AA, Dakwar E, et al. Subsidence of polyetheretherketone intervertebral cages in minimally invasive lateral retroperitoneal transpsoas lumbar interbody fusion. *Spine (Phila Pa 1976).* 2012;37:1268–1273.
7. Graham RB, Wong AP, Liu JC. Minimally invasive lateral transpsoas approach to the lumbar spine: pitfalls and complication avoidance. *Neurosurg Clin N Am.* 2014;25:219–231.
8. Mobbs RJ, Loganathan A, Yeung V, et al. Indications for anterior lumbar interbody fusion. *Orthop Surg.* 2013;5:153–163.
9. Louwerens JK, Groot D, van Duijvenbode DC, et al. Alternative surgical strategy for AxiaLIF pseudarthrosis: a series of three case reports. *Evid Based Spine Care J.* 2013;4:143–148.
10. Aryan HE, Newman CB, Gold JJ, et al. Percutaneous axial lumbar interbody fusion (AxiaLIF) of the L5-S1 segment: initial clinical and radiographic experience. *Minim Invasive Neurosurg.* 2008;51:225–230.
11. Lindley EM, McCullough MA, Burger EL, et al. Complications of axial lumbar interbody fusion. *J Neurosurg Spine.* 2011;15:273–279.
12. Pawar UM, Kundnani V, Nene A. Major vessel injury with cage migration: surgical complication in a case of spondylodiscitis. *Spine (Phila Pa 1976).* 2010;35:E663–E666.
13. Villavicencio AT, Nelson EL, Rajpal S, et al. Case series of anterior intervertebral graft extrusions in transforaminal lumbar interbody fusion surgeries. *World Neurosurg.* 2016;85:130–135.
14. McGrath Jr LB, Madhavan K, Chieng LO, et al. Early experience with endoscopic revision of lumbar spinal fusions. *Neurosurg Focus.* 2016;40:E10.
15. Zaidi HA, Shah A, Kakarla UK. Transdural retrieval of a retropulsed lumbar interbody cage: technical case report. *Asian J Neurosurg.* 2016;11:71.
16. Daffner SD, Wang JC. Migrated XLIF cage: case report and discussion of surgical technique. *Orthopedics.* 2010;33(518):2010.
17. Towers WS, Kurtom KH. Stand-alone LLIF lateral cage migration: a case report. *Cureus.* 2015;7:e347.
18. Moisi M, Page J, Paulson D, et al. Technical note: lateral approach to the lumbar spine for the removal of interbody cages. *Cureus.* 2015;7:e268.
19. Nguyen HV, Akbarnia BA, van Dam BE, et al. Anterior exposure of the spine for removal of lumbar interbody devices and implants. *Spine (Phila Pa 1976).* 2453;31:2449–2453.
20. Rodgers SD, Marascalchi BJ, Grobelny BT, et al. Revision surgery after interbody fusion with rhBMP-2: a cautionary tale for spine surgeons. *J Neurosurg Spine.* 2013;18:582–587.

第 22 章 胸椎和骶骨交界性疾病的椎体间融合策略

引言

胸腰椎交界处作为移行区域具有独特的生物力学结构。胸椎相对活动度小，这主要是因为其具有肋椎关节和小关节呈冠状面方向[1]。作为对比，腰椎由于没有肋骨关节，而且小关节更为偏向矢状面方向，所以具有更大的活动度[2]。重要的是，这一特点可随年龄而变化，随着年龄增长，轻度到中度的间盘退变将增加腰椎节段的活动度。然而，严重的间盘退变常常伴随着软骨下骨的硬化、强直和骨赘形成，使腰椎活动度减小，从而减少胸腰椎交界处上下节段的活动度差别[3]。另外，当脊柱逐渐后凸，造成腰椎前凸减小，其对矢状位平衡的重要性也降低。

腰骶交界处也常出现交界性疾病。既往的研究认为腰骶融合有较高的假关节发生率。然而，椎体间融合的出现和采用髂骨螺钉或骶骨翼髂骨螺钉（sacral alar iliac screws, S2AI）的骨盆固定的应用提高了腰骶交界处的融合率[4]。

适应证：胸腰椎交界区疾病

融合

为使患者的治疗效果达到最佳，这一区域常需要较好的骨性融合。胸腰椎交界处承受着较大的生物力学应力，可导致该区域不融合率升高[5]。因此，许多脊柱外科医生支持采用椎体间融合装置增加融合率。

脊椎滑脱常发生于腰椎，是内固定融合手术的常见指征。尽管作者不知道是否有关于这一病理改变的胸腰椎交界处疾病椎体间融合率的报道，但腰椎椎体间融合的成功率已显示与后外侧融合相当或高于后者[6, 7]。经过推断，我们可以认为这一技术能获得较高的骨性融合率。

肿瘤 / 感染

肿瘤和感染可导致椎体和终板不同程度的破坏。恶性肿瘤中的转移瘤是最常见的，常常累及椎体而不侵犯间盘，因此人工椎体比椎间 Cage 更常应用。然而，也有个别病例是间盘破坏而椎体和终板相对完整，这时椎间 Cage 更有作用。

椎间盘炎由于其病变受累的解剖位置，应用椎间装置更为适合。最为常见的是细菌经由动脉播散至椎体，而随后感染扩散至间盘，因此常有显著的椎间隙塌陷、终板硬化性改变和椎体感染，而椎体的破坏程度各异[8]。如果需要通过手术进行椎间隙的清理，则椎间装置是理想的恢复椎体高度和帮助融合的处理方式。

畸形

成人脊柱畸形常常通过减压和胸腰椎融合手术来缓解神经症状，获得姿态矫正。对相关影像学参数和畸形矫正手术目标的理解对于减少并发症和提高疗效至关重要。矢状面失衡是成年畸形患者疼痛和功能障碍的关键原因。局部顺列、整体平衡和脊柱骨盆参数是关键测量指标，必须在评价相邻节段退变（adjacent segment disease, ASD）时加以考虑。总的来说，可接受的畸形手术目标是矢状垂直轴（sagittal vertical axial, SVA）小于 5 cm，骨盆倾斜角（pelvic tilt, PT）小于 15°，骨盆入射角（pelvic incidence, PI）和腰椎前凸角（lumbar lordosis, LL）的差值在正负 10° 之间（图 22.1）。要注意的是，这些目标在老年患者会有些变化，并且过度矫正常常导致术后并发症，其中最常见的就是内植物失败和近端交界性后凸（proximal junction kyphosis, PJK）/ 近端交界性失败（proximal junction failure, PJF）。

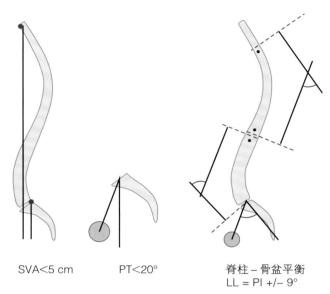

SVA<5 cm   PT<20°

脊柱－骨盆平衡
LL = PI +/− 9°

● **图 22.1**   矢状面顺列重建目标。顺列参数随年龄而改变，在老年人群中是不同的（From Schwab F, Patel A, Ungar B, et al. Adult spinal deformity-postoperativestanding imbalance: how much can you tolerate? An overview of keyparameters in assessing alignment and planning corrective surgery. *Spine* 2010; 35(25):2224–2231.）

矢状面平衡与患者报告的手术效果有重要相关性，因此对于在 T12-L1 节段存在后凸畸形的患者可以通过椎间支撑以增大前凸或矫形来获得满意效果。重要的是，所应用的技术类型与局部的顺列相关，其中螺纹状椎间装置已被认为会造成后凸，垂直方向的 Cage 可较好地恢复前凸，虽然其在随访中常有小于 5° 的改变[9]。直接侧方融合（direct lateral interbody fusion, DLIF）已被证明可以增加 9° 的前凸角[10]。

近端交界性后凸（图 22.2）是大家所共知的多节段固定重建手术后的并发症，可以通过椎体间融合恢复前凸和提供前柱支撑来处理。重要的是，如果怀疑由于骨性结构受损而产生近端交界性后凸，则必须评价所累及终板的完整性。如果终板受损，椎间 Cage 会有较高的下沉发生率。侧方椎体间融合也常常被用来处理之前经椎弓根椎体截骨手术后的不融合（图 22.3）。

骨折

一些胸椎外伤可以采用经椎间孔椎体间融合治疗。在一组下胸段和胸腰段骨折脱位病例中，通过上述方法获得前凸的重建和高融合率[11]。如果没有完整的终板和椎体结构，常常会发生植入物的下沉。因此，即使在椎弓根螺钉固定下，采用椎体间融合维持间隙高度这一基本目标仍然会产生不同的效果。然而，椎体间融合

对于帮助骨折愈合还是有益的。

椎间盘突出

胸椎和胸腰段间盘突出的手术治疗方式随位置不同而变化。侧方突出可以通过单侧经椎弓根减压解决，而靠近中央的突出常需要可延展的入路，如肋横突关节切除入路、胸廓外侧入路或胸廓切开入路。最近还报道了针对胸椎和胸腰段间盘突出的微创外侧入路[12]。无论采用何种入路，如果由于切除了过多的骨质而造成不稳定，则需要进行融合手术。由于间盘组织切除后局部处于空虚状态，椎体间融合即为理想的选择。椎间内植物的类型与手术入路直接相关，对于后侧入路，单侧或双侧经椎间孔内植物已有报道[13]。在常规的胸廓切开术或微创侧方入路手术中，侧方 Cage 是理想的选择[12]。无论何种选择，椎间内植物都可以作为有助于恢复椎间隙高度和增加融合面积的较好选择。

局限性

在胸腰椎交界处进入前柱或椎间隙常具有挑战性，这是由于其独特的解剖结构和脊髓或圆锥的存在。与腰椎不同，胸腰椎交界处的硬膜囊不能过度牵拉，在胸腰椎交界处传统到达椎间隙的途径是经过胸廓切开。由于与手术入路相关的风险和并发症，已发展出了较小创

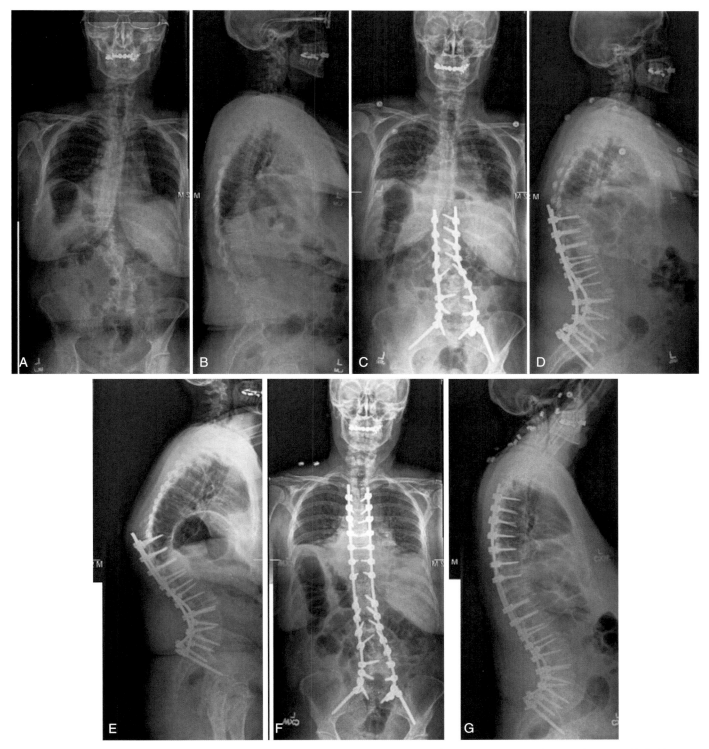

● 图 22.2 63 岁女性患者，严重腰背部和腿部疼痛，为治疗椎管狭窄和成人脊柱畸形，行腰椎多节段减压，后柱截骨，T10-骶骨固定，之后出现严重 PJF，向上延长固定至 T4

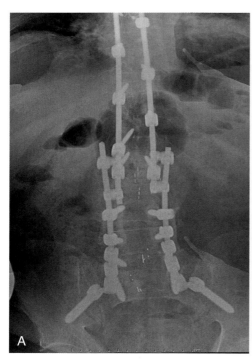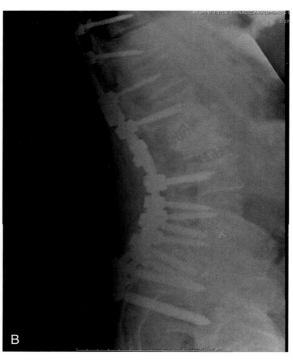

● **图 22.3**　67 岁男性患者，由于矢状面失衡行 L2 经椎弓根椎体截骨术，在截骨部位出现不融合，需要翻修手术，行 L1-2 和 L2-3 侧路融合

手术技术

第 1 步：插管麻醉后，患者取侧卧位于可透视手术床上，我们推荐使用沙袋和胶带使患者在手术中保持该位置。获得完美的椎间隙正位和侧位 X 线透视片至关重要。手术床应调整至椎间隙与地面完全垂直。

第 2 步：采用术中透视标记切口。在椎间隙体表投影做 2~3 cm 斜切口，相应肋骨上的肌肉纤维做锐性切开。对于单节段的间盘切除和融合通常不需要切除肋骨。进入胸腔后，术者用手指将肺向前拨开。T12-L1 节段常需要跨越膈肌，在切开时要在胸壁交界处，以利于之后的缝合。在椎间隙中央安放专用的带光源拉钩系统和神经电生理监测装置。这一过程经由术中正侧位 X 线透视确认。

第 3 步：联合使用刮匙、终板刮刀和髓核钳切除椎间盘和终板软骨，在椎间隙内置入假体试模。注意不要过度撑开椎间隙，因为这可能增加假体下沉的风险。当椎间隙植骨床准备好后，用 Cobb 剥离子松解对侧纤维环，以获得对称性撑开效果，并且在需要时帮助矫正畸形。

第 4 步：将椎间 Cage 充填骨移植替代物和（或）生物材料，置入椎间隙。行正侧位 X 线透视确认植入物处于正确位置。

第 5 步：行后路椎弓根螺钉固定。作者在胸腰椎交界处不单独行直接侧路椎体间融合。

第 6 步：应用可吸收缝线逐层关闭切口。如有必要，膈肌应与胸壁进行修补。如果在切口暴露过程中进入了胸腔，则应常规放置胸腔引流。

伤的入路。胸腰椎交界处的直接外侧入路是一个较易到达椎间隙和置入椎间装置以进行畸形矫正和（或）融合的途径，这一入路可以通过传统腹膜后途径实现，或者经由微创外侧入路进行（即直接外侧腰椎前方椎体间融合，极外侧腰椎椎体间融合）。更为传统的经椎间孔减压和椎体间融合是胸腰椎交界处手术的另一选择。在本章中，我们将介绍直接外侧入路。

术后护理

胸腰椎交界处融合手术后的护理很大程度上取决于术前的自然病理状况、手术入路、手术范围和风险，以及术中并发症的发生率。

对于行前路或侧路手术，术中需要同侧肺减小通气量者，术后常规放置胸引流管，以减少持续性气胸的发生，并引流出可能出现的浆液性或血性渗出液，以及减小正在愈合过程中的膈肌等薄层组织的张力。

患者应该在治疗过程中尽早恢复活动，很少需要使用支具。

并发症

胸腰椎交界处术中潜在并发症较多，与胸腹交界处复杂而脆弱的解剖结构有关。在 T12-L1 水平，主动脉正好位于前方中线偏左位置，而奇静脉位于其右侧，沿着内脏神经和胸导管走行，下腔静脉在该节段位置更靠前，最高在 T8 水平穿过膈肌，在相对附属静脉和淋巴结构前外侧的位置下降。这些脆弱而不可损伤的重要结构许多是骨科或神经外科医生不熟悉的，在手术中应该付出额外的小心谨慎和耐心。

胸导管是薄壁的囊状结构，收集腹部内脏和下肢的淋巴回流液进入体循环。胸导管起始于腰干和肠干的汇合，该起始部位为乳糜池，其位于上腰椎中间位置。胸导管沿着主动脉向上走行，在 T12 水平穿越膈肌，然后立刻在椎体和间盘韧带复合体前方右侧上升。在这个部位，其特别易受由于过大范围的间盘切除或牵拉装置而引起的横断或间接撕扯损伤。胸导管止于左颈内静脉和锁骨下静脉的交汇处（大约 T5 水平）[14]。胸导管的损伤可造成淋巴漏（每天可达 4 L）导致威胁生命的乳糜胸，需要引流，并常常需要手术修补或结扎[15]。

医生在对胸腰段区域进行评估时，要对膈肌的解剖和穿过其的结构有细致的理解。膈肌脚是一个腱索样结构，从 L1 椎体水平上升，在主动脉和食管周围向上走行，后者常常分别在 T12 和 T10 水平穿过膈肌[16]。膈肌脚由左右腱索组成，与前纵韧带相延续。在前方和侧方入路手术中，可能要牵开膈肌脚以暴露 T12-L1 椎体和相邻椎间隙，常常通过在椎体上保留约 1 cm 的腱索实现，在关闭切口过程中修补膈肌脚时必须细致，并按解剖结构修补结实。如果膈肌和腹部表面肌肉筋膜修补不佳，则可导致术后膈肌或腹部切口疝[14]。

与侧方入路相关的并发症部分取决于从哪一侧进入。左侧入路在上腰椎手术中常被推荐使用，可以避开肝和对腔静脉的牵拉。腔静脉的撕裂或穿孔是非常糟糕的，这是由于其血管壁相对较薄且血流量极大。但是右

侧入路对于某些病情可能是需要的，如胸腰段侧凸弯曲右旋时进入其凸侧。如果手术范围需要向胸腰椎交界处上方延伸，一些学者推荐右侧入路，这是由于其可以避开 Adamkiewicz 动脉[17]。

对于延伸至腰椎的手术，牵拉或移动腰大肌可能是需要的。与腰大肌损伤或过度牵拉相关的并发症已有充分的报道，常包括 L4 神经根损伤、腰大肌和（或）股四头肌无力以及大腿麻木[18]。与较厚的尾端部位（L3-5）相比，并发症在腰大肌头端起始部位置（L1-3）的发生风险低，但其在上述任何部位均可发生[19]。在胸腰椎交界处和上腰椎，腰大肌可以自骨膜下剥开，而不要使用经腰大肌入路，这样可以减少腰神经根的损伤风险[16]。

中下胸髓被认为是脊髓的一个分水岭，该区域脊髓对过大范围的手术操作后的缺血、植入物或固定位置不良以及过度强烈的复位操作敏感且易受损伤。有报道在胸腰椎交界处前路或侧入路手术中，对 Adamkiewicz 动脉（最大的脊髓前方节段动脉，供应脊髓下 1/3 的血供）造成了损伤[14]。在一般的情况下，该动脉在 T9-12 水平起源于左侧后方肋间动脉，但是在多达 25%～30% 的人群中，其起源于右侧。该动脉还可以起源于低至 L2 水平，直接从主动脉或其他腰动脉分支[20]。对 Adamkiewicz 动脉的损伤一般会导致脊髓前动脉综合征，其特征是远端运动功能丧失，而感觉功能存在，运动功能与感觉功能的损失不成比例，以及大小便失禁。

其他与胸腰椎交界处手术入路相关的术中并发症包括交感神经丛的损伤，当暴露和（或）结扎肋间血管时可能会发生这种损伤[14]。脊髓圆锥综合征也在这一手术入路中有报道，以及由于较大的畸形矫正和膈肌脚束缚腹腔干血管而引起的肝缺血[21]。

肺部并发症在术后相对常见，特别是在术中同侧肺减小通气量后。这些并发症包括肺挫伤、肺部积液、肺不张、持续性气胸和肺炎[14,22]。未能进行细致的缝合或术中胸膜损伤可导致术后气胸。术后胸引流管常用于减少相关并发症。术中血管损伤和未能获得较好的止血效果（特别是当需要结扎节段血管时）与术后的血胸有关，需要胸引流管减压，并且经常需要进行手术再探查[17]。

结果

胸腰椎交界处的融合手术效果很大程度上取决于基

本病理改变、患者的合并症和手术类型与范围。总的来说，胸腰椎交界处是一个较脆弱部位，内固定松动和植骨不融合都容易发生，其原因部分是由于该部位从前凸向后凸移行，以及僵硬的胸椎所产生的杠杆效应。

在一篇著名的回顾性分析中，96 例成人特发性侧凸患者接受了初次固定融合手术，总体假关节发生率达 17%，其中几乎 60% 发生于 T9-L1 节段。另外的胸腰段假关节风险因素包括年龄大（>55 岁）、长节段融合固定（≥ 12 个节段）和术前胸腰段后凸 ≥ 20°[5]。同一研究团队还指出髋关节骨关节炎和胸腹入路手术（相较旁正中入路手术）是另外的假关节形成危险因素[23]。

虽然不融合的风险较高，但一些病例研究显示采用胸腰段截骨和固定融合可以获得有效的后凸畸形矫正。一项研究报道了单纯后路手术获得总体矢状位顺列平均 46° 的改善，以及腰椎前凸和矢状面平衡状况的改善[24]。在强直性脊柱炎患者中，胸腰椎交界处（尤其是 T11-12 和 T12-L1）是脊柱自发融合后角状后凸畸形和经干预的假关节形成的最常见部位。在历史上，这些存在复杂和僵硬畸形的患者需要联合前路或单一广泛前路手术矫正失平衡，但随着内固定和截骨技术的进步，医生能够用单一后路手术获得非常好的效果。在一项 30 个连续成人强直性脊柱炎病例研究中，Change 等[25]报道了胸腰椎交界处后凸矫形平均为 38°，术后平均随访 4.7 年，影像学未见假关节形成。

对于短节段融合，包括单节段或两节段手术，侧方椎体间融合已被证实是有效和安全的技术。一项有关 22 例胸腰椎交界处侧方椎体间融合（14 例患者）的回顾性分析显示除了一例术后因转移性肿瘤而很快死亡的患者，所有患者均获得骨性融合，这些患者中的大部分都通过后路固定手术获益。虽然这是一项回顾性研究，且病例的临床类型不同，但是其并发症相对很少，使作者得出结论指出侧方椎体间融合用于胸腰椎交界处是效果良好的[22]。

胸腰椎交界处是陈旧创伤性后凸畸形特别高发的部位。图 22.4 的病例详细显示了这一后遗症的发生和治疗。几项研究探索了微创经椎间孔椎体间融合手术（minimally invasive surgical-transforaminal lumbar interbody fusion, MIS-TLIF）技术在 T10-L2 节段的应用可能，

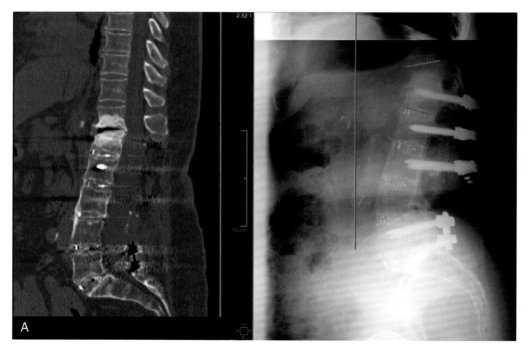

● **图 22.4**　A. 76 岁女性患者，行 L1-S1 后路多节段椎体间融合术后，在此之前 2 年曾行 L1-4 手术。站立位腰椎 X 线片（右侧）显示 25° 的交界性后凸（红线）。CT 矢状位重建（左侧）显示明显的椎间盘退变，终板和椎体硬化，以及仰卧位时椎间隙内的真空效应，表明存在机械性不稳定

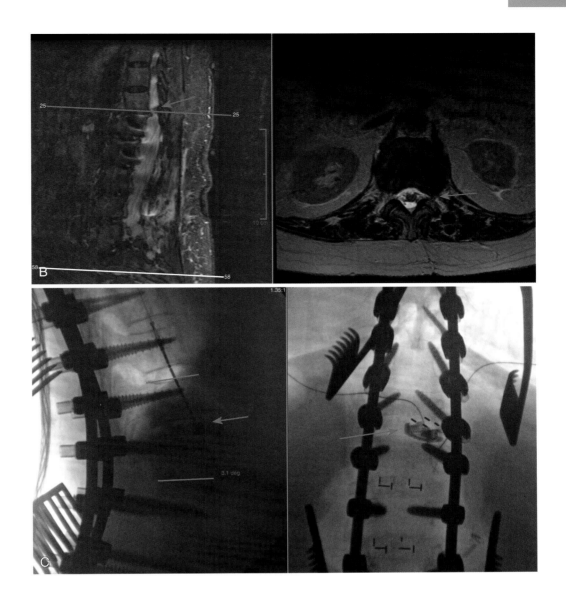

● **图 22.4**（续）　B. 同一患者的术前 MRI，矢状位（左侧）和轴位 T$_2$ 像显示明显的左侧侧隐窝和椎间孔狭窄，合并骨赘形成、椎间盘膨出和韧带肥厚折叠（红色箭头）C. 术中透视影像，侧位（左侧）和正位（右侧）显示在 T12-L1 椎间隙置入 Cage（红色箭头）。所选择的是可膨胀的子弹头或直线 Cage（Elevate expandable cage by Medtronic, Minneapolis, MN），其较小的尺寸可以更安全地在脊髓圆锥所处节段进行放置，而不需要过多的操作。Cage 随后可以在原位膨胀，恢复交界处大致正常的矢状位顺列（测量为前凸 3.1°）

其结果不尽相同。在一项 15 例接受单节段 MIS-TLIF 手术的陈旧创伤性胸腰椎交界处畸形患者的研究中，其术前平均角状后凸角度为 19.1°，术后平均随访 26 个月，后凸没有显著改善[24]。虽然并未获得理想结果，作者仍然报道没有严重并发症，且 15 例患者中 13 例获得融合。

腰骶交界部位疾病

在胸腰椎交界处出现的问题类似于在腰骶交界处所见到的问题。除非绝对必要，否则应避免融合至骶骨。腰骶融合常常在 L5-S1 不稳定（峡部不连或退变性滑

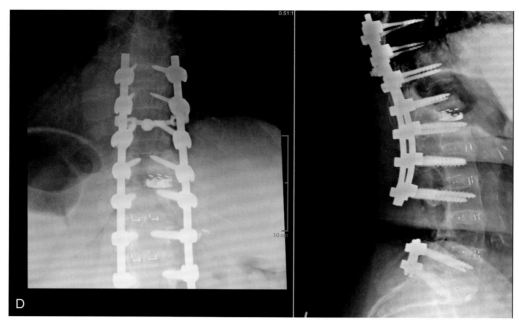

● **图 22.4**（续） D. T10-L3 后路融合 + 胸腰椎交界处椎间 Cage 置入术后 3 个月 X 线片，交界处和整体矢状位平衡已恢复，患者无疼痛

脱、严重的椎间孔狭窄需要完全小关节切除以获得神经减压）或相邻节段病变合并显著的矢状位失衡时采用。医源性平背综合征是 L5-S1 固定松动的常见原因，需要在腰骶交界处进行翻修融合或向下延长到之前融合结构以下的骶骨。这些并发症中的许多都在图 22.5 中所示的病例中得到了说明，包括椎板切除后综合征、假关节形成、严重医源性平背综合征和矢状位失衡后失败内固定的取出（图 22.5A 和 B）。

在 L5-S1 节段的不融合率相对较高，特别是在长节段融合中。在 L5-S1 加用椎体间融合，使用髂骨固定，以及应用生物活性材料，已经提高了这一具有生物力学挑战的脊柱区域的融合率。在截骨部位和（或）跨越交界病理区域（胸腰段或腰骶部）使用第 3 根或第 4 根固定棒也可以降低杆棒的失败 / 断裂率，并提高高风险区域的融合率。我们推荐在所有向上延伸至 L2 或以上的

畸形重建中使用髂骨固定。我们通常也在 L5-S1 节段处放置椎间 Cage（图 22.5C），除非患者处于脊柱退变晚期，该节段已有椎间隙塌陷和骨赘形成，并且总是使用第 3 根固定棒跨越三柱截骨位置。

总结

胸腰椎交界处和腰骶交界处是脊柱独特的解剖区域，容易受到各种交界性病理状态的影响，包括创伤、假关节、近端交界性后凸或失败，以及椎间盘突出。在胸腰椎交界处进入前柱或椎间盘的入路具有一定挑战性，而经典的开胸手术方法有较多并发症。直接的侧方入路或关节突切除后的经椎间孔入路是进入胸腰椎交界处椎间隙以解决各种病理问题的另一种方法。

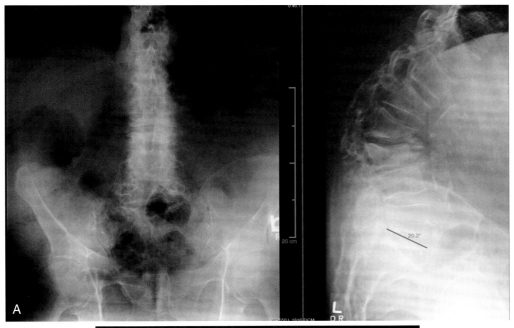

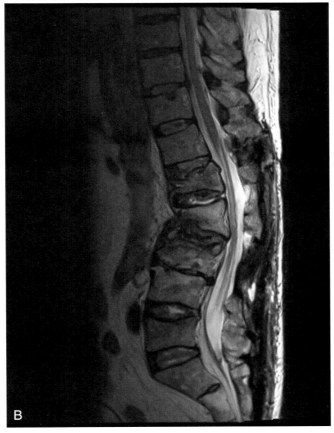

● **图 22.5**　A. 65 岁男性患者，多节段腰椎椎板切除术后未融合，并取出引起症状的内植物。患者出现严重的矢状位失衡症状，需要助行器保持直立状态。站立位平片显示严重的矢状位失衡和退变：正位（左侧）和侧位（右侧）。患者由于椎板切除后综合征和多节段未融合所造成的过度应力而出现多发压缩骨折。在我们治疗前，患者腰椎后凸达到 20°，矢状位失衡超过 30 cm。B. 矢状位 T$_2$ MRI 显示严重的椎板切除后失代偿改变

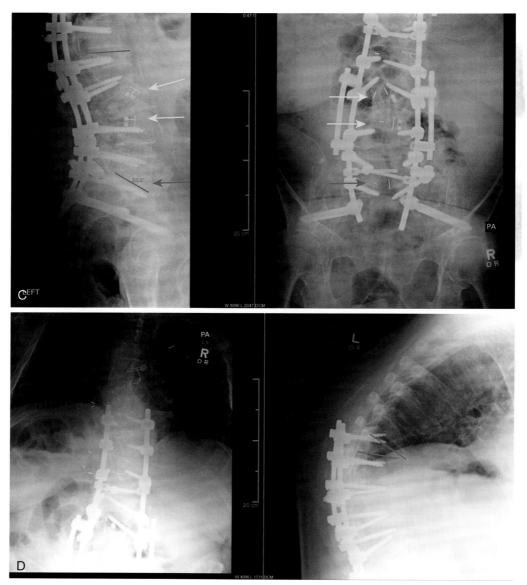

● **图 22.5** （续）C. L3 经椎弓根椎体截骨 +T10-S2 固定融合后 3 个月正位（左侧）和侧位（右侧）X 线片，注意椎间 PEEK 材料 Cage 被置入最大应力位置，包括腰骶交界处（红色箭头）和截骨节段的上下椎间隙（黄色箭头）。腰骶交界处由于其相对较大的前凸形状（12°）而使用可旋转 Cage(Capstone Control; Medtronic, Minneapolis, MN)。D. 在术后大约 4 个月，患者摔倒并出现压缩骨折，近端交界处（T10）螺钉拔出，正位（左侧）和侧位（右侧）站立位 X 线片显示螺钉拔出，T10 椎体 25° 后凸楔形变

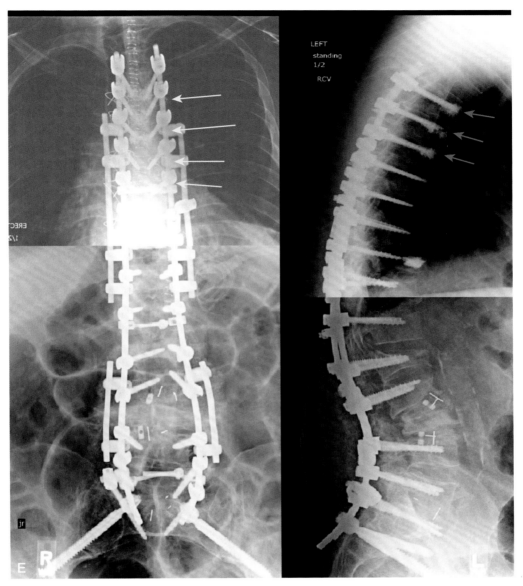

● **图 22.5** （续）E. 最初经椎弓根椎体截骨手术后 6 个月胸腰骶脊柱全长拼接 X 线片，采用多种技术预防新的固定点 T4 近端交界处的再次失败，包括骨水泥螺钉增强技术（红色箭头），T5-9 加用椎板钢丝技术（黄色箭头，不要与已经存在并重叠的胸骨钢丝相混淆），采用相对更具弹性的钛棒代替钴铬合金棒，以及使固定棒的最上端后凸轻度增加，以避免交界处尖锐的过渡角度。幸运的是，在截骨术后将近 9 个月，患者获得了坚固融合，只有轻微的疼痛，多数行走过程不需要扶持，只有较远距离才需要拐杖

（Timothy T. Roberts, Colin Haines, Jason W. Savage 著

曾 岩 译 邹 达 审校）

参考文献

1. Oda I, Abumi K, Cunningman BW, et al. An in vitro human cadaveric study investigating the biomechanical properties of the thoracic spine. *Spine (Phila Pa 1976)*. 2002;27(3):64–70.

2. Dai LY. Orientation and tropism of lumbar facet joints in degenerative spondylolisthesis. *Int Orthop*. 2001;25(1):40–42.

3. Fujiwara A, Lim T, An H, et al. The effect of disc degeneration and facet joint osteoarthritis on the segmental flexibility of the lumbar spine. *Spine (Phila Pa 1976)*. 2000;25(23):2026–2044.

4. Kuklo TR, Bridwell KH, Lewis SJ, et al. Minimum 2-year analysis of sacropelvic fixation and L5-S1 fusion using S1 and iliac screws. *Spine (Phila Pa 1976)*. 2001;26:1976–1983.

5. Kim YJ, Bridwell KH, Lenke LG, et al. Pseudarthrosis in primary fusions for adult idiopathic scoliosis: incidence, risk factors, and outcome analysis. *Spine (Phila Pa 1976)*. 2005;30(4):468–474.

6. Madan S, Boeree NR. Outcome of posterior lumbar interbody fusion versus posterolateral fusion for spondylolytic spondylolisthesis. *Spine (Phila Pa 1976)*. 2002;27(14):1536–1542.

7. Wang JC, Mummaneni PV, Haid RW. Current treatment strategies for the painful lumbar motion segment: posterolateral fusion versus interbody fusion. *Spine (Phila Pa 1976)*. 2005;30(suppl 16):S33–S43.

8. Wirtz DC, Genius I, Windberger JE, et al. Diagnostic and therapeutic management of lumbar and thoracic spondylodiscitis—an evaluation of 59 cases. *Arch Orthop Trauma Surg*. 2000;120(5):245–251.

9. Klemme WR, Owens BD, Dhawan A, et al. Lumbar sagittal contour after posterior interbody fusion: threaded devices alone versus vertical cages plus posterior instrumentation. *Spine (Phila Pa 1976)*. 2001;26(5):534–537.

10. Baghdadi YM, Larson AN, Dekutoski MB, et al. Sagittal balance and spinopelvic parameters after lateral lumbar interbody fusion for degenerative scoliosis: a case-control study. *Spine (Phila Pa 1976)*. 2014;39(3):166–173.

11. Machino M, Yukawa Y, Ito K, et al. Transforaminal thoracic interbody fusion in the management of lower thoracic spine fracture dislocations: technical note. *J Spinal Disord Tech*. 2013;26(6):E209–E214.

12. Uribe JS, Smith WD, Pimenta L, et al. Minimally invasive lateral approach for symptomatic thoracic disc herniation: initial multicenter clinical expertise. *J Neurosurg Spine*. 2012;16:264–279.

13. Wang J, Zhou Y, Zhang ZF, et al. Disc herniation in the thoracolumbar junction treated by minimally invasive transforaminal interbody fusion surgery. *J Clin Neurosci*. 2014;21(3):431–435.

14. Rao RD, Bagaria V. Anterior approaches to the thoracolumbar spine. *Orthopaedic Knowledge Online Journal*. 2005;3(6). http://www.aaos.org/OKOJ/vol3/issue6/SPI018. Accessed May 2017.

15. Nair SK, Petko M, Hayward MP. Aetiology and management of chylothorax in adults. *Eur J Cardiothorac Surg*. 2007;32(2):362–369.

16. Kibuule LK, Herkowitz HN. Thoracic spine: surgical approaches. In: Herkowitz HN, Garfin SR, Eismont FJ, et al., eds. *Rothman and Simeone: The Spine*. 6th ed. Philadelphia, PA: Elsevier Saunders; 2011:318–338.

17. Stambough JL, Clouse EK. Vascular complications in spinal surgery. In: Herkowitz HN, Garfin SR, Eismont FJ, et al., eds. *Rothman and Simeone: The Spine*. 6th ed. Philadelphia, PA: Elsevier Saunders; 2011:1728–1776.

18. Arnold PM, Anderson KK, McGuire Jr RA. The lateral transpsoas approach to the lumbar and thoracic spine: a review. *Surg Neurol Int*. 2012;3(suppl 3):S198–S215.

19. Kwon B, Kim DH. Lateral lumbar interbody fusion: Indications, outcomes, and complications. *J Am Acad Orthop Surg*. 2016;24(2):96–105.

20. Melissano G, Civilini E, Bertoglio L, et al. Angio-CT imaging of the spinal cord vascularization: a pictorial essay. *Eur J Vasc Endovasc Surg*. 2010;39(4):436–440.

21. von Glinski KS, Krettek C, Blauth M, et al. Hepatic ischemia as a complication after correction of post-traumatic gibbus at the thoracolumbar junction. *Spine (Phila Pa 1976)*. 2000;25(8):1040–1044.

22. Meredith DS, Kepler CK, Huang RC, et al. Extreme lateral interbody fusion (XLIF) in the thoracic and thoracolumbar spine: technical report and early outcomes. *HSS J*. 2013;9(1):25–31.

23. Kim YJ, Bridwell KH, Lenke LG, et al. Pseudarthrosis in long adult spinal deformity instrumentation and fusion to the sacrum: prevalence and risk factor analysis of 144 cases. *Spine (Phila Pa 1976)*. 2006;31(20):2329–2336.

24. Shufflebarger HL, Clark CE. Thoracolumbar osteotomy for postsurgical sagittal imbalance. *Spine (Phila Pa 1976)*. 1992;17(suppl 8):S287–S290.

25. Chang KW, Tu MY, Huang HH, et al. Posterior correction and fixation without anterior fusion for pseudoarthrosis with kyphotic deformity in ankylosing spondylitis. *Spine (Phila Pa 1976)*. 2006;31(13):E408–E413.

第23章　腰椎椎体间融合的循证报告

引言

　　腰椎融合术是一种用于治疗多种脊柱疾病的常见术式，包括腰椎滑脱、退行性椎间盘病、动态不稳定或腰椎骨关节病。尽管相关的研究已有很多，但关于腰椎融合最有效的手术技术仍存很大争议。特别是在腰椎融合术中是否该使用椎体间移植物是一个有争议的领域。虽然椎体间移植物可能带来提高融合率和恢复椎间孔高度的益处，但它同时也会增加并发症和经济成本。本章回顾了那些比较后外侧融合加椎体间移植物与单纯后外侧融合的融合效果、临床疗效以及成本-效益的关键研究。总的来说，目前的证据支持腰椎融合术中使用椎体间移植物是一种成本效益高的手段，可实现椎体间融合并改善临床疗效。然而仍需要进一步的研究来证实使用椎体间移植物优于单纯后外侧融合术[1]。

手术适应证

使用椎体间移植物的策略

　　有证据表明持续的背痛可能与盘源性疾病有关之后，椎体间移植物的使用首次被接受，椎体间融合可以通过增加结构稳定性来减少运动相关的疼痛[2-4]。后外侧融合历来被用来减少节段性运动。然而，稳定脊柱的承重部分，即前柱，可能会比单独融合小关节更有效地实现融合。椎体间植骨在腰椎融合中的应用得到了一些证据等级为Ⅱ级和Ⅲ级的研究的支持，这些研究证实了其融合率提高、椎间孔高度恢复、生物力学特性的保持、再手术率降低以及成本-效益比的优化。缺乏高质量的Ⅰ级证据来支持或反对椎体间融合。相反，一些分析显示两者临床结果没有差异，并强调椎体间植骨的负面影响，如手术时间的增加、住院时间的延长和

手术相关并发症。此外，椎体间移植物有多种不同的变化，如移植物混合物、椎体间植骨和不同类型的椎体间移植物，包括尚未得到严格评估的可膨胀椎体间融合器（图23.1）。

提高融合率

　　在腰椎融合术中使用椎体间移植物的主要理论依

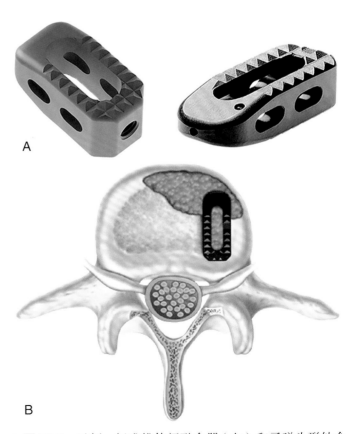

● **图23.1**　示例：标准椎体间融合器（左）和子弹头形钛合金椎间融合器（右）（图A）。图B是后路椎体间融合术中放置椎间融合器的示意图，植骨材料位于椎间融合器之中及周围

据是其提高融合率的潜力。在生理上，使用椎体间移植物可增大融合面积，并在充分的终板去皮质后改善局部的血供。有两项随机对照临床试验和一项 meta 分析支持椎体间融合的融合率比单纯后外侧融合更高（表23.1）。支持椎体间融合优于后外侧融合的两项关键的随机研究是 Christensen [7] 和 Fritzell [8] 的研究。2002 年，Christensen 证实了 360° 融合比单纯后外侧融合的融合率明显提高 [7]。这项随机临床试验纳入了 148 例严重慢性腰痛患者，他们接受了 Cotrel-Dubousset 内固定辅助的后外侧融合（PLF）或后外侧融合加经腹膜后置入Brantigan 椎间融合器（ALIF）的 360° 融合。术后一共随访了 8 年，并分析了其术后 1 年的静态 X 线片。对

于接受后外侧融合的患者，至少一侧的连续横突间骨桥形成被视为融合，而 ALIF 则将 Brantigan 椎体间融合器周围的连续骨结构形成和椎体间融合器的无移位来作为融合标准。总的来说，椎体间融合术治疗严重慢性背痛的融合率（92%）比单纯后外侧融合（80%）明显提高（$P<0.04$）。在与此类似的比较研究中，Fritzell [8]在以前路腰椎椎间融合术或后路腰椎体间融合术（ALIF/PLIF）比较 PLF 或 PLF 加椎弓根螺钉内固定术（PLF+PSF）时，证实了内固定可提高融合率。这项前瞻性随机多中心研究纳入了 294 名接受上述手术治疗之一（或未接受手术）的慢性腰痛患者。这些患者呈现多样化，来自 19 个不同的医疗中心。术后 2 年由放射科

表 23.1　椎体间融合相关证据汇总

证据等级	研究类型	参考文献	描述	结论
I	前瞻性随机试验	Christensen et al., 2002	对比 ALIF 和内固定辅助 PLF 治疗重度慢性腰痛的前瞻性随机临床研究	360° 融合可获得更高的融合率并降低再手术率
II	前瞻性对照研究	Fritzell et al., 2002	比较 PLF、PLF+PSF、ALIF/PLIF 治疗重度慢性腰痛的多种随机研究	与单纯 PLF 相比，PSF 可以提高融合率
I	前瞻性随机研究	Kim et al., 2006	对比 PLF、PLIF、PLF+PLIF 的前瞻性随机研究	融合率在各组间无差异。PLIF 在矢状面平衡方面优于单纯 PLF
I	随机临床试验	Videbaek et al., 2011	比较 ALIF 联合内固定辅助的 PLF 和内固定辅助的 PLF 治疗重度腰背痛的随机对照临床研究	两组的矢状面平衡无差异
I	随机临床试验	Thalgott et al., 2009	比较 ALIF 联合内固定辅助的 PLF 和内固定辅助的 PLF 治疗重度腰背痛的随机临床研究	冻干异体骨不如冻鲜骨，发生假关节形成的趋势较高
III	回顾性综述	Hsieh et al., 2007	通过回顾性复习病例记录和影像学资料对比评价 ALIF 和 TLIF	ALIF 在恢复椎间孔高度、局部椎间隙前凸角以及整体上的腰椎前凸方面优于TLIF
II	前瞻性非随机性临床研究	Oliviera et al., 2010	评价 XLIF 治疗退变性腰椎管狭窄的前瞻性研究	XLIF 是一种有效的椎管减压并增加椎间孔高度的方法
I	随机对照试验	Soegaard et al., 2007	对比 ALIF 和内固定辅助的 PLIF 的成本-效益评价的一项随机对照试验	远期随访结果证实 ALIF 的成本-效益比更高
III	回顾性综述	Macki et al., 2015	回顾性复习接受首次腰椎融合术的患者资料	与单纯 PLF 相比，PLF 联合 PLIF/TLIF 可实现更多的滑脱复位，同时降低了再手术率
III	回顾性综述	Bydon et al., 2015	回顾性成本分析	与 PLF 相比，PLIF 可降低再手术率、增进远期成本控制，并且功能恢复更好

ALIF（anterior lumbar interbody fusion）腰椎前路椎体间融合；PLF（posterolateral fusion）后外侧融合；PLIF（posterior lumbar interbody fusion）腰椎后路椎体间融合；PSF（pedicle screw fixation）椎弓根螺钉固定；TLIF（transforaminal lumbar interbody fusion）腰椎经椎间孔椎体间融合术

医生对骨性融合度进行了 3 点评估，最终证实了使用椎体间移植物相较于单纯后外侧融合（72%）可以提高骨性融合率（91% 和 87%）（*P*<0.004）[8]。

除了上述随机研究外，近期的一项 meta 分析也支持椎体间移植物可提高融合率。Luo[9] 对 9 项不同的研究进行了评价，重点研究了 PLIF 与 PLF 治疗峡部裂性滑脱的临床疗效。该研究评估了 421 例患者的融合率，结果发现 PLF 的融合率明显低于 PLIF，比值比为 0.29（0.14，0.58；*P*=0.005）。

恢复椎间孔高度

关于椎体间融合的另一个争议点是关于其恢复椎间孔高度（图 23.2）。Hsieh[10] 比较了两种不同椎体间融合术的椎间孔高度变化，通过比较 ALIF 与经椎间孔椎体

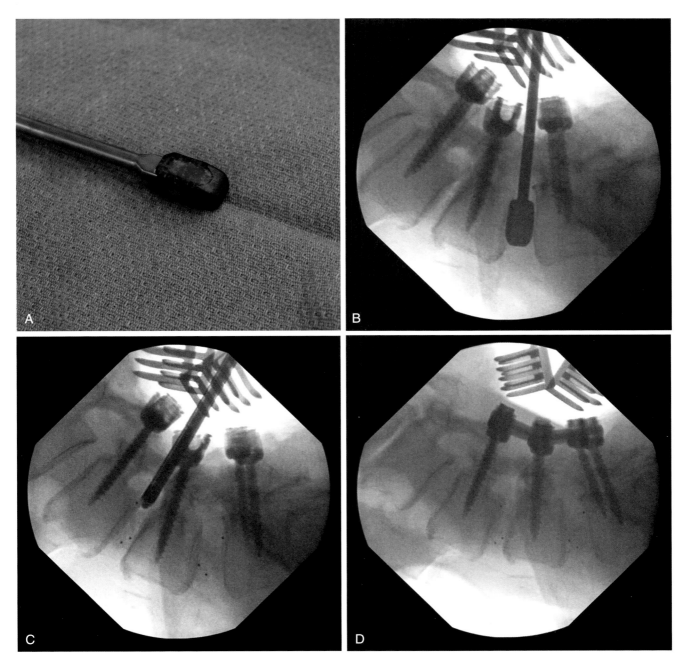

● **图 23.2**　A. 以自体骨和骨形态发生蛋白填充的聚醚醚酮（PEEK）椎体间融合器。B. 撑开 L5-S1 椎间隙。C、D. 在 L4-5 和 L5-S1 置入透射线的 PEEK 椎体间融合器

间融合术（TLIF），作者证明了 ALIF 使椎间孔高度恢复了 18.5%，而 TLIF 使椎间孔高度降低了 0.4%。TLIF 恢复椎间孔高度不明显的一个可能的原因是后路椎弓根螺钉间的加压。多项研究报道了侧路椎体间融合术后椎间孔高度显著增加。在一项小样本的非随机研究中，通过极外侧入路椎体间融合（XLIF）治疗中央型或周围型腰椎管狭窄症后，椎间孔高度增加了 13.5%[11]。与此相似，Alimi[12] 最近的一项回顾性研究的结果显示，单节段 XLIF 对单侧椎间孔狭窄治疗有效，术后椎间孔高度显著增加（18 ± 0.5 mm 对 11 ± 0.5 mm，$P<0.001$）。

椎体间移植物的生物力学原理

脊柱生物力学是腰椎融合术中需要考虑的重要因素。根据 Wolff 定律，使用椎体间融合器加植骨并进行加压，可以提高融合率和愈合率[13]。此外，为了确保腰椎融合术取得良好的效果并减少不良并发症的发生，必须保持或恢复局部的和整体的矢状位平衡[14]。Macki[15] 证实了在减少腰椎滑脱方面，腰椎椎体间植骨融合（PLIF 或 TLIF）（13.06%）比传统的后外侧融合（5.67%）更有效（$P<0.001$）。Kim[16] 比较了 1 个或 2 个节段的 PLIF、PLF 和 PLIF+PLF 在退行性腰椎疾病治疗中的应用。经过 3 年的随访，接受 PLIF 或 PLIF+PLF 的患者腰椎整体上的和手术节段的前凸角均改善（$P<0.05$，$P<0.05$），而单纯 PLF 组患者并没有明显的改善[16]。同样，Zhou[17] 的一项 meta 分析也显示了椎体间融合可以更好地恢复脊柱顺列。尽管有这些结果，但也有结果对立的研究，评估了骨盆倾斜角和腰椎前凸角等脊柱骨盆参数，发现 PLF 和 ALIF 在改善矢状面平衡方面没有差异[18]。

局限性

临床症状改善

有多项研究试图量化腰椎椎体间融合相较于传统的后外侧融合在临床症状改善方面提升的水平。2007 年，Soegaard[19] 分析了 2002 年 Christensen 研究中的数据，证实了椎体间融合在临床疗效方面优于后外侧融合。在这项分析中，作者采用了达拉斯疼痛问卷（DPQ）、Oswestry 残疾指数（ODI）和衡量总体健康状况的 SF-36。结果椎体间融合术后的患者平均 ODI 评分

为 28，而后外侧融合术后的患者 ODI 评分为 40，表明椎体间融合后的症状明显改善（$P<0.004$）。SF-36 评分证实：与 PLF 相比，ALIF 术后的患者躯体健康水平更优（39 比 33，$P=0.005$）。此外，在 5 年至 9 年的随访中，通过 VAS 疼痛量表测量，椎体间融合术后患者的背部疼痛明显减轻（3 比 6，$P<0.05$）。最近，Glassman 等[20] 的一项研究利用国家神经外科质量和结果数据库（N^{2}QOD）评估了椎体间融合（TLIF）与 PLF 治疗峡部裂性或退行性腰椎滑脱的疗效。每组病例都进行了倾向匹配，然后评估其 ODI 的变化，结果表明椎体间融合术后患者在术后 3 个月（19.4 比 26.0，$P=0.009$）和术后 12 个月（20.8 比 29.3，$P=0.001$）的功能障碍均显著减少[20]。在另外一项观点对立的研究中，Hoy 等[21] 对 100 例患者进行了随机临床试验，比较了 TLIF 和 PLF 治疗腰痛伴根性痛的疗效。术后 2 年使用 ODI、DPQ 和 SF-36 进行评价，结果发现在日常活动、工作能力、心理健康或腰痛 / 根性痛方面均没有统计学差异[21]。

成本 - 效益

使用椎体间移植物显著增加了腰椎融合术的成本，多项研究评估了这种额外的成本与疗效改善是否相关。这些研究也关注了再手术的成本。2007 年，Soegaard 等[19] 评估了 2002 年 Christensen 等从远期的经济角度进行研究的数据，并得出结论：从社会角度来看，椎体间融合的成本较低。具体来说，椎体间融合使再手术率显著降低（$P<0.009$），360° 融合的再手术率为 7%，而内固定辅助的后外侧融合的再手术率为 22%。与单纯后外侧融合相比，360° 融合术后较低的再手术率也显著降低了其成本（$P<0.001$）[19]。此外，单纯行后外侧融合的患者的生产力成本损失也更大，恢复工作率降低（11.1% 对 44.4%），劳动力生产率降低（175 640 美元对 145 883 美元）。另外的成本变量也支持椎体间融合的使用，包括门诊成本（$P<0.023$）、合并症相关手术成本（$P<0.025$）和交通成本（$P<0.008$）。同样，Bydon 等[22] 对 103 例患者进行的回顾性研究也表明，椎体间融合与减少再手术有关。该研究比较了内固定辅助的 PLF 与 PLIF/TLIF 治疗腰椎滑脱术后 2 年的患者，发现 137 例腰椎滑脱症首次手术的患者中，PLF 与增加再手术率（26.51%）有关，而椎体间融合的再手术率为 9.26%（$P=0.13$）[22]。

手术技术

第 1 步：将患者俯卧，最好在杰克逊手术台上维持腰椎前凸位。

第 2 步：侧位透视确认正确的手术节段。

第 3 步：后中线切口，逐步剥离椎旁肌。

第 4 步：进行适当的椎板切除，需要时行关节突切除。留出骨颗粒，用于后边放置到椎体间和椎间隙中。

第 5 步：进行彻底的椎间盘切除。用神经根拉钩将神经根拉向中线。用 11 号刀片将纤维环切开，用铰刀在椎间隙内旋切，然后用髓核钳清除髓核碎片。

第 6 步：准备椎间隙，以刮匙或锉刀交替使用，以进一步清理并移除椎间盘组织，并剥离终板软骨。将试模放置入椎间隙，并侧位透视确认椎间融合器的位置和尺寸合适。

第 7 步：准备椎体间融合器，将其以自体骨填充（图 23.1、图 23.2）。骨移植材料的替代来源包括同种异体骨或骨替代物。

第 8 步：将椎体间融合器放置到椎间隙，其周围以自体骨填塞。

第 9 步：需要时在相邻的节段重复以上步骤。

第 10 步：安放椎弓根螺钉和棒进行固定。

第 11 步：向外侧剥离进行去皮质，将剩余的自体骨和（或）异体骨植于后外侧。

第 12 步：关闭切口。

椎体间移植物的构成

市面上可购得多种不同类型的椎体间移植物。其成分、形状、尺寸和功能各不相同，还包括较新的技术，如可膨胀的椎体间融合器。椎体间移植物的构成会显著影响到融合效果。椎体间移植物的成分包括同种异体骨、PEEK 和钛金属等，它们各具优点。同种异体骨可提供更大的骨接触面积，但在置入或调整位置时可能会骨折。钛金属最初被选择作为椎体间融合器是因为它与骨骼相似的结构和多孔特征 [23, 24]。PEEK 作为一种替代方法被引入，因为它的密度与骨骼相似，并且是透放射线的，术后可以实现对融合进行准确的评估。尽管 PEEK 在减少过敏反应和 MRI 伪影方面具有优势，但与钛相比，它可能导致较高的不融合率。这在一定程度上可能是由于其与骨形成的整合能力差，因为钛金属

在促进成骨细胞和骨形态发生蛋白（BMP）形成方面更有效 [27]。钛相对于 PEEK 的优越性及其使用仍存在争议。Nemoto 等回顾性分析了 48 例接受单节段 TLIF 的患者，发现钛的融合率（100%）优于 PEEK 椎体间融合器（76%）。钛椎体间融合器可以维持椎间隙高度和诱导骨长入到移植物中，但很难对术后融合进行评估。与 Nemoto 等的研究不同 [28]，Tanida 等 [29] 在 TLIF 术后 2 年随访发现钛和 PEEK 两种材质椎体间融合器所获得的融合率相近（82.8% 和 80.4%）。

椎体间移植物内的植骨材料可能会在很大程度上影响融合率。Thalgott 等 [30] 表明，在 ALIF 术中冻干的同种异体股骨环移植（FRA），其融合率低于冻鲜的 FRA。融合是由采用盲法的放射科医生确定的，他们在计算机断层扫描上评估桥接骨、屈伸位片上的活动度和 FRA 的长入程度。在 50 例患者的研究中，接受冻鲜同种异体骨移植的患者的融合率明显提高。另有多种骨制剂已在椎体间移植物中使用，包括从减压时获得的棘突和椎板中提取的自体骨、脱矿骨基质和基于干细胞的新技术等。目前没有足够的证据支持其中某种骨制剂优于其他骨制剂。

关闭切口

严密的切口闭合对防止内植物相关感染至关重要。伤口应分层缝合，从以 0 号薇乔线重建腰骶筋膜开始。如果需要，可以在内植物和深筋膜层以上撒上万古霉素粉，以降低内植物相关感染的发生率。皮下层应以 2-0 或 3-0 薇乔线缝合。皮肤的缝合可以通过多种方式进行。对于诸如在微创手术（MIS）中的小切口，可以使用表皮下单乔缝线或皮肤黏合剂。较大的切口可能需要使用订皮机，如果发生了脑脊液漏则最好使用尼龙缝线。

术后护理

随访和切口护理

术后患者应保持伤口清洁干燥，坚持每日清洁。理想情况下，患者应在术后 2 周随访切口愈合情况，并在术后 1、3、6 和 12 个月复查 X 线片评估其融合的进展情况。

活动和支具的使用

患者术后 10 周内应避免负重，并可在能够耐受的前提下恢复运动。虽然患者可能为了舒适而佩戴支具，但术后制动是不推荐的，因为内固定辅助的腰椎融合术后的制动并不能改善临床疗效或融合率[31,32]。

并发症/副作用

不可预见的情况有可能会发生，在进行后路内固定辅助的椎体间融合术中需特别关注。标准的手术风险包括硬膜破裂、感染和出血等，一些研究表明椎体间融合与单纯的后外侧融合相比，上述风险会增加[33]。Li 等[34]比较了 40 例接受内固定辅助的 PLF 和 TLIF 治疗退行性脊柱侧凸的术中失血量，显示椎体间融合的术中失血显著增加（1166.7 ± 554.1 ml 对 1673 ± 922.4 ml，P=0.048）。其他研究，如 Luo 等的研究证实了 PLF 与 PLIF 两种手术方式治疗腰椎峡部裂性滑脱的术中失血量的加权平均差（weighed mean difference, WMD）无显著差异［WMD：121.17(-152.68，395.01)，P=0.39］[9]。椎体间融合术中必须细致地处理椎间隙，其特有的并发症包括由于椎间隙过撑导致的邻近节段退变（adjacent segment disease, ASD）和神经损伤。血管损伤也是腰椎椎体间融合的一个潜在并发症。此处的例子是一位 31 岁男性患者，L5 Ⅱ度滑脱伴双侧 L5 根性疼痛，在进行 L4-5 椎间隙的椎间盘切除过程中损伤了前纵韧带，随后损伤了左髂动脉（图 23.3）。该患者随后被送到血管外科手术室安放了血管支架，后来获得了双侧根性疼痛的缓解。

疗效

未来的研究和替代融合方法

虽然有大量证据支持在腰椎中采用椎体间融合而不是后外侧融合，但也有许多Ⅲ级研究没有得出类似的结论，Pradhan 等[35]和 Kim 等[16]发现其融合率没有显著差异，而 Videbaek 等[18]则发现在矢状面平衡方面没有差别。Pradhan 等对 122 例退行性椎间盘疾病（degenerative disk disease, DDD）或腰椎滑脱患者行前路椎体间融合或后路横突间融合，结果发现其椎体间

融合率（95%）与后外侧融合率（91%）无差异。还有证据表明，椎体间融合可能导致 ASD[36]的发生率增加，手术时间和并发症也增加[9]。Lee 等分析了 490 例接受 3 个或 3 个以下节段的腰椎融合术患者，结果发现 ASD 的平均年发病率很低（1.2%），但 PLIF 与 ASD 的发生率较高有关（10 年时为 11.7%），而 PLF 中 ASD 的发生率为 6.7%（P=0.048）[36]。作者提出，这种增加的 ASD 发生率可能与椎间关节融合的加强有关，随着其融合节段的刚性增加，相邻节段的应力随之增加[37-39]。这些数据与其他研究一致，表明融合率可能无法转化为改善患者的预后[40,41]。

其他方法

传统的 PLIF 和 TLIF 可能是腰椎外科中最常用的实现椎体间融合的方法。然而有些研究提倡 360° 融合技术，而不是单纯后路融合。前路融合（ALIF）可能会增强传统的后外侧融合，但它确实有额外的风险，如男性的逆行射精、血管和腹部脏器的损伤。除 PLF 外，Christensen 等[7]还比较了利用 ALIF 加强椎体间融合的效果，并取得了上述良好的结果。未来的比较性研究需要确定在椎体间融合时 ALIF 是否比 PLIF 或 TLIF 有进一步的优势。Schroede 等[42]最近的一项系统综述评估了 L5-S1 节段的融合，表明 TLIF 的融合率优于 ALIF 或轴向椎体间方法（P=0.005）。进一步的分析表明，随着校正双侧的内固定，不同融合方法之间没有差异（P>0.05），它们都实现了很高的融合率（99.2%，97.2%，90.5%）[42]。

除了前路、轴向融合外，还有侧路椎体间融合（LLIF）入路，也称为正侧入路、远外侧入路、极外侧入路和椎间孔外入路（DLIF、FLIF、XLIF、ELIF），在实现融合的同时也可用于矫正侧弯畸形。这一方法可提供一种微创的到达椎间隙的入路，避免大血管的损伤，伴随着更大的融合器、很高的融合率以及更短的恢复时间。目前，没有Ⅰ级证据表明正侧方入路优于其他常规入路[46]；然而一些研究提供的Ⅱ级证据表明，侧方入路是一种安全有效的微创椎体间融合技术。Sembrano 等[47]比较了利用 MIS-TLIF 和 XLIF 进行的双节段椎体间融合。在这一前瞻性试验中，55 例患者被随机分为两组实施上述两种手术，结果显示手

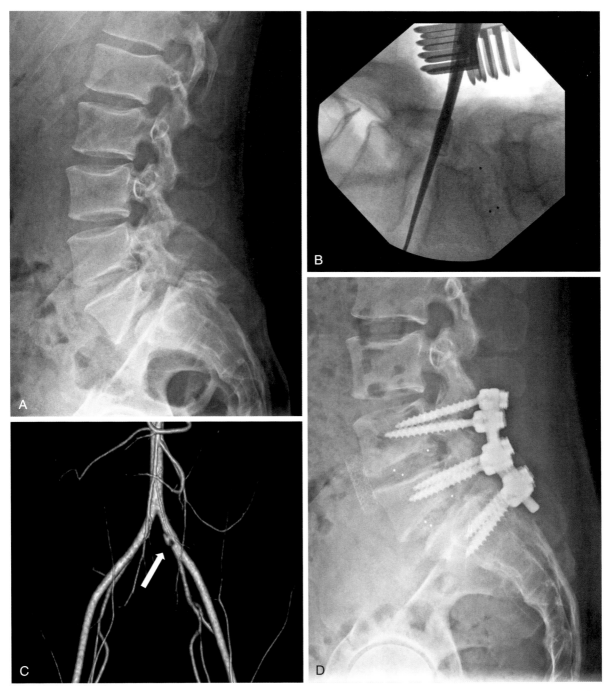

● **图 23.3**　（A）术前影像显示 L5 Ⅱ度峡部裂性滑脱伴随双侧 L5 根性疼痛。（B）术中透视显示探子前端越过了 L4-5 椎间隙前缘，前纵韧带受损。（C）血管造影显示邻近的左侧髂动脉损伤（如箭头所示）。（D）术后影像显示滑脱复位的情况

术时间和住院时间相近。正侧方入路患者的失血量减少（$P<0.001$）。然而，他们也经历了术后并发症的增加，包括髋关节屈曲无力（31% 比 0%）在内[47]。对同一队列的额外分析表明，那些接受 XLIF 的患者在术后 24 个月表现出较少的下沉（$P=0.002$）。与 MIS-TLIF 相比，XLIF 术后的椎间隙高度明显增加（$P<0.05$）[43]。鉴于这种侧方入路的微创性，对于那些术前风险较高的人来说，这可能是一种选择，因为 Rodgers 和 Rodgers[48] 发现，与传统的开放 PLIF 相比，接受 XLIF 治疗的 80 岁老人的并发症、失血量和住院时间均较少（$P<0.001$）。与高级护理场所相比，出院回家率也有所提高（92.5% 对 0%）。

虽然不少研究支持这种方法的优点，但它并不是没有并发症，如增加神经的损伤，就像在 Ahmadian 等的综述中提到的[49]。为了进一步优化侧方入路，提出了一种斜侧椎体间融合（OLIF）技术，它是在侧位下完成，分离到腰大肌前方[50]。正如可利用的多种技术所证明的，进入腰椎椎间隙显然是一个演变的过程。目前，研究还没有证明侧方入路优于传统的椎体间融合方法，需要更多的研究来确定这些新方法在术后近期和远期的总体安全性和有效性。

总结

虽然大量的研究支持椎体间融合在腰椎融合术中可以提高融合率、改善矢状面平衡和降低整体的成本，但仍存在较大的争议。未来需要进一步研究，加强支持在接受融合的腰椎病患者中使用椎体间融合的证据。

（ Julie L. Chan, Robert G. Whitmore, Zoher Ghogawala 著

孙垂国 译 钟沃权 审校）

参考文献

1. Mummaneni PV, Dhall SS, Eck JC, et al. Guideline update for the performance of fusion procedures for degenerative disease of the lumbar spine. Part 11: interbody techniques for lumbar fusion. *J Neurosurg Spine*. 2014;21(1):67–74.
2. Freemont AJ, Peacock TE, Goupille P, et al. Nerve ingrowth into diseased intervertebral disc in chronic back pain. *Lancet*. 1997;350(9072):178–181.
3. Rolander SD. Motion of the lumbar spine with special reference to the stabilizing effect of posterior fusion. An experimental study on autopsy specimens. *Acta Orthop Scand*. 1966;(suppl 90):1–144.
4. Zdeblick TA, Smith GR, Warden KE, et al. Two-point fixation of the lumbar spine. Differential stability in rotation. *Spine (Phila Pa 1976)*. 1991;16(suppl 6):S298–S301.
5. Wang JC, Mummaneni PV, Haid RW. Current treatment strategies for the painful lumbar motion segment: posterolateral fusion versus interbody fusion. *Spine (Phila Pa 1976)*. 2005;30(suppl 16):S33–S43.
6. McAnany SJ, Baird EO, Qureshi SA, et al. Posterolateral fusion versus interbody fusion for degenerative spondylolisthesis: a systematic review and meta-analysis. *Spine (Phila Pa 1976)*. 2016;41(23): E1408–E1414.
7. Christensen FB, Hansen ES, Eiskjaer SP, et al. Circumferential lumbar spinal fusion with Brantigan cage versus posterolateral fusion with titanium Cotrel-Dubousset instrumentation: a prospective, randomized clinical study of 146 patients. *Spine (Phila Pa 1976)*. 2002;27(23):1683–2674.
8. Fritzell P, Hagg O, Wessberg P, et al. Chronic low back pain and fusion: a comparison of three surgical techniques—a prospective multicenter randomized study from the Swedish Lumbar Spine Study Group. *Spine (Phila Pa 1976)*. 2002;27(11):1131–1141.
9. Luo J, Cao K, Yu T, et al. Comparison of posterior lumbar interbody fusion versus posterolateral fusion for the treatment of isthmic spondylolisthesis. *J Spinal Disord Tech*. 2015;24(8):1621–1630.
10. Hsieh PC, Koski TR, O'Shaughnessy BA, et al. Anterior lumbar interbody fusion in comparison with transforaminal lumbar interbody fusion: implications for the restoration of foraminal height, local disc angle, lumbar lordosis, and sagittal balance. *J Neurosurg Spine*. 2007;7(4):379–386.
11. Oliveira L, Marchi L, Coutinho E, et al. A radiographic assessment of the ability of the extreme lateral interbody fusion procedure to indirectly decompress the neural elements. *Spine (Phila Pa 1976)*. 2010;35(suppl 26):S331–S337.
12. Alimi M, Hofstetter CP, Tsiouris AJ, et al. Extreme lateral interbody fusion for unilateral symptomatic vertical foraminal stenosis. *Eur Spine J*. 2015;24(suppl 3):346–352.
13. Mummaneni PV, Haid RW, Rodts GE. Lumbar interbody fusion: state-of-the-art technical advances. Invited submission from the Joint Section Meeting on Disorders of the Spine and Peripheral Nerves, March 2004. *J Neurosurg Spine*. 2004;1(1):24–30.
14. Glassman SD, Bridwell K, Dimar JR, et al. The impact of positive sagittal balance in adult spinal deformity. *Spine (Phila Pa 1976)*. 2005;30(18):2024–2049.
15. Macki M, Bydon M, Weingart R, et al. Posterolateral fusion with interbody for lumbar spondylolisthesis is associated with less repeat surgery than posterolateral fusion alone. *Clin Neurol Neurosurg*. 2015;138:117–123.
16. Kim K-T, Lee S-H, Lee Y-H, et al. Clinical outcomes of 3 fusion methods through the posterior approach in the lumbar spine. *Spine (Phila Pa 1976)*. 2006;31(12):1351–1357.
17. Zhou ZJ, Zhao FD, Fang XQ, et al. Meta-analysis of instrumented posterior interbody fusion versus instrumented posterolateral fusion in the lumbar spine. *J Neurosurg Spine*. 2011;15(3):295–310.
18. Videbaek TS, Bunger CE, Henriksen M, et al. Sagittal spinal balance after lumbar spinal fusion: the impact of anterior column support results from a randomized clinical trial with an eight- to thirteen-year radiographic follow-up. *Spine (Phila Pa 1976)*. 2011;36(3): 183–191.
19. Soegaard R, Bünger CE, Christiansen T, et al. Circumferential fusion is dominant over posterolateral fusion in a long-term perspective: cost-utility evaluation of a randomized controlled trial in severe, chronic low back pain. *Spine (Phila Pa 1976)*. 2007;32(22): 2405–2414.
20. Glassman SD, Carreon LY, Ghogawala Z, et al. Benefit of transforaminal lumbar interbody fusion vs posterolateral spinal fusion in lumbar spine disorders: a propensity-matched analysis from the National Neurosurgical Quality and Outcomes Database Registry. *Neurosurgery*. 2016;79(3):397–405.
21. Høy K, Bünger C, Niederman B, Helmig P, Hansen ES, Li H,

et al. Transforaminal lumbar interbody fusion (TLIF) versus posterolateral instrumented fusion (PLF) in degenerative lumbar disorders: a randomized clinical trial with 2-year follow-up. *Eur Spine J.* 2013;22(9):2022–2029.

22. Bydon M, MacKi M, Abt NB, et al. The cost-effectiveness of interbody fusions versus posterolateral fusions in 137 patients with lumbar spondylolisthesis. *Spine J.* 2015;15(3):492–498.

23. Rapuano BE, Lee JJ, MacDonald DE. Titanium alloy surface oxide modulates the conformation of adsorbed fibronectin to enhance its binding to alpha(5) beta(1) integrins in osteoblasts. *Eur J Oral Sci.* 2012;120(3):185–194.

24. Cheng A, Humayun A, Cohen DJ, et al. Additively manufactured 3D porous Ti-6Al-4V constructs mimic trabecular bone structure and regulate osteoblast proliferation, differentiation and local factor production in a porosity and surface roughness dependent manner. *Biofabrication.* 2014;6(4):045007.

25. Toth JM, Wang M, Estes BT, et al. Polyetheretherketone as a biomaterial for spinal applications. *Biomaterials.* 2006;27(3):324–334.

26. Vadapalli S, Sairyo K, Goel VK, et al. Biomechanical rationale for using polyetheretherketone (PEEK) spacers for lumbar interbody fusion—a finite element study. *Spine (Phila Pa 1976).* 2006;31(26): E992–E998.

27. Olivares-Navarrete R, Gittens RA, Schneider JM, et al. Osteoblasts exhibit a more differentiated phenotype and increased bone morphogenetic protein production on titanium alloy substrates than on poly-ether-ether-ketone. *Spine J.* 2012;12(3):265–272.

28. Nemoto O, Asazuma T, Yato Y, et al. Comparison of fusion rates following transforaminal lumbar interbody fusion using polyetheretherketone cages or titanium cages with transpedicular instrumentation. *Eur Spine J.* 2014;23(10):2150–2155.

29. Tanida S, Fujibayashi S, Otsuki B, et al. Vertebral endplate cyst as a predictor of nonunion after lumbar interbody fusion: comparison of titanium and polyetheretherketone cages. *Spine (Phila Pa 1976).* 2016;41(120):E1216–E1222.

30. Thalgott JS, Fogarty ME, Giuffre JM, et al. A prospective, randomized, blinded, single-site study to evaluate the clinical and radiographic differences between frozen and freeze-dried allograft when used as part of a circumferential anterior lumbar interbody fusion procedure. *Spine (Phila Pa 1976).* 2009;34(12):1251–1256.

31. Yee AJ, Yoo JU, Marsolais EB, et al. Use of a postoperative lumbar corset after lumbar spinal arthrodesis for degenerative conditions of the spine. A prospective randomized trial. *J Bone Joint SurgAm.* 008;90(10):2062–2068.

32. Dailey AT, Ghogawala Z, Choudhri TF, et al. Guideline update for the performance of fusion procedures for degenerative disease of the lumbar spine. Part 14: brace therapy as an adjunct to or substitute for lumbar fusion. *J Neurosurg Spine.* 2014;21(1):91–101.

33. Kasis AG, Marshman LA, Krishna M, et al. Significantly improved outcomes with a less invasive posterior lumbar interbody fusion incorporating total facetectomy. *Spine (Phila Pa 1976).* 2009;34(6): 572–577.

34. Li FC, Chen QX, Chen WS, et al. Posterolateral lumbar fusion versus transforaminal lumbar interbody fusion for the treatment of degenerative lumbar scoliosis. *J Clin Neurosci.* 2013;20(9):1241–1245.

35. Pradhan BB, Nassar JA, Delamarter RB, et al. Single-level lumbar spine fusion: a comparison of anterior and posterior approaches. *J Spinal Disord Tech.* 2002;15(5):355–361.

36. Lee JC, Kim Y, Soh J-W, et al. Risk factors of adjacent segment disease requiring surgery after lumbar spinal fusion: comparison of posterior lumbar interbody fusion and posterolateral fusion. *Spine (Phila Pa 1976).* 2014;39(5):E339–E345.

37. Weinhoffer SL, Guyer RD, Herbert M, et al. Intradiscal pressure measurements above an instrumented fusion. A cadaveric study. *Spine (Phila Pa 1976).* 1995;20(5):526–531.

38. Lee CK, Langrana NA. Lumbosacral spinal fusion. A biomechanical study. *Spine (Phila Pa 1976).* 1984;9(6):574–581.

39. Sudo H, Oda I, Abumi K, et al. Biomechanical study on the effect of five different lumbar reconstruction techniques on adjacent-level intradiscal pressure and lamina strain. *J Neurosurg Spine.* 2006;5(2):150–155.

40. Moller H, Hedlund R. Instrumented and noninstrumented posterolateral fusion in adult spondylolisthesis—a prospective randomized study: part 2. *Spine (Phila Pa 1976).* 2000;25(13):1716–1721.

41. Park Y, Ha JW, Lee YT, et al. The effect of a radiographic solid fusion on clinical outcomes after minimally invasive transforaminal lumbar interbody fusion. *Spine J.* 2011;11(3):205–212.

42. Schroeder GD, Kepler CK, Millhouse PW, et al. L5/S1 fusion rates in degenerative spine surgery: a systematic review comparing ALIF, TLIF, and axial interbody arthrodesis. *Clin Spine Surg.* 2016;29(4):150–155.

43. Isaacs RE, Sembrano JN, Tohmeh AG, et al. Two-year comparative outcomes of MIS lateral and MIS transforaminal interbody fusion in the treatment of degenerative spondylolisthesis: part II: radiographic findings. *Spine (Phila Pa 1976).* 2016;41(suppl 8):S133–S144.

44. Youssef JA, Mcafee PC, Patty CA, et al. Minimally invasive surgery: lateral approach interbody fusion results and review. *Spine (Phila Pa 1976).* 2010;35(suppl 26):S302–S311.

45. Ozgur BM, Aryan HE, Pimenta L, et al. Extreme Lateral Interbody Fusion (XLIF): a novel surgical technique for anterior lumbar interbody fusion. *Spine J.* 2006;6(4):435–443.

46. Barbagallo GMV, Albanese V, Raich AL, et al. Lumbar Lateral Interbody Fusion (LLIF): comparative effectiveness and safety versus PLIF/TLIF and predictive factors affecting LLIF outcome. *Evid Based Spine Care J.* 2014;5(1):28–37.

47. Sembrano JN, Tohmeh A, Isaacs R. Two-year comparative outcomes of MIS lateral and mis transforaminal interbody fusion in the treatment of degenerative spondylolisthesis: part I: clinical findings. *Spine (Phila Pa 1976).* 2016;41(suppl 8):S123–S132.

48. Rodgers WB, Gerber EJ, Rodgers JA. Lumbar fusion in octogenarians the promise of minimally invasive surgery. *Spine (Phila Pa 1976).* 2010;35(suppl 26):355–360.

49. Ahmadian A, Deukmedjian AR, Abel N, et al. Analysis of lumbar plexopathies and nerve injury after lateral retroperitoneal transpsoas approach: diagnostic standardization. *J Neurosurg Spine.* 2013;18(3):289–297.

50. Woods KRM, Billys JB, Hynes RA. Technical description of oblique lateral interbody fusion at L1 to L5 (OLIF25) and at L5-S1 (OLIF51) and evaluation of complication and fusion rates. *Spine J.* 2017;17(4):545–553.